中华推拿奇术

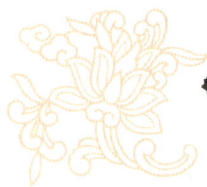

主编 石学敏

中国健康传媒集团
中国医药科技出版社

内 容 提 要

推拿疗法源远流长，具有操作方便、适应证广、疗效显著、患者痛苦较少等优点。本书是石学敏院士主持编写的推拿学专著，其中基础篇论述了推拿的发展历史、经络腧穴、推拿常用手法和诊断方法等；治疗篇则对伤科、内科、妇科、儿科、五官科等临床各科病症的病因病机及推拿治疗方法做了详尽讲解。全书配以大量高清照片，图文并茂，适于广大中医临床工作者、中医推拿疗法的爱好者和从业者及医学生参考使用。

图书在版编目（CIP）数据

中华推拿奇术 / 石学敏主编 . — 北京：中国医药科技出版社，2018.2
ISBN 978-7-5067-9563-0

Ⅰ．①中… Ⅱ．①石… Ⅲ．①推拿 Ⅳ．① R244.1

中国版本图书馆 CIP 数据核字（2017）第 208546 号

美术编辑　陈君杞
版式设计　也　在

出版　**中国健康传媒集团** | 中国医药科技出版社
地址　北京市海淀区文慧园北路甲 22 号
邮编　100082
电话　发行：010—62227427　邮购：010—62236938
网址　www.cmstp.com
规格　710×1000mm $\frac{1}{16}$
印张　26
字数　392 千字
版次　2018 年 2 月第 1 版
印次　2023 年 3 月第 4 次印刷
印刷　北京盛通印刷股份有限公司
经销　全国各地新华书店
书号　ISBN 978-7-5067-9563-0
定价　**85.00 元**

序

推拿疗法源远流长，在中医药历史长卷中绽放异彩。当代推拿既秉承中医药理论的精粹，又兼收并蓄西医学基础知识，主要通过医生与患者的肢体接触，通过医生的正气调动患者体内气血津液的运行，平衡阴阳，从而达到防病治病的目的。推拿疗法操作简便、适应证广、疗效显著、患者极少痛苦。作为中医学的瑰宝，推拿早在20世纪80年代就已走向世界，以其独特的奇术，逐渐被世界医学认可和接受，并与其他各国的按摩疗法相互借鉴，进入新的发展时期。

国医大师石学敏院士，是著名的中医针灸学专家。严谨求实的治学态度使得他师古而不泥古，勇于创新，敢为人先，形成了其独特的学术思想体系。石学敏院士始终如一地坚持继承发展和弘扬中国传统医学，坚持"中西结合，融西贯中，形神兼备"，从"醒脑开窍针刺法"治疗神经系统疾病为主的临床到针刺手法量学的基础研究，从"石氏中风单元疗法重点推广项目"的成就到"丹芪偏瘫胶囊"的药物研究，石学敏院士从医50多年来，博览群书，集众家之长，汇中外之萃，学验皆丰，卓著疗效名扬海内外。

石学敏院士不仅是著名的医学家，亦是著名的管理学家。自20世纪80年代起，至今从事医院管理工作20余年，带领天津中医药大学第一附属医院走"院兴科技，科技兴院"的健康发展道路，带出了一批跨世纪人才，培养了一支支中医各个学科的学术梯队，建立了坚实的临床、研究、教育基地。推拿作为与针灸学同源同理的学科，石院士对推拿学科的发展倍加重视。正是这样良好的学科发展环境成就了津沽推拿流派的传承。津沽推拿集结天津、河北一带推拿名家及各个推拿学术流派的学说，传承安纯如腹部推拿、李墨林按摩疗法、王文脏腑点穴法、叶希贤推拿手法的学术思想与临证经验，汲取各名家推拿手法的精粹，同时融入"古法腹部按摩""三字经小儿推拿""海派小儿推拿"及"小儿捏脊流派"等学术流派的理论思想，不断汇集融合，不断薪火相传，经多年临床研究和实践验证提炼，并加入了王金贵教授时相性辨证施治、推拿手法适时应用、多种疗法"处方式配伍"综合治疗等推拿创新理论，最终形成了代表天津地区特色的推拿创新流派——"津沽推拿"。

　　《中华推拿奇术》是石院士主持编写的一部推拿学专著。机缘巧合，早在1998年我就有幸研读了《中华推拿奇术》的第一版，无论是基础篇的精准论述，还是治疗篇对骨伤、内科、妇科、儿科等各科病症病因病机与治疗的详尽讲解，字字珠玑，从中不难看出一代国医大师从整个中医学科发展的高度对推拿学科内涵的准确把握以及对这个学科的深切关怀。在一个大多数患者渐渐将推拿科等同于腰腿病专科的时期，如果不是对这个学科有着深入了解和深厚关照，又怎会将一本书编得如此深入人心，显然，本书的再版已经证明了这一点。

　　临床是一切中医学科的第一要务！临床疗效才是推拿拥有强劲生命力的根本，而经验就是这根本上结出的果实。没有谁比干了一辈子临床的推拿医生更了解经验这颗果实的厚重。即便是一个简单的次症可加一个穴位、用一种手法，可能是医者积攒了几十年为数不多的患者，正证、反证后最终才能得出的，真正是用心良苦。这难道不是临床科学研究吗？只是这项研究的治疗方案更加个性化、研究周期更加长远、数据筛选更为严苛……在这里，我不得不由衷地感谢石学敏院士带领下的津沽推拿同仁们能不吝将自己几十年积累、甚至上百年传承的心血结晶慷慨地呈现于本书中。

王之虹

二零一五年大暑于长春

前言

　　源远流长的中华医学，灿烂而辉煌。推拿作为中华传统医学中的一个重要分支，经过了数千年的积淀、传承和发展，宛如一颗璀璨的明珠，在当今之世绽放出瑰丽的光彩。

　　推拿是以传统中医理论为基础，特别是以经络腧穴理论作为理论依据，通过医生的双手，以娴熟的手法作用于人体特定的部位和穴位上，来调整、提高人体经络、脏腑、气血等内在功能，从而达到防病治病目的的一个学科。自远古时期，人类伊始就出现了推拿的萌芽。当时人们为了减轻损伤和疾病对身体所带来的病痛，本能地用手去按压、抚摸痛处，却奇异地发现这种本能的、保护性的动作可以缓解或消除病痛。后来，人们逐渐认识到这种手法操作对人体的治疗作用，并逐渐演变发展成为了推拿。

　　在推拿发展的历史长河中，从秦汉源起，到晋唐繁荣，到宋元盛世，再到明清的衰落，虽然曾经遇到了诸多辉煌、困难、挫折，甚至一度陷入低谷，但一代又一代推拿人的心中怀有的那种责任和担当，为它的再度兴起奠定了坚实的基础。如今，由于推拿具有操作简便、适应证广泛、疗效明显等特点，这种无痛苦、无毒副作用的传统中医疗法在临床上又重新焕发了青春，显示出了极强的应用优势，并深受举世医家的垂青，亦为人类的健康事业做出了卓越贡献。继针灸疗法之后，推拿疗法在20世纪80年代已走向世界，并以其独特的技艺和治疗特色，逐渐在世界医林中得以立足。

　　《中华推拿奇术》第一版是在1998年出版的，距今时日甚久。现在看来，其中所涉及的内容虽然广泛，但是每一条目下的阐述却不够详实。故本次再版在上一版的基础上，对书中所涉及的内容又进行了重新编排，力争在内容全面的基础上，做到丰富、详实而深入。全书分为基础篇和治疗篇两部分，涉及 100 余种病症，百余幅重点手法示意图。其中基础篇论述了推拿的发展历史、经络与腧穴、推拿常用手法和诊断方法等；治疗篇则对伤科、内科、妇科、儿科、头面五官科等临床各科病症做了详尽讲解，并且每个病症均包括：概述、病因病机、临床证候、鉴别诊断、推拿治疗和注意事项等内容，十分贴近临床实际，具有很好的实用性、操作性和可重复性，以期能够指导临床。

本书是中华推拿的缩影，希望能对读者有所裨益，书中如有不足及谬误之处，欢迎指正。本书的问世，还得益于天津中医药大学第一附属医院推拿科主任、津沽推拿传承人王金贵教授及其团队的辛勤劳动，在此深表谢意。

石学敏

2017 年 9 月于沽上

目 录

基础篇

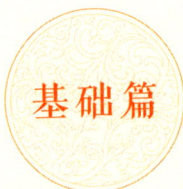

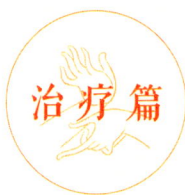

治疗篇

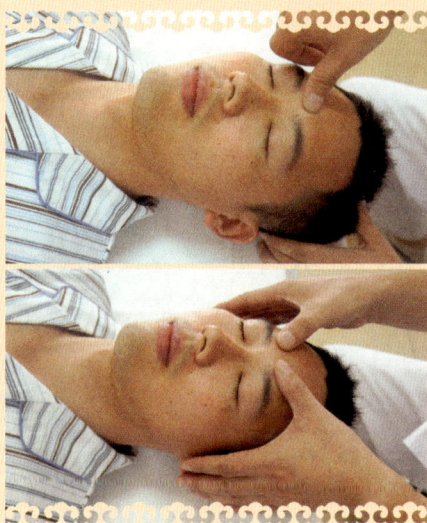

基础篇

第一章 推拿发展源流

推拿，古代称之为按摩、按跷等。推拿之名，源于明代，是借用小儿推拿的两个重要手法——推法、拿法而定。而现在，推拿是指操作者用手或肢体的其他部位，或使用特定的器械，在人体体表的特定部位上做规范性动作，以调整人体脏腑、经络、气血功能，达到预防、治疗疾病或保健目的的一种治疗手段。推拿学是中医学的重要组成部分。与此同时，推拿疗法是人类最古老的一门医术，有着极其悠久的历史。

人类伊始，繁重的劳动和艰苦的生活条件使损伤和疾病成为人类生存的主要威胁。为了减轻病痛，偶然地用手去抚摸，却惊奇地发现这种本能的、保护性的动作可以缓解或消除病痛——这便是推拿的萌芽。人们开始逐渐意识到推拿对人体的治疗作用，开始有目的地用于医疗实践并不断加以总结，使按摩由本能的简单手势演变为有目的的较为复杂的手法，进而发展为成熟的治疗方法，并形成了按摩治疗体系。这一体系形成于距今两千多年前的先秦两汉时期，在当时成书的我国第一部理论性医学巨著《黄帝内经》的不少论篇中，如《素问·调经论》《素问·举痛论》《素问·血气形志篇》等都载有按摩诊治疾病的内容。特别是我国第一部按摩专著《按摩岐伯·按摩十卷》的问世，更加确立了按摩疗法在中医学体系中的地位。东汉张仲景在《金匮要略》中介绍了按摩"救自缢死"的方法。

魏晋南北朝时期，按摩治疗疾病的范围又有了新的扩展。葛洪在《肘后备急方》中记载了运用按摩急救的内容，例如以推拿治疗心痛、卒腹痛等；其中"拈取其脊骨皮，深取痛引之"可能是最早的捏脊法，它从理论和实践上为后世小儿捏脊疗法的形成和在背部运用推拿手法治疗脏腑疾病奠定了基础。

隋唐时期，按摩从民间疗法走向正统，开始受到国家的重视，成为独立的学科。太医署中设有按摩博士等官职，将从事按摩专业的人员划分为博士、师和士等三个等级，并开始进行有组织的教学工作。唐代按摩治疗疾病的范围逐渐扩大，如《唐六典》中载有按摩可除"八疾"，即风、寒、暑、湿、饥、饱、劳、逸，指出："凡人肢体腑脏积而痰生，宜宣而导之，使内疾不留，外邪不入。若损伤折跌者，以法正之。"并且，在这一时期我国推拿传入朝鲜、日本、印度等国，而国外的推拿方法也流入我国，对外交流比较活跃。此外，隋代用以健身防病的自我按摩和导引方法很盛行。而唐代医家开始注重运用膏摩法防治小儿疾病。

宋、金、元时期，按摩疗法有了新的发展。宋代医家将按摩疗法用于催产，疗效显著，并重视对按摩手法的研究，强调按摩手法的辨证运用。金代医家运用按摩疗法与其他方法相配合，治疗乳痈、乳汁不下及伤寒等症。元代在治疗伤科疾病方面有很大发展，丰富了按摩疗法的治疗范围。

明代，按摩疗法一度盛行，被列为国家医政机构十三科之一。按摩手法的种类不断增多，治疗的范围不断扩大。我国现存最早的按摩专著《小儿按摩经》就处于此时。在这一时期，应用按摩疗法治疗小儿疾病取得了很大的发展，并积累了丰富的临床经验，形成了小儿推拿的独特诊疗体系，《小儿推拿秘旨》《小儿推拿方脉活婴秘旨全书》等专著相继问世。但是到了明隆庆五年（1571年），发生了著名的"隆庆之变"，使得按摩科在官方被取缔，从此按摩疗法流落民间，并改称为"推拿"。当时在《小儿推拿方脉活婴秘旨全书》和《小儿推拿秘诀》等著作中，已用推拿一词取代按摩。

清代，推拿疗法在民间得到了进一步的发展，尤以小儿推拿为著。此时期有《厘正按摩要术》《小儿推拿秘书》《小儿推拿直录》《小儿推拿广意》《保赤推拿法》等专著问世。《医宗金鉴》中将"摸、接、端、提、按、摩、推、拿"列为伤科八法。此外，《理瀹骈文》中对腹部推拿亦有论述，指出："后天之本在脾，调中者在摩腹。"

民国时期，由于反动统治集团推行民族虚无主义政策，曾一度提出废止中医，使推拿疗法遭到摧残。

新中国成立后，中医学受到党和国家的重视，推拿疗法又焕发出勃勃生机。推拿的临床、教学、科研都得到了长足的发展，一些中医院校相继建立了推拿系，各地的中医医院设立了推拿科。特别是对推拿的科学研究，从最初临床疗效的对比、生物学效应的观察、推拿手法信息的记录，到现在发展为从生物物理学角度研究手法，从分子基因水平探索推拿治疗的作用机制。

《黄帝内经》等古籍史料中，我们可以看到人类最早的治疗手段是属于物理性质的疗法，如推拿、热敷、砭石、导引等。尔后人们又逐渐发现了天然药物的治疗作用，在天然药物的基础上又研制出化学药物和生物药物。药物疗法的产生标志着医学科学的进步。然而，西医学科技的不断发展，使人们越来越认识到外源性药物在治疗疾病的同时对人体带来的负面影响，这使得整个医学界开始重新审视物理疗法在人类医学中发挥的作用。推拿疗法正以病人痛苦小、依从性强、疗效肯定等特点延续着经久的生命力，相信推拿这一古老的医疗方法会更加焕发出绚丽的青春。

第二章

推拿治病原则

一、治病求本

治病求本，就是辨别疾病的本质，针对其根本原因进行治疗。疾病的发生、发展，总是通过若干症状显示出来的。但是这些症状只是疾病的现象，有的甚至是假象，只有充分地搜集、了解疾病各个方面（包括症状在内），综合分析，透过现象看到本质，找出疾病的根本原因，才能确定相应的治疗方法。

临床表现只是疾病的现象，并非是疾病的本质。所谓"有诸内必形于诸外"，只有透过临床所表现出来的一系列症状的现象，通过综合分析，去伪存真，抓住疾病的本质，以确定正确的治疗原则及具体的治疗方法，才能有的放矢，使治疗准确无误。疾病的发展是复杂的，在运用治病求本的治疗原则的过程中，必须注意"正治与反治""治标与治本"两种情况。

二、调整脏腑

中医学认为人体是一个有机的整体，五脏六腑虽然在功能上各有其特点，但它们之间是互相联系、互相影响的。人体进行正常的生命活动时，脏腑阴阳保持对立统一协调，脏腑气血功能正常、相互为用，脏与脏、脏与腑、腑与腑之间相互协调、相互促进。当脏腑阴阳、气血或脏腑之间的功能失调，应以"有余泻之，不足补之"的原则调整脏腑，使脏腑功能恢复正常。

因此，在临床应根据脏腑生克、表里的关系来调整脏腑的功能，以达到治愈疾病的目的。当脏腑功能虚弱时，应"虚则补之"，即直接补益或"虚则补其母"；当脏腑有实邪时，应"实则泻之"，即直接疏泄或"实则泻其子"。

三、协调阴阳

中医学阴阳说认为，人体处于正常的生理功能时，阴阳保持在一个相对动态平衡状态。疾病的发生是人体阴阳相对平衡遭到了破坏，故治疗疾病应协调阴阳，使其恢复"阴平阳秘"的状态。

临床中，热证当用清热、泻热等法，即所谓"热者寒之"手法施于病变部位，使之有麻凉的感觉；寒证则应用温通、温散等法，此为"寒者热之"，就是指当按压某穴或施术于某病变部位后，局部或远端有温热的感觉，以达到祛除寒邪的目的。

临床上，对阴虚而阳盛之证，应用滋阴之法，正所谓"壮水之主，以制阳光"，此为阳病治阴；阳虚而致阴盛者，则行温阳之法，故称"益火之源，以消阴翳"，此乃阴病治阳。

四、扶正祛邪

疾病的过程，从邪正关系来讲，是正气与邪气互相斗争的过程。邪正斗争的胜负决定了疾病的进退。邪胜于正则病进，正胜于邪则病退。因而，扶正祛邪是指导推拿临床治疗的一个重要法则。

扶正，是指扶助正气，增强体质，提高机体抗邪能力。适用于以正气虚为主要矛盾，而邪气也不盛的虚性病证。祛邪，是指祛除病邪，使邪去正安。适用于以邪气实为主要矛盾，而正气未衰的实性病证。而正虚邪实的病证，则应扶正与祛邪兼用。邪盛正虚，但正气尚耐邪攻，或同时扶正反而助邪的病证，则应先祛邪而后扶正。对于正虚邪实，正气过于虚弱，兼以攻邪反而更伤正气的病证，则应先扶正而后祛邪。

五、三因制宜

因时、因地、因人制宜，是指治疗疾病要根据季节、地区及人的体质、性别、年龄等不同而制定适宜的治疗方法。疾病的发生、发展与转归，受多方面因素的影响，如时令气候、地理环境等，及个体体质因素、病证所处的不同阶段等。因此，运用推拿手法治疗疾病时，必须把诸多因素考虑进去，具体情况具体分析，制定出适宜的治疗方法。

推拿疗法，是通过不同的手法适用于人体的不同部位，从而达到治疗疾病的目的。因此，对于不同的疾病，疾病的不同阶段，以及不同的体质，其手法的选择、刺激强度的大小、操作时间的长短、疗程的长短等应有所不同。疼痛明显，局部肌肉紧张痉挛，手法不宜重，操作时间要长。久病，肌肉粘连之处，手法宜重宜强。病变部位较深，体质较强，手法渗透力应大；病变部位较浅，体质较弱，手法力度要小。既不能隔靴搔痒，亦不能以锤击纸。

第三章

推拿应知

一、治疗前后应知

推拿医生对待患者要态度和蔼、言行得体，始终恪守医生的职责，并以医德来约束自我。治疗前，首先应向患者解释推拿治疗方法、操作和治疗过程中的注意事项及禁忌，特别着重解释治疗过程中的反应，以有利于配合治疗和消除不必要的疑惧心理。

每次治疗前，医生必须将手取暖，以免由于冷手之刺激，引起保护性的肌肉收缩而影响治疗。医生在治疗前要注意剪修指甲，以免因指甲不整，在操作中刺伤患者皮肤。

若施行腹部治疗，每次治疗前1小时内，不得进餐或过多饮水，以免在操作时，由于手法压力的作用，引起腹中不适或呕吐。每次治疗前，应令患者先排小便1次，以免膀胱中有尿液存留而引起操作时腹中不适，产生腹壁紧张，影响治疗。

在每次治疗后的1小时内，应嘱患者静卧休息，以配合治疗。

二、推拿的适应证及禁忌证

（一）推拿适应证

从古至今推拿的应用范围十分广泛，涉及内、外、妇、儿、伤科的多种疾病。在现代，根据推拿疾病谱的文献研究人们确定了推拿的临床适用范围。推拿的适应证包括以下疾病。

❶ 肌肉骨骼系统疾病：包括颈椎病、肱骨外上髁炎、腕管综合征、梨状肌综合征、半月板损伤、膝或踝关节扭伤、胸胁迸伤、腰椎间盘突出症等113种。

❷ 儿科疾病：包括小儿发热、小儿呕吐、疳积、小儿先天性肌性斜颈等99种。

❸ 急性损伤和外因造成的某些后果：动眼神经损伤、脑震荡、晕动症等59种。

❹ 神经系统疾病：包括头痛、眩晕、中风、多发性神经炎、坐骨神经痛等48种。

❺ 泌尿生殖系疾病和妇产科疾病：包括癃闭、水肿、淋证、腰痛、遗精、阳痿、绝经前后诸证、乳腺增生等44种。

❻ 消化系统疾病：包括胃脘痛、胃下垂、呕吐、泄泻、便秘、腹痛等41种。

❼ 预防保健与美容类：31种。

❽ 五官科疾病：包括视神经炎、目赤肿痛、夜盲、鼻渊等19种。

❾ 循环系统疾病：包括心悸、胸痹、高血压等17种。

❿ 精神和行为障碍疾病：包括慢性疲劳综合征、抑郁症、神经衰弱、癔症、心脏神经官能症、广泛性焦虑症、老年性痴呆等14种。

⓫ 呼吸系统疾病：包括感冒、喘证、支气管扩张等14种。

⓬ 皮肤和皮下组织疾病：包括荨麻疹等10种。

⓭ 内分泌、营养和代谢病：包括消渴、瘿气等7种。

（二）推拿禁忌证

推拿的禁忌证如下。

❶ 各种原因引起的急腹症。

❷ 各种急性传染病。

❸ 手法治疗部位有严重皮肤破损、感染、皮肤病或恶性肿瘤者。

❹ 有心血管、呼吸、神经等系统严重疾病者。

❺ 体质过于虚弱，不能承受推拿疗法者。

❻ 急性脊柱损伤或伴有脊髓症状，手法可能加剧脊髓损伤者。

❼ 有出血倾向或有血液病的。

❽ 各种骨折、骨关节结核、骨髓炎、骨肿瘤、严重骨质疏松症。

❾ 诊断不明确的疾病。

❿ 月经期、妊娠期妇女（尤其是腹部、腰骶部严禁推拿）。

⓫ 有精神病，不能配合医生操作者。

第四章 经络与腧穴

第一节　经络

经络是经脉和络脉的总称。经，有路径的含义，经脉贯通上、下，沟通内、外，是经络系统中的主干。络脉有网络之义，络脉是经脉别出的分支，较经脉细小，纵横交错，遍布全身，《灵枢·脉度》云："经脉为里，支而横者为络，络之别者为孙。"经脉包括十二经脉和奇经八脉，以及附属于十二经脉的十二经别、十二经筋、十二皮部。络脉有十五络、浮络、孙络等。

一、十二经脉

十二经脉有手经、足经、阴经和阳经之分。根据各经所联系内脏的阴阳属性及其在肢体循行位置的不同而分为手三阴经、手三阳经、足三阴经、足三阳经四组。阳经属腑，行于四肢的外侧，阴经属脏，行于四肢的内侧。手经行于上肢，足经行于下肢。此外，古人结合阴阳，按阴阳的盛衰和消长以示事物发生、发展、毁灭等变化的各阶段，因此由相互对立而统一的一阴一阳衍化为三阴三阳。阳分为太阳、阳明、少阳；阴分为太阴、厥阴、少阴。

手足三阴三阳的走向和相互交接是有规律的。手三阴从胸走手，交手三阳；手三阳从手走头，交足三阳；足三阳从头走足，交足三阴；足三阴从足走腹，交手三阴。这就构成了一个"阴阳相贯，如环无端"的循行经路。

十二经脉分别络属于相应的脏腑，从而构成了脏腑阴阳的表里相合关系，即手阳明大肠经与手太阴肺经为表里，手少阳三焦经与手厥阴心包经为表里，手太阳小肠经与手少阴心经为表里，足阳明胃经与足太阴脾经为表里，足少阳胆经与足厥阴肝经为表里，足太阳膀胱经与足少阴肾经为表里。在循行路线上，凡具有表里关系的经脉，均循行分布于四肢内外两个侧面的相对位置（足厥阴肝经与足太阴脾经在下肢内踝上 8 寸处，交叉变化前后位置），并在手或足相互交接。故此，它们在生理上彼此相通，在病理上相互影响。十二经脉的循行（《黄帝内经》原文及今译）分述如下。

（一）手太阴肺经

《灵枢·经脉第十》："肺，手太阴之脉，起于中焦，下络大肠，还循胃口，上膈属肺，从肺系，横出腋下，下循臑内，行少阴、心主之前，下肘中，循臂内上骨下廉，入寸口，上鱼，循鱼际，出大指之端。其支者从腕后直出次指内廉，出其端。"

即手太阴肺经，起于中焦，向下联络大肠，回绕沿胃的上口，通过膈肌，属于肺脏，从肺与喉咙相联系的部位横出，经过中府穴，向下沿上臂内侧，行于手少阴心经和手厥阴心包经的前面，下行到肘窝中，沿前臂内侧前缘进入寸口，经过鱼际沿大鱼际的边缘，到达拇指内侧端的少商穴而止。

（二）手阳明大肠经

《灵枢·经脉第十》："大肠，手阳明之脉，起于大指次指之端，循指内廉，出合谷两骨之间，出入两筋之中，循臂上廉，入肘外廉，上臑外前廉，上肩，出髃骨之前廉，上出于柱骨之会上，下入缺盆，络肺，下膈，属大肠。其支者，从缺盆上颈，贯颊，入上齿中，还出挟口，交人中，左之右，右之左，上挟鼻孔。"

即手阳明大肠经，起于示指末端的商阳穴，沿示指桡侧向上，通过第 1、2 掌骨之间的合谷穴，向上进入拇长伸肌腱与拇短伸肌腱之间的凹陷处，沿前臂前方至肘部外侧，再沿上臂外侧前缘，上走肩端的肩髃，沿肩峰前缘，向上出于大椎穴，再向下进入缺盆部，联络肺脏，通入膈肌，属于大肠。

（三）足阳明胃经

《灵枢·经脉第十》："胃，足阳明之脉，起于鼻交頞中，旁约太阳之脉，下循鼻外，入上齿中，还出挟口，环唇，下交承浆，却循颐后下廉，出大迎，循颊车，上耳前，过客主人，循发际，至额颅。其支者，从大迎前下人迎，循喉咙，入缺盆，下膈，属胃，络脾。其直者，从缺盆下乳内廉，下挟脐，入气街中。其支者，起于胃口，下循腹里，下至气街中而合，以下髀关，抵伏兔，下膝髌中，下循胫外廉，下足跗，入中指内间。其支者，下膝三寸而别，下入中指外间。其支者别跗上，入大指间，出其端。"

即足阳明胃经，起于鼻翼两侧的迎香穴，上行到鼻根部，与旁侧足太阳膀胱经交会，向下沿鼻的外侧进入上齿龈内，回出环绕口唇，向下交会于颏唇沟承浆穴处，再向后沿口腮后下方，出下颌大迎穴，沿下颌角颊车穴上行耳前，经过上关穴，沿前发际到过前额。又从大迎前下走人迎，沿喉咙，进入缺盆部，向下通过膈肌，属于胃，联络脾脏。从缺盆部直行至乳头，向下挟脐旁，进入少腹两侧气冲穴。沿腹里向下到气冲会合。再由此下行至髀关，直抵伏兔部，下至膝盖，沿胫骨外侧前缘，下经足跗，进入第2足趾外侧端的厉兑穴，从膝下3寸足三里穴处分出，进入足中趾外侧。从跗上冲阳穴分出，进入足大趾内侧端隐白穴，与足太阴脾经相接。

（四）足太阴脾经

《灵枢·经脉第十》："脾，足太阴之脉，起于大指之端，循指内侧白肉际，过核骨后，上内踝前廉，上端内，循胫骨后，交出厥阴之前，上膝股内前廉，入腹，属脾，络胃，上膈，挟咽，连舌本，散舌下。其支者，复从胃，别上膈，注心中。"

即足太阴脾经，起于足大趾末端的隐白穴，沿着大趾内侧赤白肉际，经过大趾本节后的第1跖趾关节后面，上行全内踝前面，沿胫骨后面，交出于足厥阴肝经的前面，经膝股部内侧前缘进入腹部，属于脾脏，联络胃。通过膈肌上行，挟咽部两旁，连系舌本，分散舌下。胃部的支脉，向上通过膈肌后，流注于心中，与手少阴心经相接。

（五）手少阴心经

《灵枢·经脉第十》："心，手少阴之脉，起于心中，出属心系，下膈，络小肠。其支者，从心系，上挟咽，系目系。其直者，复从心系，却上肺，下出腋下，下循臑内后廉，行手太阴、心主之后，下肘内，循臂内后廉，抵掌后锐骨之端，入掌内后廉，循小指之内，出其端。"

即手少阴心经，起于心中，出属于心与其他脏器相连系的部位，通过膈肌，联络小肠。向上挟咽喉上行，联系于眼球及脑的部位。并上行于肺部，再向下出于腋窝部的极泉穴，沿上臂内侧后缘，行于手太阴肺经和手厥阴心包经的后面到达肘窝，沿前臂内侧后缘，至掌后豌豆骨部，进入掌内，沿小指内侧至末端的少冲穴,与手太阳小肠经相接。

(六)手太阳小肠经

《灵枢·经脉第十》:"小肠,手太阳之脉,起于小指之端,循手外侧,上腕,出踝中,直上,循臂骨下廉,出肘内侧两筋之间,上循臑外后廉,出肩解,绕肩胛,交肩上,入缺盆,络心,循咽下膈,抵胃,属小肠。其支者,从缺盆循颈上颊,至目锐眦,却入耳中。其支者,别颊上颐,抵鼻,至目内眦(斜络于颧)。"

即手太阳小肠经,起于手小指外侧端的少泽穴,沿手背外侧至腕部,出于尺骨茎突,直上沿前臂外侧后缘,经尺骨鹰嘴与肱骨内髁之间,沿上臂外侧后缘,出于肩关节,绕行肩胛部,交会于督脉的大椎穴,向下进入缺盆部,联络心脏,沿食管,通过横膈,到达胃部,属于小肠,从缺盆沿颈部上达面颊至目外眦,转人耳中的听宫穴。从面颊上行目眶下,抵于鼻旁,至目内眦的睛明穴,与足太阳膀胱经相接,而又斜行络于颧骨部。

(七)足太阳膀胱经

《灵枢·经脉第十》:"膀胱,足太阳之脉,起于目内眦,上额交巅。其支者,从巅至耳上角。其直者,从巅入络脑,还出别下项,循肩膊内,挟脊抵腰中,入循膂,络肾,属膀胱。其支者,从腰中下挟脊,贯臀入腘中。其支者,从膊内左右,别下贯胛,挟脊内,过髀枢,循髀外,从后廉下合腘中,以下贯腨内,出外踝之后,循京骨至小指外侧。"

即足太阳膀胱经,起于目内眦的睛明穴,上额交会于巅顶的百会穴。从头顶到颞颥部。从头顶入里联络于脑,回出分开下行项后,沿肩胛部内侧,挟脊柱到达腰部,从脊旁肌肉进入体腔,联络肾脏,属于膀胱。从腰部向下通过臀部,进入腘窝中。沿肩胛内缘直下,经过臀部的环跳穴下行,沿大腿后外侧,与腰部下来的支脉会合于腘窝中。从此向下,通过腓肠肌,出于外踝的后面,沿第五跖骨粗隆,至小趾外侧端的至阴穴,与足少阴肾经相接。

(八)足少阴肾经

《灵枢·经脉第十》:"肾,足少阴之脉,起于小指之下,邪走足心,出于然谷之下,循内踝之后,别入跟中,以上腨内,出腘内廉,上股内后廉,贯脊属肾,络膀胱。其直者,从肾上贯肝膈,入肺中,循喉咙,挟舌本。其支者，从肺出，络心，注胸中。"

即足少阴肾经，起于足小趾之下，斜向足心的涌泉穴，出于舟骨粗隆下，沿内踝后进入足跟，再向上行于腿肚内侧，出腘窝的内侧，向上行股内后缘，通过脊柱的长强穴，属于肾脏，联络膀胱，还从肾脏向上行腹部正中线旁开 0.5 寸，胸部正中线旁开 2 寸，终止于锁骨下缘的俞府穴。从肾向上通过肝和横膈进入肺中，沿喉咙，挟于舌根部。从肺部出来，联络心脏，流注于胸中，与手厥阴心包经相接。

（九）手厥阴心包经

《灵枢·经脉第十》："心主，手厥阴心包络之脉，起于胸中，出属心包络，下膈，历络三焦。其支者，循胸出胁，下腋三寸，上抵腋下，循臑内，行太阴、少阴之间，入肘中，下臂，行两筋之间，入掌中，循中指，出其端。其支者，别掌中，循小指次指出其端。"

即手厥阴心包经，起于胸中，出属心包络，向下通过膈肌，从胸至腹依次联络上、中、下三焦。沿着胸中，出于胁部，至腋下 3 寸处的天池穴，上行到腋窝中，沿上臂内侧，行于手太阴肺经和手少阴心经之间，进入肘窝中，向下行于前臂掌长肌腱与桡侧腕屈肌腱的中间，进入掌中，沿中指到指端的中冲穴。从掌心劳宫穴分出，沿无名指到指端的关冲穴，与手少阳三焦经相接。

（十）手少阳三焦经

《灵枢·经脉第十》："三焦，手少阳之脉，起于小指次指之端，上出两指之间，循手表腕，出臂外两骨之间，上贯肘，循臑外上肩，而交出足少阳之后，入缺盆，布膻中，散络心包，下膈，偏属三焦。其支者，从膻中，上出缺盆，上项，系耳后，直上出耳上角，以屈下颊至䪼。其支者，从耳后入耳中，出走耳前，过客主人，前交颊，至目锐眦。"

即手少阳三焦经，起于无名指末端的关冲穴，向上出于第四、五掌骨间，沿腕背，出于前臂外侧桡骨和尺骨之间，向上通过肘尖，沿上臂外侧，上达肩部，交出足少阳胆经的后面，向前进入缺盆部，分布于胸中，联络心包，向下通过膈肌，从胸至腹，属于上、中、下三焦。从胸向上，出于缺盆部，上走项部，沿耳后直上，出于耳部上行额角，再屈而下行至面颊部，到达眶下部。从耳后进入耳中，出走耳前，与前脉交叉于面颊部，到达目外眦的丝竹空穴处，与足少阳胆经相接。

（十一）足少阳胆经

《灵枢·经脉第十》："胆，足少阳之脉，起于目锐眦，上抵头角，下耳后，循颈，行手少阳之前，至肩上，却交出手少阳之后，入缺盆。其支者，从耳后入耳中，出走耳前，至目锐眦后。其支者，别锐眦，下大迎，合于手少阳，抵于颅，下加颊车，下颈，合缺盆，以下胸中，贯膈，络肝，属胆，循胁里，出气街，绕毛际，横入髀厌中。其直者，从缺盆下腋，循胸，过季胁，下合髀厌中。以下循髀阳，出膝外廉，下外辅骨之前，直下抵绝骨之端，下出外踝之前，循足跗上，入小指次指之间。其支者，别跗上，入大指之间，循大指歧骨内，出其端；还贯爪甲，出三毛。"

即足少阳胆经，起于目外眦的瞳子髎穴，向上到达额角部，下行至耳后风池穴，沿颈部行于手少阳三焦经的前面，到肩上交出手少阳三焦经的后面，向下进入缺盆部。从耳后进入耳中，出走耳前，到目外眦后方。从目外眦处分出，下走大迎，会合于手少阳三焦经到达目眶下，下行经颊车，由颈部向下会合前脉于缺盆，然后向下进入胸中，通过膈肌，联络肝脏，属于胆，沿着胁肋内，出于少腹两侧腹股沟动脉部，经过外阴部毛际，横行入髋关节部的环跳穴。从缺盆下行腋部，沿侧胸部，经过季胁，向下会合前脉于髋关节部，再向下沿大腿的外侧，出于膝外侧，下行经腓骨前面，直下到达腓骨下段，再下到外踝的前面，沿足背部，进入足第四趾外侧端的足窍阴穴。从足背部的足临泣穴处分出，沿第1、2跖骨之间，出于大趾端，穿过趾甲，回过来到趾甲后的毫毛部的大敦穴，与足厥阴肝经相接。

（十二）足厥阴肝经

《灵枢·经脉第十》："肝，足厥阴之脉，起于大指丛毛之际，上循足跗上廉，去内踝一寸，上踝八寸，交出太阴之后，上腘内廉，循股阴，入毛中，环阴器，抵小腹，挟胃，属肝，络胆，上贯膈，布胁肋，循喉咙之后，上入颃颡，连目系，上出额，与督脉会于巅。其支者，从目系下颊里，环唇内。其支者，复从肝别，贯膈，上注肺。"

即足厥阴肝经，起于足大趾上毫毛部的大敦穴，沿足跗部向上，经过内踝前1寸处的中封穴，向上至内踝上8寸处交出足太阴脾经的后面，上行膝内侧，沿股部内侧，进入阴毛中，绕过阴部，上达小腹，挟着胃旁，属于肝脏，联络胆腑，向上通过膈肌，分布于胁肋，沿喉咙的后面，向上进入鼻咽部，连接于眼球连系于脑的部位，向上出于前额，与督脉会合于巅顶。从眼球连系于脑的部位下行颊里，环绕唇内。从肝分出，通过膈肌，向上流注于肺，与手太阴肺经相接。

二、奇经八脉

奇经八脉的主要特点是不同于正经，不属络脏腑，无表里配合关系，是十二正经之外，"别道奇行"的特殊通路，故称奇经八脉。八条经脉为冲脉、带脉、任脉、督脉、阴跷脉、阳跷脉、阴维脉、阳维脉。其中唯有任、督两脉有自己所属的腧穴，任脉行于人体的前正中线，督脉行于人体的后正中线，其余六脉均无专属腧穴。奇经八脉的作用，主要是沟通十二经脉之间的联系，并对十二经脉气血起着蓄积和渗灌的调节作用。

三、十五络脉

十二经脉和任、督二脉各自别出一络，加上脾之大络，共计 15 条，称为十五络脉，分别以十五络所发出的腧穴命名。十二经别络加强了阴阳表里经之间的联系，任脉别络沟通了腹部的经气，督脉别络沟通了背部经气，脾之大络沟通了侧胸部的经气。

四、十二经别

十二经别是十二正经离入出合的别行部分，是正经别行深入体腔的支脉。十二经别通过离、入、出、合的循行分布，加强了脏腑之间的联系，使十二经脉对人体各部分的联系更加密切，扩大了经穴主治的范围。

五、十二经筋

十二经筋是十二经脉之气结聚于筋肉关节的体系，是十二经脉的外周连属部分，其作用主要是约束骨骼，利关节屈伸活动，以保持人体正常的运动功能。

六、十二皮部

十二皮部是十二经脉功能活动反映于体表的部位，也是络脉之气散布的所在，是机体的卫外屏障。

第二节　腧穴

　　腧穴是脏腑、经络之气输注于体表的部位。腧与输义通，即有输注的含义，像水流的转输灌注；穴有孔、隙的含义。腧、输、俞三字相通，但应用时各有所指。腧穴是穴位的总称；输穴是井、荥、输、经、合五输穴中的第三位的穴名；俞穴是指脏腑之气输注于背部的俞穴。凡是有一定名称和一定部位，按照十四经排列的腧穴，称之为经穴。没有列入十四经，而从临床实践中逐步发现的经验穴，称之为经外奇穴。无一定名称和位置，是以压痛点而定穴的，称为阿是穴。选穴和配穴可依据腧穴的主治和所属经络而采用邻近、远端、前后、上下、左右等不同方法。

第五章

小儿推拿穴位

小儿推拿除了运用十四经穴和经外奇穴以外，还有许多小儿推拿的特定穴位，这些穴位的分布及其含义与十四经中的特定穴不同。十四经中的特定穴是以经络系统为理论基础来分经、分布的，而小儿推拿的特定穴，不像十四经穴那样连成经络系统。由于推拿是用手法在人体的体表操作，所以特定穴位多数分布在头面、四肢的裸露部位，尤以两手为多，故有"小儿百脉汇于两掌"之说。小儿推拿穴位除有"点状"孔穴之外，还有"线状穴"和"面状穴"。其中，头面颈项部、胸腹部、背腰骶部、上肢部、下肢部的小儿推拿常用穴位见表5-1。

表 5-1　小儿推拿常用穴位

分布部位	穴名（别称）	位置	主治病症	常用手法
头面颈项部穴位	天门（攒竹）	两眉中间至前发际成一直线	感冒、发热、头痛、惊惕不安等	用两拇指自下而上交替直推，称推攒竹，又称开天门
	坎宫	自眉头起至眉梢成一横线	感冒、发热、头痛、目赤肿痛、咳嗽等	由眉头沿眉向眉梢作分推，称分推坎宫，又称分推眉弓
	山根	两目内眦连线中点	惊风、抽搐等	用拇指掐法称为掐山根
	高骨（耳后高骨）	耳后高骨下凹陷处	惊风、烦躁不安、头痛、感冒、发热等	双手拇指或中指指腹揉，称揉耳后高骨
	桥弓	在颈部两侧，沿胸锁乳突肌成一直线	小儿肌性斜颈	用拇、食两指在两侧胸锁乳突肌处揉、抹、拿，称揉桥弓、抹桥弓、拿桥弓
	天柱（天柱骨）	颈后发际正中至大椎穴成一直线	发热、惊风、项强、咳嗽等	用拇指或示、中二指自上而下直推，称推天柱

分布部位	穴名（别称）	位置	主治病症	常用手法
头面颈项部穴位	太阳	眉外后方凹陷处（眉外与目外连线中点向后一横指）	感冒、发热、头痛、惊风、目赤痛等	用指端揉或运，称揉太阳或运太阳；用两拇指由前向后作直推，称推太阳
	牙关（颊车）	咬肌隆起处	牙关紧闭、口眼歪斜、牙痛等	用中指指端揉或按，称揉牙关或按牙关
胸腹部穴位	胁肋	躯体两侧，从两腋下至天枢穴水平的区域	胸闷、咳喘、胁痛、痰喘气急等	用两掌由上向下快速搓摩，称搓摩胁肋
	腹	整个腹部	腹痛、腹胀、腹泻、恶心呕吐、厌食、便秘等	四指摩，称摩腹；沿肋弓边缘向两旁分推，称分推腹阴阳
	脐	肚脐	腹痛、腹胀、泄泻、便秘、肠鸣等	用中指端或掌根部揉法，称为揉脐；用指腹或全掌摩法，称为摩脐
	肚角	脐下 2 寸，旁开 2 寸两侧的大筋	腹痛、腹泻、便秘、腹胀等	用拇指与示、中指相对拿捏，称为拿肚角；用中指指腹按，称为按肚角
	丹田	脐下 2~3 寸之间	腹痛、腹胀、腹泻、肠鸣、遗尿、脱肛、疝气、尿潴留等	用大鱼际揉，称为揉丹田；用掌摩法，称为摩丹田
	膻中	两乳头连线中点	咳喘、胸闷、吐逆、痰鸣等	用中指指端揉，称揉膻中；用两拇指分推法，称分推膻中
	乳旁	乳头外旁开 2 分	胸闷、咳嗽、胸痛、呕吐等	用拇指或中指指端揉，称揉乳旁
	天枢	脐旁 2 寸	腹胀、腹痛、腹泻、便秘、食积不化等	用中指指端揉或按，称揉或按天枢
背腰骶部穴位	脊柱	后背正中线大椎至龟尾成一直线	腹泻、腹痛、咳嗽、发热等	自下而上用捏法，称为捏脊；用示、中二指自上而下直推，称为推脊
	七节骨	第 4 腰椎至尾骨尖端成一直线	腹泻、腹痛、便秘、遗尿、脱肛等	用拇指桡侧偏峰或示、中二指指腹自下而上直推，称推上七节骨；自上而下直推，称推下七节骨
	龟尾	尾椎骨末端	腹痛、腹泻、便秘、脱肛、遗尿等	用拇指端或中指端揉法，称为揉龟尾

分布部位	穴名（别称）	位置	主治病症	常用手法
背腰骶部穴位	肩井	大椎与肩峰连线的中点	感冒、发热、呕吐、上肢痹痛等	用指端揉或按，称揉或按肩井；用拿法称拿肩井
	肺俞	第三胸椎棘突下旁开1.5寸	发热、咳嗽、气喘、胸闷、胸痛、痰鸣等	用中指指端揉或按，称揉或按肺俞；用两拇指分推法称分推肺俞
上肢部穴位	脾经	拇指末节罗纹面	腹泻、便秘、食欲不振等	旋推小儿拇指末节罗纹面，称为补脾经；由指端向指根方向直推拇指罗纹面，称为清脾经。补脾经与清脾经统称为推脾经
	肝经	示指末节罗纹面	惊风、口苦、咽干、烦躁不安等	补肝经与清肝经统称为推肝经（具体操作方法同推脾经）
	心经	中指末节罗纹面	高热神昏、目赤、口舌生疮、小便赤涩、遗尿等	补心经与清心经统称为推心经（具体操作方法同推脾经）
	肺经	无名指末节罗纹面	咳嗽、胸闷、气喘、发热、感冒等	补肺经与清肺经统称为推肺经（具体操作方法同推脾经）
	肾经	小指末节罗纹面	肾虚泄泻、遗尿、小便淋沥刺痛、便秘等	补肾经与清肾经统称为推肾经（具体操作方法同推脾经）
	胃经	拇指近端指节掌面	呕吐、泄泻、厌食、腹胀、便秘等	旋推拇指近端指节掌面，称补胃经；由拇指横纹向指根方向直推，称清胃经。补胃经与清胃经统称为推胃经
	大肠	示指桡侧缘，自示指指端到虎口成一直线	腹痛、腹泻、脱肛、便秘等	由指端向虎口向心推为补，称补大肠；由虎口向指端离心推为泻，称清大肠。补大肠与清大肠统称为推大肠
	小肠	小指尺侧，自小指指端到指根成一直线	小便不通、遗尿、腹泻等	补小肠与清小肠统称为推小肠（具体操作方法同推大肠）
	四横纹	手掌面食、中、无名、小指近掌端指间关节横纹处	腹胀、腹痛、饮食不振、疳积、肠胃湿热、口眼歪斜、口唇破裂等	用指甲依次掐后，继以揉法，称掐揉四横纹；用推法四指并拢来回推，称推四横纹

分布部位	穴名（别称）	位置	主治病症	常用手法
上肢部穴位	小横纹	掌面示、中、无名、小指掌指关节横纹处	烦躁、腹胀、口疮、唇裂等	以拇指指甲掐，称掐小横纹；以拇指侧推，称推小横纹
	板门	手掌面大鱼际平面	厌食、呕吐、腹胀、腹痛、腹泻、便秘等	中指或拇指指腹揉，称揉板门；用推法自指根推向腕横纹，称板门推向横纹；相反方向推称横纹推向板门
	内劳宫	手掌面掌心正中	发热烦渴、口疮糜烂等	用中指指端揉，称揉内劳宫；用拇指指腹自小指根掐运，经掌小横纹，小天心至内劳宫止，称运内劳宫
	内八卦	手掌面以掌心内劳宫为圆心，以内劳宫到中指根距离的2/3为半径，所做圆周上的8个点，从小鱼际起按顺时针排列依次为乾、坎、艮、震、巽、离、坤、兑	胸脘痞满、食欲不振、消化不良、腹胀、腹痛、呕吐、咳嗽痰喘等	用拇指端运，称运内八卦；按乾、坎、艮、震依次运一周，称顺运内八卦；反之，称逆运内八卦
	小天心	手掌面大、小鱼际交接处	惊风、小便不通、小便短赤、遗尿等	中指或拇指指腹揉，称揉小天心；以拇指指甲掐，称掐小天心；用中指指端或屈曲的指间关节捣，称捣小天心
	总筋	手掌面腕掌关节横纹正中处	感冒、鼻塞、口疮、气喘、惊风等	用拇指指端揉或拇指指甲掐，称揉或掐总筋
	大横纹	手掌面腕掌关节横纹处；拇指侧为阳池，示指侧为阴池	呕吐、腹胀、腹泻、小便赤涩、口疮、喘咳、烦躁不安等	用分推法，称分推大横纹，亦称分阴阳；用合推法称合阴阳
	端正	中指爪甲根部两侧相去1分许左右各一，桡侧为左端正，尺侧为右端正	呕吐、腹泻、惊风、鼻衄等	用中指指端揉，称揉端正
	老龙	中指爪甲根部相去1分许	急惊风、抽搐、鼻衄等	指端揉或指甲掐，称揉老龙或掐老龙

分布部位	穴名（别称）	位置	主治病症	常用手法
上肢部穴位	精宁	掌背第4、5掌骨歧缝间	痰鸣、喘促、呕吐、疳积等	用拇指甲掐或指端揉，称掐或揉精宁
	威灵	手背第2、3掌骨歧缝间	急惊风	用拇指甲掐或指端揉，称掐或揉威灵
	五指节	手背面五指近端指间关节横纹处	咳嗽、惊风、口眼歪斜、胸闷、痰喘等	用拇指甲掐或指端揉，称掐揉五指节
	二扇门	掌背中指根部两侧凹陷中，左右各一	发热无汗、惊风抽搐、咳嗽、喘促、感冒等	用指甲掐揉，称为掐揉二扇门
	上马（二人上马）	手背无名指及小指掌指关节后陷中	目赤、牙痛、喘咳、腹痛、小便赤涩等	用指甲掐，称为掐上马；以拇指指腹或揉或按，称揉或按上马
	外劳宫	手背第2、3掌骨间凹陷中，与内劳宫相对	头痛、腹胀痛、腹泻、惊风、遗尿、风寒感冒等	用指揉法，称为揉外劳宫；以拇指指甲掐，称掐外劳宫
	外八卦	手掌背面与内八卦相对的圆形	胸闷痞满、腹胀、便结等	用拇指端顺时针运，称运外八卦
	一窝风	手背腕掌关节横纹正中凹陷处	发热无汗、头痛、腹痛、腹泻、关节痛等	用指端揉，称揉一窝风
	三关	前臂桡侧，自腕横纹至肘横纹成一直线	腹痛、腹泻、痢疾、感冒、咳嗽等	自腕横纹向肘横纹方向直推，称推三关
	天河水	前臂内侧正中，自总筋至曲泽成一直线	感冒、发热、咳嗽、咽痛、头痛、口内生疮、夜啼、惊风、小儿遗尿等	自腕横纹向肘横纹方向直推，称为清天河水
	六腑	前臂尺侧，自腕横纹至肘横纹成一直线	高热、烦渴、惊风、咳嗽、咽痛、便秘、腹泻、小便赤涩等	自肘横纹向腕横纹方向直推，称退（推）六腑
下肢部穴位	箕门	大腿内侧，髌骨内上缘至腹股沟中点成一直线	遗尿、小便赤涩不利、尿闭、水泻等	用示、中二指向上直推，称为推箕门

分布部位	穴名（别称）	位置	主治病症	常用手法
下肢部穴位	百虫（血海）	膝上内侧肌肉丰厚处，髌骨内上缘2.5寸处	惊风、四肢抽搐、下肢痿躄等	用指端揉或按，称按或揉百虫；用拇指与示指、中指指端着力提拿，称拿百虫
	涌泉	足底面前中1/3交界处	呕吐、腹泻、发热、哮喘等	用指端揉或按，称揉或按涌泉

第六章

推拿常用手法

推拿手法是以防治疾病或保健为目的，操作者用手或肢体的其他部位，或使用特定的器械，在人体体表的特定部位上做规范性动作的一种操作方法。它是推拿治疗疾病的关键，故熟练掌握手法操作的技能并恰当地运用，将直接关系到推拿治疗疾病的效果。

第一节　推法

推法是指用手指或手掌在所选用穴位或部位上沿一定的方向上下或左右推动。

一、一指禅推法

摆动的频率要求每分钟在 120~160 次左右，操作时要求松肩、屈肘、悬腕，紧推慢移，节奏平稳，频率均匀，避免断续及轻重不一。

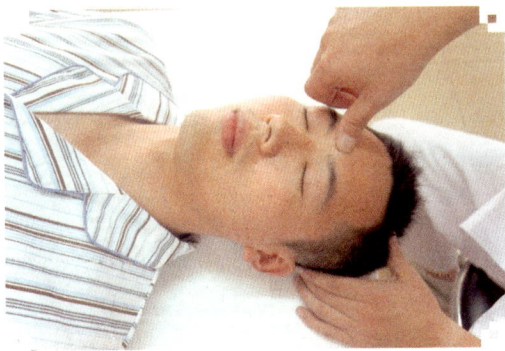

图 6-1　一指禅推法

拇指自然伸直，其余四指掌指关节和指间关节自然屈曲，拇指近端指节固定于示指第 2 指节处，腕关节屈曲，拇指指端或拇指末节桡侧偏峰着力于施术部位，以肘部为支点，前臂有节律地主动摆动，带动腕关节摆动、拇指指间关节屈伸。（图 6-1）

二、拇指直推法

要求在推动的过程中用力均匀。

拇指外展，用拇指指腹或拇指末节桡侧偏峰着力于施术部位，其余四指并拢置于对侧或相应的位置固定，腕关节略屈并向尺侧偏斜。单手或双手交替向拇指端方向呈短距离单向直线推进。（图6-2）

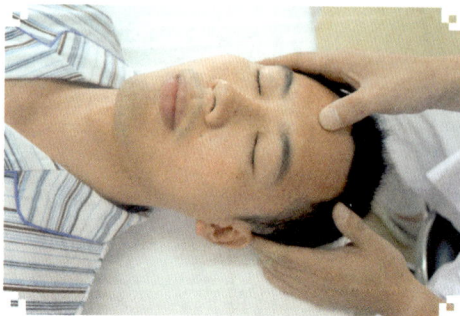

图6-2　拇指直推法

三、拇指分推法

常用于前额、胸、背部。

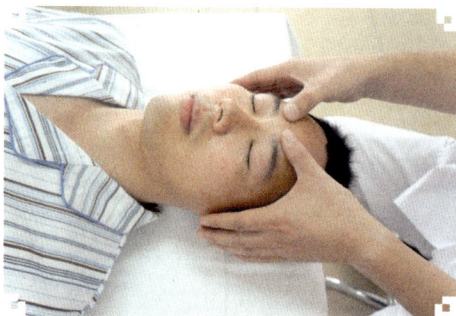

图6-3　拇指分推法

拇指外展，以拇指指腹着力于施术部位，其余四指并拢置于其前外方以助力，腕关节略屈曲。拇指向示指方向呈短距离、单向直线推进。推进时，拇指罗纹面的着力部分逐渐转向桡侧，且腕关节逐渐由略屈曲转为伸直。（图6-3）

四、掌直推法

可用单手或两手交替，或双手掌同时推。常用于四肢、背部。

以掌根部着力，腕关节略背伸，掌根部在施术部位向前做单方向直线推动。（图6-4）

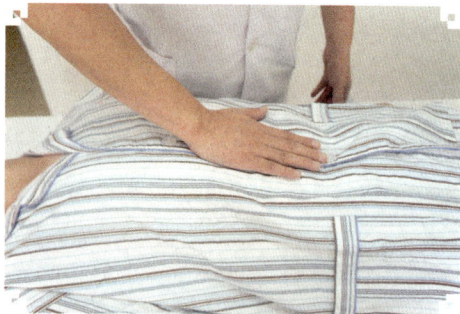

图6-4　掌直推法

五、掌分推法

常用于前额、背、腰、骶部。

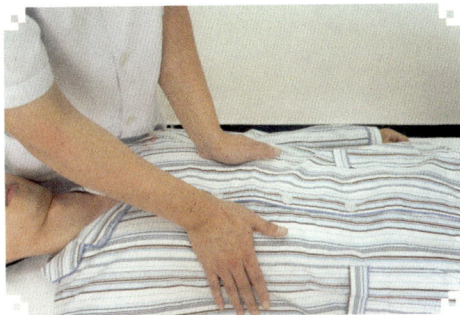

图 6-5　掌分推法

以双手手掌根部或大鱼际对置在施术部位上，腕关节略背伸，双手掌根部或大鱼际对称地向左右两侧做单向直线推动。推动时，手掌根部或大鱼际的着力部分逐渐转向桡侧，且腕关节逐渐向尺侧偏斜。（图 6-5）

第二节　拿法

拿法是指用手指着力于所选用的穴位或部位上，拇指与其余四指相对用力持捏拿起。

一、三指拿法

以拇指与中、示指相对用力，捏住施术部位，将施术部位肌肉连同皮肤、皮下组织一起向上提起再放开，连续不断的反复操作，也可边提捏边移动。（图 6-6）

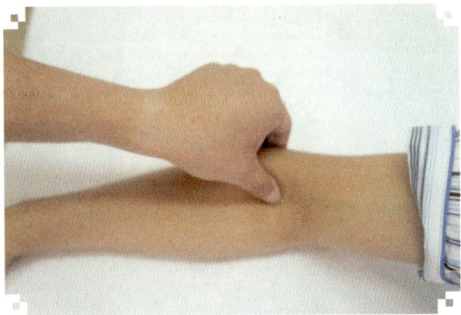

图 6-6　三指拿法

二、五指拿法

以拇指与其余四指相对用力，捏住施术部位，将施术部位提起再放开，连续不断的反复操作，也可边提捏边移动。（图 6-7）

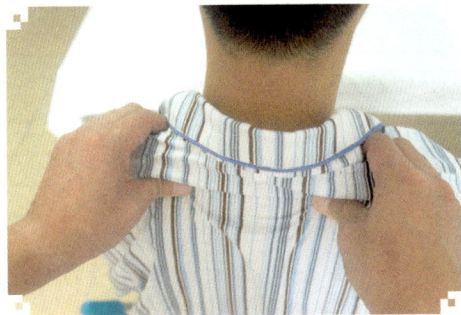

图 6-7　五指拿法

第三节　按法

按法是指用指、掌、肘在所选用的穴位或部位上着力下按。

一、指按法

按压动作须平稳又有节奏，单手力量不够时，可用另一手拇指指腹重叠按压于指甲部。

以拇指罗纹面着力于施术部位，其余四指置于相应位置以支撑助力，拇指垂直向下按压，按压的力量由小到大，逐渐用力达到所需的力度后稍停片刻，然后松劲撤力，反复按压。（图6-8）

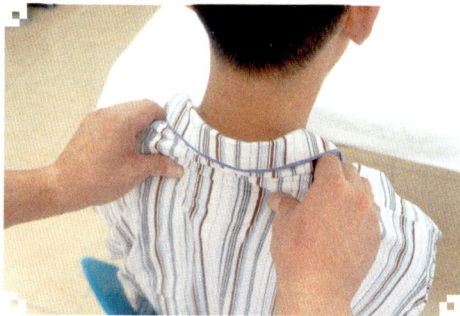

图6-8　指按法

二、掌按法

以单手或双手掌面置于施术部位，利用身体上半部的重量垂直向下按压，用力原则同指按法。（图6-9）

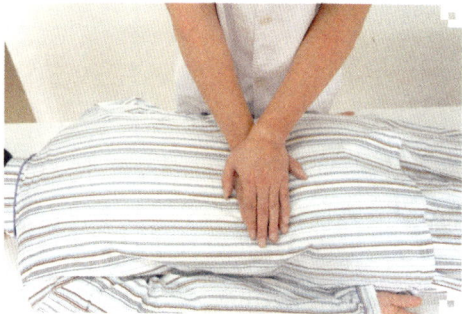

图6-9　掌按法

三、肘按法

此手法可弥补指按法力量不足之缺陷。施力时要循序渐进，防止粗暴。

肘关节屈曲，以肘尖部置于施术部位，利用身体上半部的重量垂直向下按压。（图6-10）

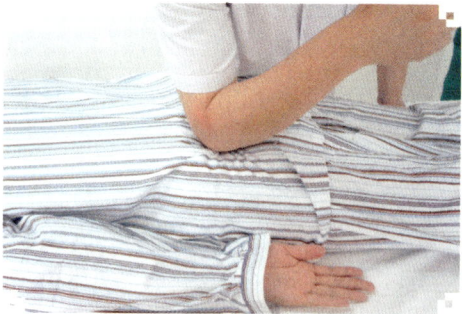

图6-10　肘按法

第四节 摩法

用手指或手掌在所选用的穴位或部位上做直线或环形的往返摩动。

一、指摩法

拇指伸直，其余四指自然伸直并拢，腕关节略屈曲，以示、中、无名和小指指腹附着于施术部位上，四指指腹随同腕关节做环形或直线往返摩动。（图6-11）

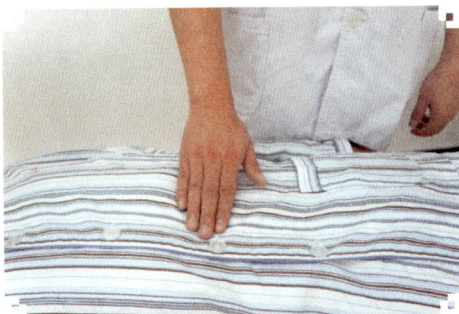

图6-11 指摩法

二、掌摩法

手掌自然伸直，腕关节自然放松，略背伸，将手掌平放于体表施术部位上，手掌随同腕关节做环旋或直线往返摩动。（图6-12）

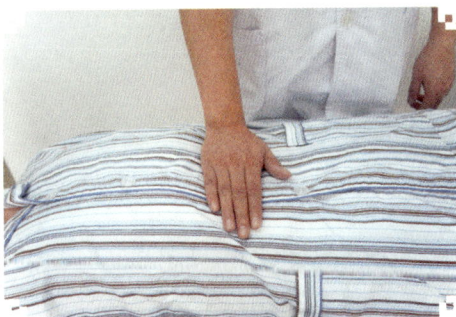

图6-12 掌摩法

第五节 掐法

掐法是指用手指指端在所选用的穴位或部位上着力重切。

一、拇指掐法

注意手法刺激不宜过量。

以拇指指端置于施术部位，拇指指间关节屈曲，指端切按施术部位。（图6-13）

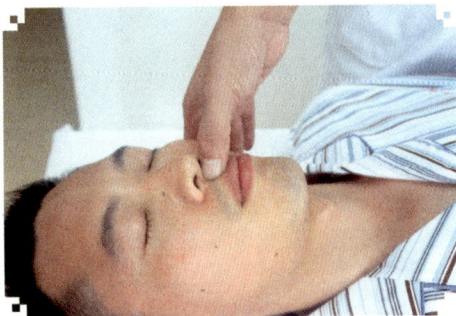

图6-13 拇指掐法

二、拇、示指掐法

以拇指和示指的指端置于施术部位两侧，拇指、示指指间关节屈曲，指端夹持切按施术部位。(6-14)

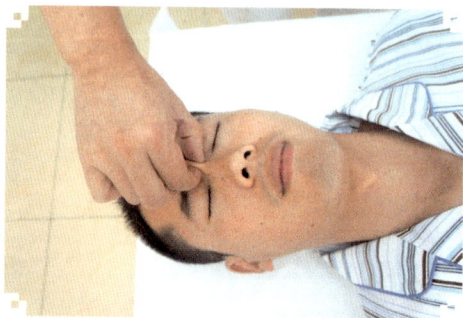

图 6-14　拇、示指掐法

第六节　揉法

揉法是指用手指、手掌等在所选用的穴位或部位上，带动皮下组织做环旋动作。

一、指揉法

以拇指或中指（示指叩放于中指远端指节背侧）或示、中、无名指三指指腹置于施术部位，带动施术部位皮下组织做环旋揉动。（图 6-15）

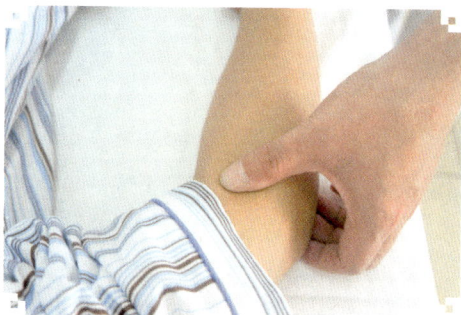

图 6-15　指揉法

二、掌揉法

此种揉法比指揉或大、小鱼际揉法的力度要大，渗透力强，适用于肌肉丰满的部位。

以整个手掌掌面或掌根部置于施术部位，带动施术部位皮下组织做环旋揉动。（图 6-16）

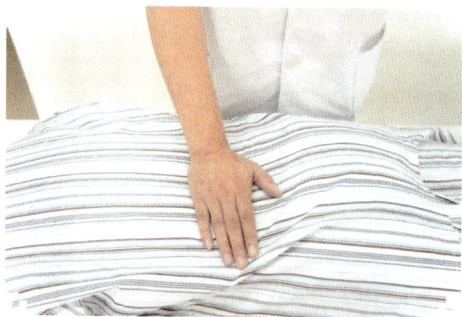

图 6-16　掌揉法

三、鱼际揉法

以鱼际置于施术部位上，带动施术部位皮下组织做环旋揉动。（图6-17）

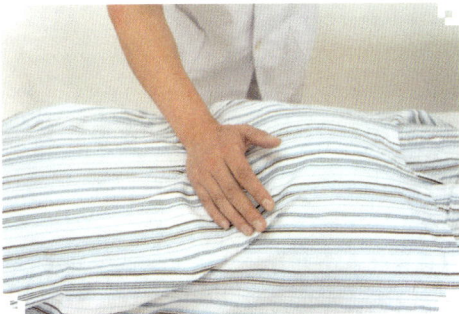

图 6-17　鱼际揉法

第七节　捏法

捏法是指用手指对置在所选用的部位上相对用力挤压。

一、三指捏法

以拇指与示、中二指分置于施术部位的两侧，拇指与示、中指相对用力挤压再松开，反复操作。（图6-18）

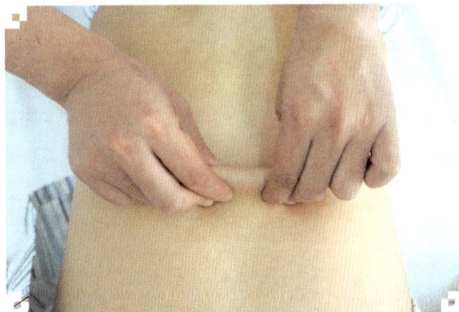

图 6-18　三指捏法

二、五指捏法

以拇指与其余四指分置于施术部位的两侧，拇指与其余四指相对用力挤压再放松，反复操作。（图6-19）

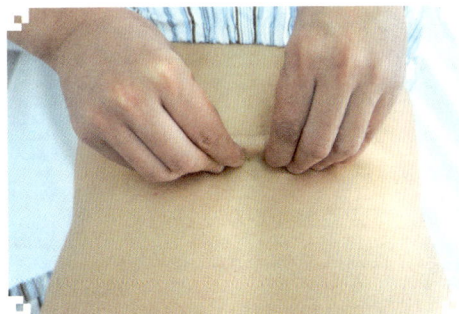

图 6-19　五指捏法

第八节　擦法

擦法是指用手指指腹、手掌掌面，或鱼际腹面附着在所选用的部位上，进行直线往返的擦动。

一、指擦法

以示、中、无名和小指指腹置于体表施术部位，腕关节伸直，使前臂与手掌相平。四指指腹在施术部位皮肤表面进行均匀地上下或左右直线往返摩擦，以施术部位潮红发热为度。（图6-20）

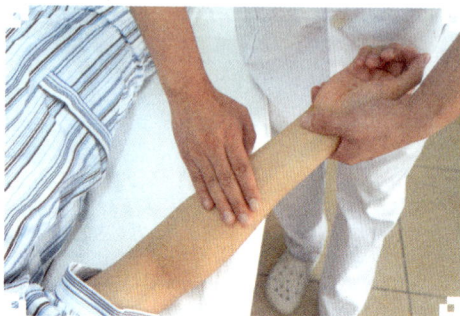

图6-20　指擦法

二、掌擦法

以手掌掌面置于体表施术部位。腕关节伸直，使前臂与手掌相平。手掌掌面在施术部位皮肤表面进行均匀地上下或左右直线往返摩擦。（图6-21）

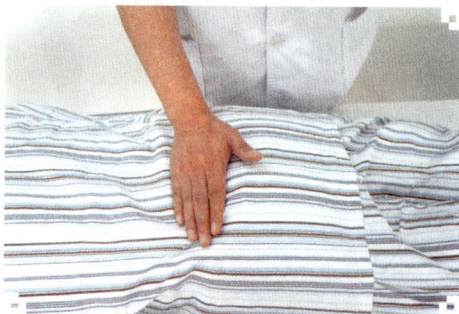

图6-21　掌擦法

三、鱼际擦法

以手掌的大鱼际、小鱼际置于体表施术部位，在皮肤表面进行均匀地上下或左右直线往返摩擦，以施术部位潮红发热为度。（图6-22）

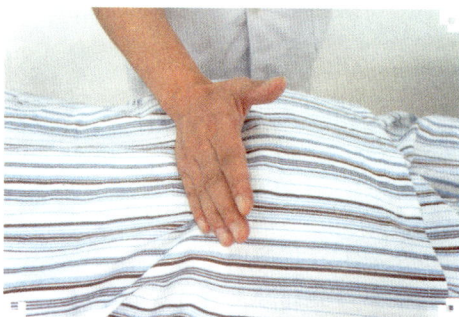

图6-22　鱼际擦法

第九节　抹法

抹法是指用手掌掌面或手指指腹在所选用的穴位或部位上做左右、上下直线或弧线的抹动。

一、拇指抹法

用拇指的指腹在所选用的穴位或部位上做均衡用力地抹动，可用单指或双指同时操作。

以单手或双手拇指指腹轻置于施术部位上，余指轻置于旁边，腕、指关节放松，拇指指腹在施术部位做上下、左右的直线或弧线往返抹动。可根据施术部位的不同分别进行平抹、分抹、旋抹、合抹。（图6-23）

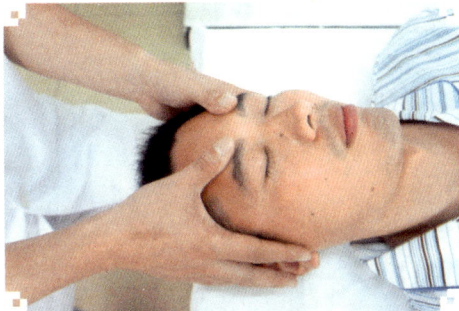

图6-23　拇指抹法

二、掌抹法

以双手掌面轻置于施术部位，腕关节适度放松，掌面在施术部位做上下、左右的直线或弧线往返抹动。（图6-24）

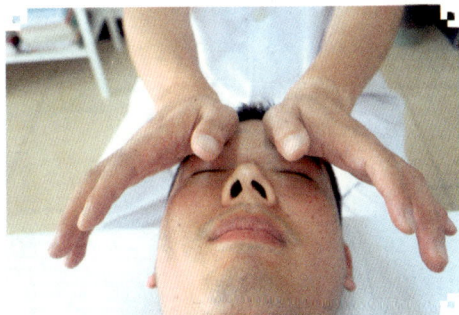

图6-24　掌抹法

第十节　搓法

搓法是指用双手掌或拇、示指对置于所选用的部位两侧相对用力，做上下往返移动的揉搓。

一、指搓法

以拇、示二指对置并夹持施术部位，做方向相反的快速搓动或搓揉，边搓边上下往返移动。（图6-25）

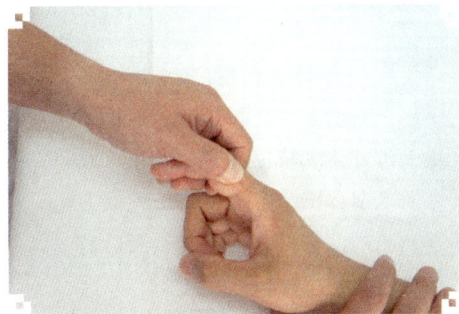

图6-25　指搓法

二、掌搓法

以双手掌面对置并用力夹紧施术部位，做方向相反的快速搓动或搓揉，边搓边上下往返移动。（图6-26）

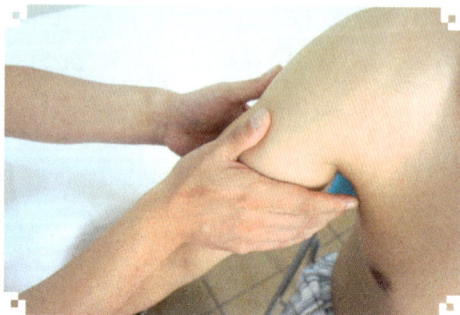

图6-26　掌搓法

第十一节　运法

运法是指用手指或手掌在所选用的穴位或部位上做弧形或环形，或前后来回推动。

一、指运法

以拇指指腹或示、中指二指指腹置于施术部位，带动皮下组织做弧形或环形的推动。（图6-27）

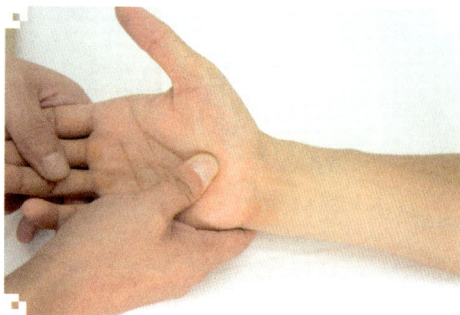

图6-27　指运法

二、腹部运法

右手并拢屈曲呈半球状，用示、中、无名、小指指腹和掌根部腹面沿身体纵轴垂直方向扣放在腹部施术部位上，掌根部腹面先做向前的推动，继而四指指腹做向后的回带，反复操作。（图6-28）

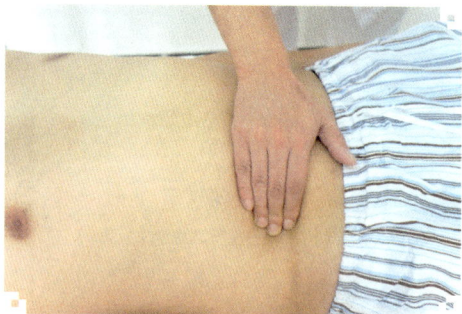

图6-28　腹部运法

第十二节 擦法

擦法是指用手背部掌指关节、指间关节或小鱼际掌、背侧附着在所选用的部位上，通过前臂旋转与腕关节屈伸，使手背、鱼际、掌指关节或近端指节做连续滚动。

一、掌指关节擦法

频率为每分钟 120~160 次。

拇指放松，其余四指掌指关节屈曲 90°，以四指掌指关节背侧为着力面，前臂旋转，腕关节做较大幅度的屈伸，使手背小指、无名指、中指的掌指关节在施术部位上进行持续不断地来回滚动。（图 6-29）

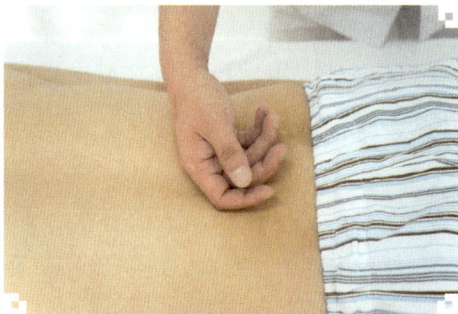

图 6-29 掌指关节擦法

二、小鱼际擦法

频率为每分钟 120~160 次。

拇指放松，四指自然屈曲，以小鱼际着力于施术部位，前臂旋转，腕关节屈伸，使小鱼际和部分手掌背侧面在施术部位上进行持续不断地来回滚动。（图 6-30）

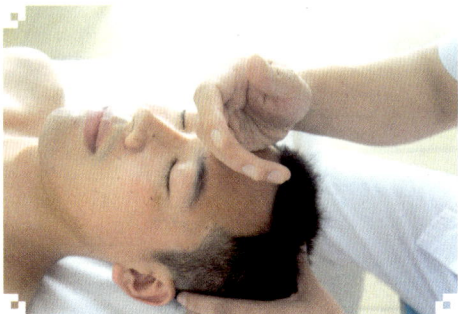

图 6-30 小鱼际擦法

三、拳擦法

频率为每分钟 120~160 次。

拇指自然伸直，余指呈半握空拳状，以示、中、无名和小指第1指节背侧着力于施术部位上。腕关节屈伸，使示、中、无名和小指的第1指节背侧、掌指关节背侧、指间关节背侧在施术部位上进行持续不断地滚动。（图6-31）

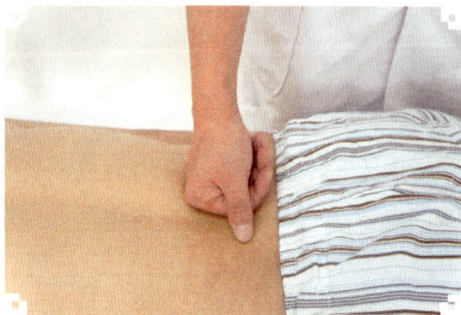

图6-31　拳滚法

第十三节　拨法

拨法是指用拇指或肘在所选用的部位上沿肌肉等走行成垂直方向进行拨动。

一、指拨法

若单手指力不足时，亦可以另一手拇指或掌根部重叠叠压在拇指上助力。

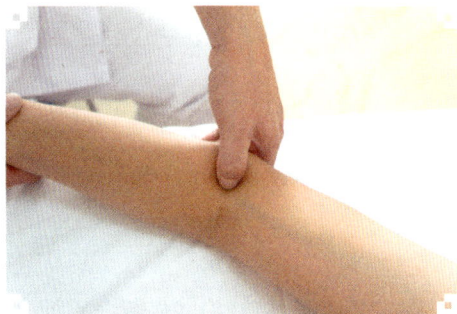

以拇指指端或指腹桡侧着力于施术部位，拇指适当用力下压至所需深度，再做与肌纤维或肌腱、韧带、经络循行路线成垂直方向的单向或来回拨动。（图6-32）

图6-32　指拨法

二、弹拨法

拇指伸直，拇指指端与其余四指分置于施术部位两侧，拇指适当用力下压至所需深度，再做与肌纤维或肌腱、韧带、经络循行路线成垂直方向的拨动，同时五指相对将所拨动组织捏持提起，并立即放松。（图6-33）

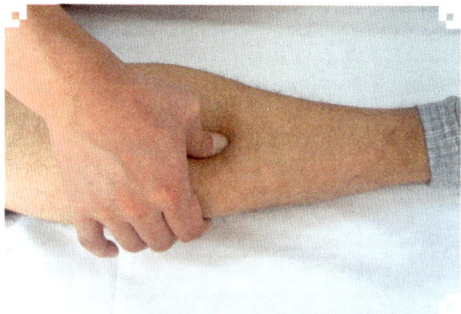

图6-33　弹拨法

三、肘拨法

用肘关节尺骨鹰嘴部着力于施术部位，做与肌纤维或肌腱、韧带、经络循行路线成垂直方向的单向或来回拨动。（图6-34）

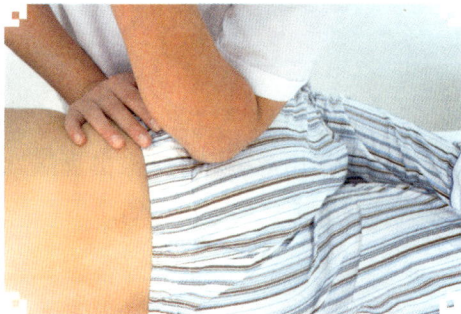

图6-34 肘拨法

第十四节 敲法

敲法是指用手指的背面或手掌的掌面在所选用的部位上做轻巧而连续性的叩击。

一、指敲法

以示、中、无名、小指背面的末节和中节置于施术部位，通过腕关节连续屈伸的摆动，使示、中、无名、小指中节的背面做轻巧而连续性的叩击。（图6-35）

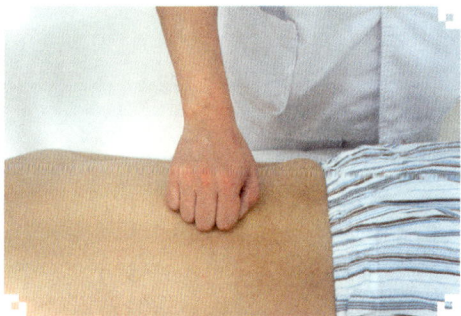

图6-35 指敲法

二、掌敲法

以手掌掌面置于施术部位，通过腕关节连续屈伸的摆动，使掌指关节以下的掌面做轻巧而连续性的叩击。（图6-36）

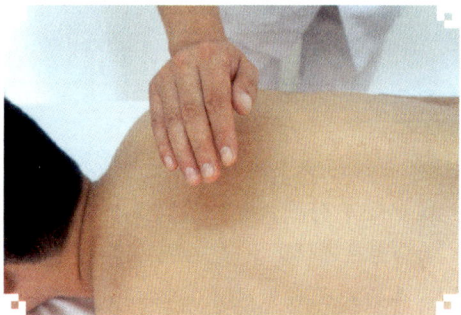

图6-36 掌敲法

第十五节　抖法

抖法是指用双手握住四肢的远端，做连续上下起伏的抖动，使上肢、下肢或脊柱呈波浪式的起伏运动。

一、上肢抖法

以双手握住患肢的腕关节，缓缓牵引其上肢至其抬起到前外方60°左右，通过小幅度连续上下抖动，使上肢做波浪式的起伏运动。（图6-37）

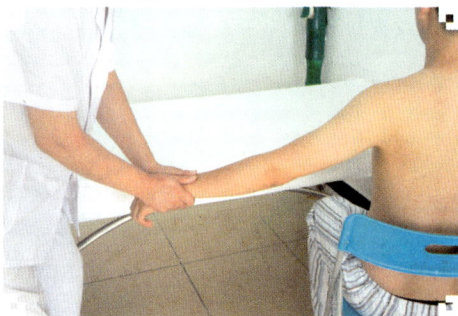

图6-37　上肢抖法

二、下肢抖法

以双手握住患肢的踝关节，缓缓牵引并抬起下肢离开床面约30cm左右，通过小幅度连续上下抖动，使下肢做波浪式的起伏运动。（图6-38）

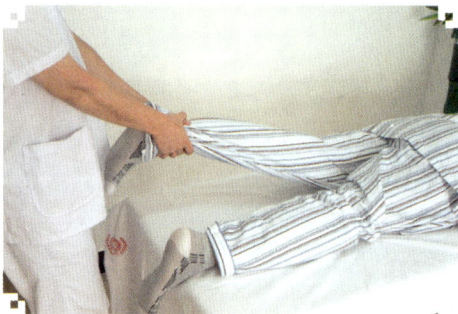

图6-38　下肢抖法

三、脊柱抖法

以双手分别持握两踝关节，将双下肢牵引上提，使腹部离开床面，通过连续上下起伏的抖动，使身体的躯干部做波浪式的起伏运动。（图6-39）

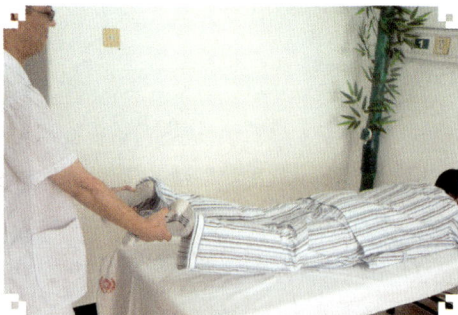

图6-39　脊柱抖法

第十六节 摇法

摇法是指用双手托扶或握住身体的某一部位，做关节的被动环转运动。

一、摇颈法

以一手托下颌，另一手扶枕后，两手反向施力，使颈部关节做环转摇动。（图6-40）

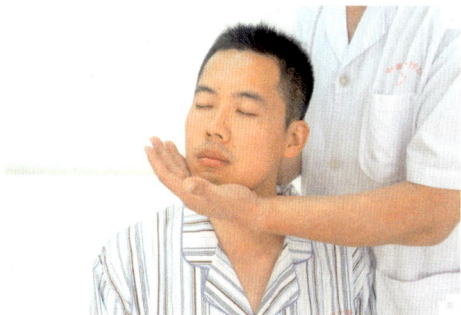

图6-40 摇颈法

二、摇肩法

以一手扶住肩关节部，另一手握住腕关节，稍用力牵伸其上肢，两手协同施力，使肩关节做顺时针或逆时针方向的小幅度环转摇动。（图6-41）

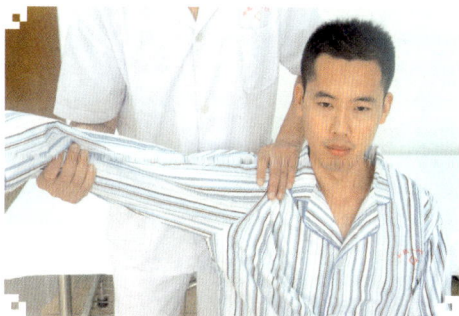

图6-41 摇肩法

三、摇肘法

一手托住上臂后侧近肘关节处，另一手握住腕关节，使肘关节屈曲并做环转摇动。（图6-42）

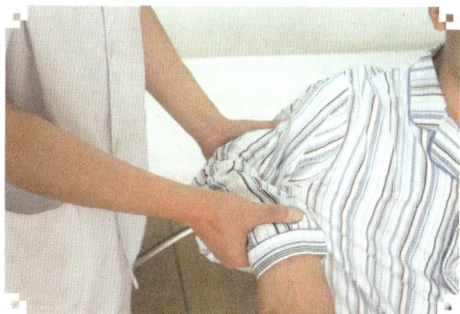

图6-42 摇肘法

四、摇腕法

一手托住前臂近腕关节处，另一手握住并拢的四指，使腕关节在牵引的情况下做环转摇动。(图6-43)

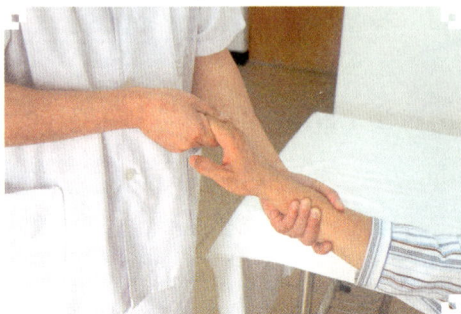

图6-43 摇腕法

五、摇腰法

医者一手附着在腰骶部，另一手穿过腋下，绕过胸部，搭放在对侧肩部，使腰部做环转摇动。(图6-44)

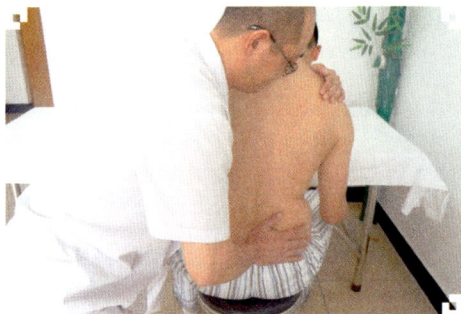

图6-44 摇腰法

六、摇踝法

一手托住跟腱部，另一手持握足趾，在稍用力牵伸的情况下使踝关节做环转摇动。(图6-45)

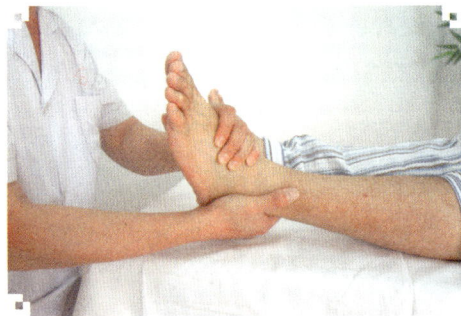

图6-45 摇踝法

第十七节　引法

引法是指用双手着力牵伸肢体关节。

一、颈引法

以双手托住双侧面颊着力向上牵伸，或一掌心托住下颌，另一手的前臂内侧平放于颈部，双手同时用力，并使前臂掌侧逐渐旋转成立掌，使颈部向上牵伸。（图6-46）

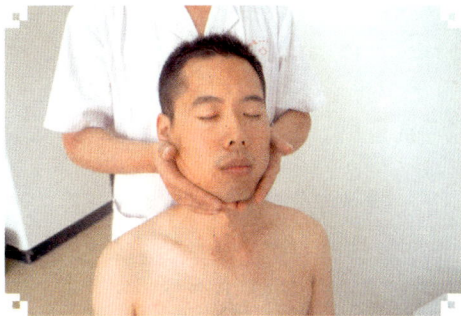

图6-46　颈引法

二、肩引法

以一手扶住肩部以固定，另一手握住腕关节，两手相对用力，使上肢着力向上牵伸。（图6-47）

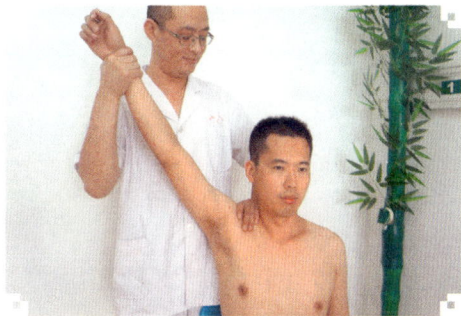

图6-47　肩引法

三、肘引法

以一手握住肘关节上部，另一手握住前臂近腕关节处，双手相对用力，使肘关节牵伸。（图6-48）

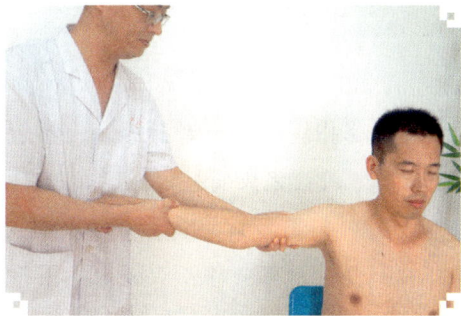

图6-48　肘引法

四、腕引法

以一手握住腕关节上方，另一手握住掌指关节，双手对抗用力，使腕关节牵伸。（图6-49）

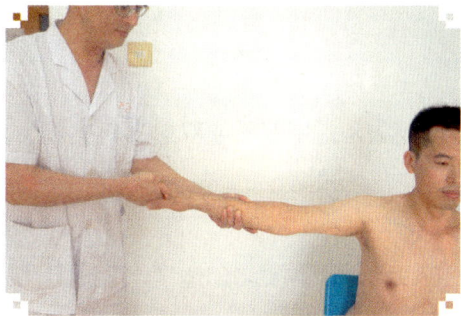

图6-49　腕引法

五、腰引法

患者双上肢把持床沿固定，医者以双手分持握双踝关节，使双下肢伸直，通过下肢使腰部牵伸。亦可用双手持握一侧踝关节，牵引一侧下肢。（图6-50）

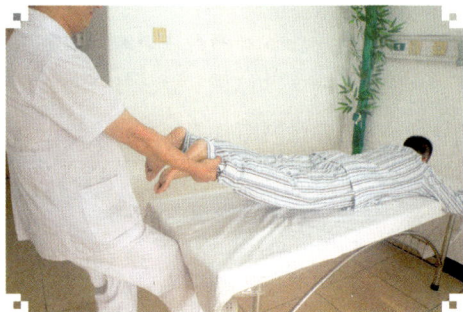

图6-50　腰引法

第十八节　拍法

拍法是指有节奏而平稳地用虚掌拍打所选用的部位。要求手指自然并拢，掌指关节微屈伸形成虚掌。

第十九节　背法

背法是指医者与患者背靠背，然后将其背起，通过双膝关节的屈伸与臀部的颠顶，使患者腰脊柱做旋转牵伸的方法。

或医者与患者背靠背而站立，用双肘部挽住患者的肘部，躬身将其背起，并嘱使其腰部放松，双腿自然下垂，双脚离开地面，通过医者双膝关节的连续屈伸与臀部的颠顶，使患者的腰脊柱做旋转牵伸。

第二十节　扳法

扳法是指用双手或双肘部对抗施力，扳动肢体的某一部位。

一、颈部斜扳法

扳动时用力要均匀适度，禁用暴力突然扳动。

用一手抵住头后部的一侧，另一手托住对侧的下颌部，双手协同相对用力使头向一侧旋转，当旋转至有阻力感时，略停顿片刻，随即做一突发性的有控制的快速扳动。（图6-51）

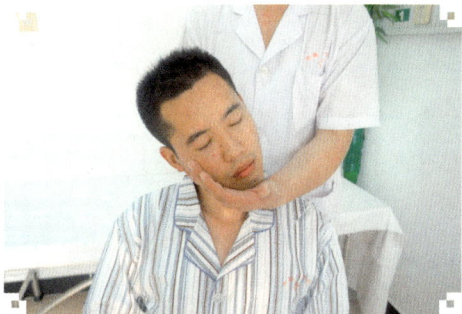

图6-51　颈部斜扳法

二、腰部斜扳法

患者健侧卧位，在下的腿伸直，在上的腿屈膝屈髋，医者站于患者的腹侧，用一手或肘部抵住肩前部，另一手或肘部按压在髂骨后外侧部，双手或双肘对抗施力，将肩部向前下方、臀部向后下方按压，压后即松，使腰部形成连续的小幅度扭转而放松。待腰部完全放松后，再使腰部扭转至有明显阻力时，略停片刻，然后做一个突然的、增大幅度的快速扳动。（图6-52）

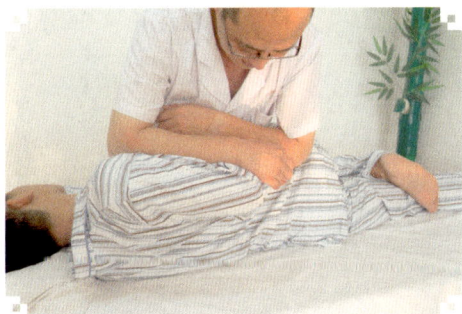

图6-52　腰部斜扳法

第七章

推拿常用诊断方法

用推拿疗法治疗疾病也和用其他医疗方法一样，首先要对疾病有正确的诊断，才能达到预期的治疗效果。推拿临床时须通过四诊及必要的西医体格检查、实验室检查等手段，全面了解全身情况和局部症状，对疾病进行综合分析，以得出正确诊断。在此基础上，以辨证施治和辨病施治相结合的原则为指导，选择相应的部位、腧穴和手法进行治疗。四诊中望、闻、问、切的一般内容在本篇不作详述，但望诊和触诊是推拿临床的重要诊断手段，故本篇分头面、胸腹、脊柱、上肢和下肢5个部分进行叙述。

第一节　头面部诊断方法

一、望诊

主要观察头面部的色泽、形态变化及神态。

望色：主要是观察患者面部的气色，通过气色的变化以知疾病的寒热虚实。

望头面部形态：可为诊断疾病提供重要的依据。如头部呈轻度前倾位，姿势牵强，多为颈椎病；小儿头倾向一侧，多为肌性斜颈；鼻唇沟消失，额纹变浅或消失，多为面神经麻痹；头部不自主地震颤，多见于震颤麻痹的患者。

望神：通过观察神态的变化，来了解脏腑的虚实、盛衰。在临床上要善于识别"有神""无神"和"假神"。

二、触诊

触诊是切诊的一部分，是指医者的手按摸头面部的一定部位，分辨其寒、温、润、燥、肿胀、疼痛，并观察对按压的反应。

第二节　胸腹部诊断方法

一、望诊

主要观察胸腹部有无皮肤发红、肿胀，有无包块，有无皮下瘀斑，有无青筋暴露，有无胸廓畸形等。

二、触诊

主要注意压痛点。一般来说，内脏病变按照脏器的解剖位置，在相应的体表上会有疼痛反应及压痛。

胸壁有皮下气肿时，用手按压可有握雪或捻发感，多由于胸部外伤后，使肺或气管破裂，气体至皮下所致。判断肋骨是否骨折，可采用压胸试验：方法是患者取坐位或站立位，压者将一手掌按住其背部正中，另一手掌按胸骨，然后两手轻轻对压。若肋骨骨折，则骨折部位疼痛，有的可伴有骨擦音。

胃肠穿孔等急性腹膜炎，触诊时有腹肌紧张、压痛与反跳痛等腹膜刺激征，触诊时腹壁强硬如板。胃溃疡压痛区在上腹部正中和偏左处，范围较广。十二指肠溃疡压痛在上腹部偏右，常有明显的局限痛点。胆囊炎在胆囊点、右季肋缘与腹直肌右缘的交界处有压痛。阑尾炎在麦氏点有压痛。腹部的腹壁反射中心：上腹壁在胸髓7~8，中腹壁在胸髓9~10，下腹壁在胸髓11~12。一侧腹壁反射消失见于锥体束损害，某一水平的腹壁反射消失提示相应的周围神经和脊髓损害。

第三节　脊柱部诊断方法

一、望诊

首先要注意脊柱的生理曲线是否改变，脊柱有无畸形。正常脊柱有颈椎前凸、胸椎后凸、腰椎前凸、骶尾椎后凸四个生理弯曲。检查时一般取站位或坐位。坐位检查可排除下肢畸形对脊柱曲线的影响。观察姿势有无异常，如脊柱侧弯或倾斜、后凸，腰椎曲度增大或减小等。脊柱前凸畸形多由于姿势不良或小儿麻痹症。脊柱后凸畸形，若表现为成角如驼峰状，多见于小儿佝偻病和脊柱结核；若表现为圆弧状，姿势强直，多见于类风湿脊柱炎。脊柱侧弯畸形大多是由姿势不良、下肢不等长、肩部畸形、腰椎间盘突出症、小儿麻痹症，及慢性胸腔或胸廓病变引起。姿势不良引起的侧突畸形，可在平卧及弯腰时消失。

另外，望诊时还要注意皮肤颜色，以及汗毛和局部软组织肿胀情况，如腰骶部汗毛过长，皮肤色浓，多见于先天性脊柱裂。

二、触诊

患者取站位或卧位，沿棘突、棘间、椎旁寻找压痛点。检查脊柱部压痛点，要分浅、深压痛和间接压痛。浅压痛表示浅部病变，如棘上、棘间韧带等浅层组织。深压痛和间接压痛表示深部病变，如椎体、小关节和椎间盘等组织。腰背部的软组织劳损，大多能在病变部位找到肌痉挛和压痛，如棘间韧带劳损在棘突之间有压痛；棘上韧带劳损在棘上有压痛；腰筋膜劳损多在第2腰椎横突旁有压痛和肥厚感，或见肌痉挛，或见有索状结节；腰背肌劳损，则该肌可有痉挛，并在该部肌肉的附着点有压痛。颈、腰椎间盘突出症，在病变椎间盘的棘突间及两旁有深压痛和放射痛；若腰部仅有酸痛，压痛点不明确，或者根本没有压痛点，用拳叩击腰部感觉舒适，往往是子宫后倾、肾下垂、神经衰弱等症状性腰痛。背腰部的压痛点，亦应注意区别是否为内脏疾病在腰背部的反射性疼痛点，因此临床上必须详细、全面地诊察。

三、活动

正常脊柱有前屈、后伸、左右侧屈及旋转的功能。正常颈椎关节活动度前屈 35°~45°，后伸 35°~45°，左右侧屈各 45°，左、右旋转 30°。正常腰椎关节前屈 90°，后伸 30°，左右侧屈各 20°~30°，左、右旋转 30°。

四、特殊检查

（一）叩顶试验

患者端坐，医者左手掌面置于头顶部，右手隔左手掌叩击头顶，压缩椎间孔使其变小，如引起颈痛并有上肢窜痛和麻木感者为阳性，提示颈神经根受压。

（二）压顶试验

患者正坐，医者双手重叠垂直按压头顶，如引起颈部和上肢放射性疼痛为阳性，提示颈神经根受压。

（三）臂丛神经牵拉试验

如患肢出现疼痛及放射性麻木感为阳性，提示臂丛神经根受压。（图7-1）

> 患者端坐，头偏问健侧，颈略前屈。医者一手扶头，另一手握住患肢腕部，两手向相反方向牵拉。

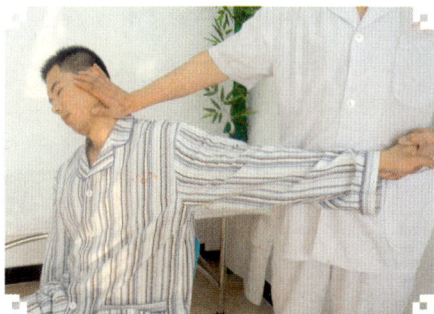

图7-1　臂丛神经牵拉试验

（四）屈颈试验

患者仰卧，主动或被动屈颈1~2分钟，引起腰腿痛为阳性，提示腰部神经根受压。

（五）挺腹试验

患者仰卧，将腹部挺起，腰部及骨盆离开床面，同时咳嗽一声，如引起腰腿痛为阳性，提示腰部神经根受压。

（六）双膝双髋屈曲试验

患者仰卧，医者将屈曲的两下肢同时压向腹部，如活动受限、腰骶部疼痛，提示腰骶关节病变，如将一侧屈曲的下肢向对侧腹部引起骶髂关节疼痛，说明有骶髂韧带损伤或关节病变。

（七）骨盆分离或挤压试验

患者仰卧，医者两手分压其髂嵴上，用力向外下方挤压，如有疼痛即为分离试验阳性；反之两手将两侧髂骨翼向中心相对按压，如有疼痛即为挤压试验阳性。见于骨盆骨折。

（八）"4"字试验

如屈侧下肢的骶髂关节或髋关节疼痛则为阳性，提示骶髂关节或髋关节病变。（图7-2）

患者仰卧，一侧下肢屈膝屈髋并外展，使外踝部置于伸直的下肢膝上部，即双下肢呈"4"字形。医者一手固定于伸直侧下肢的髂前上棘，另一手下压屈曲的膝部。

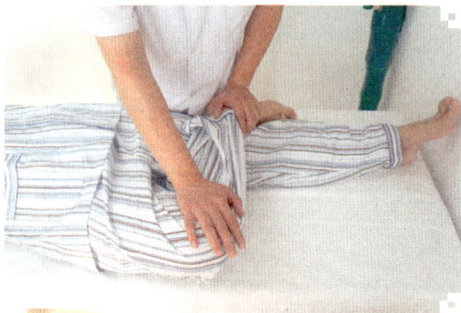

图7-2 "4"字试验

（九）直腿抬高和加强试验

患者仰卧，两腿伸直，医者一手压住髂嵴处固定骨盆，另一手将患肢抬高，如抬高不到60°患肢出现放射样疼痛或腰痛则为阳性。然后，将下肢降低5°~10°至疼痛消失，并突然将足背屈，坐骨神经疼再度出现为阳性。后者较前者对腰椎间盘突出症的诊断更有临床价值。

（十）床边试验

若骶髂关节出现疼痛则为阳性，提示骶髂关节病变。（图7-3）

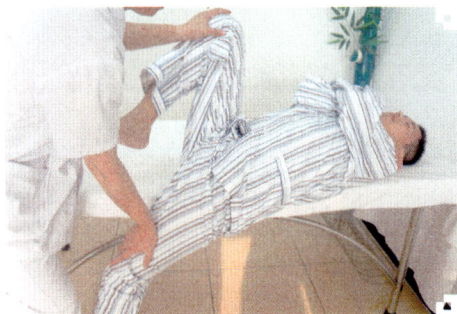

图7-3 床边试验

患者仰卧，患侧臀部靠床边，健侧下肢屈膝屈髋，使膝部贴紧腹前壁。医者一手按住健侧髂嵴，以固定骨盆，另一手将患肢移至床外，并使之尽量后伸。

（十一）跟臀试验

患者俯卧，双下肢伸直，肌肉放松，医者握其足部，使足跟触到臀部，足跟部能触及臀部即为阴性，若不能触及臀部则为阳性，提示腰椎或腰骶关节有疾患。

第四节　上肢部诊断方法

一、肩部

临床上有些内脏疾病，可通过神经反射表现为体表某区域疼痛，因此遇到肩部疼痛者首先要排除因内脏疾病而引起的疼痛，故对肩部疼痛进行整体检查十分必要。如左肩疼痛要排除心脏病，右肩疼痛要排除肝胆疾病。

（一）望诊

必须两侧对比检查。检查时，两肩部裸露，对比两肩是否等高，外观其皮肤颜色情况，肩部有无畸形、肿胀、肿块及静脉怒张，对比两侧三角肌的发育及锁骨上、下窝的深浅是否对称，肌肉有无萎缩，然后检查背面，对比两肩胛骨高低是否一致，肩胛骨内缘与脊柱距离是否相等，肩胛冈的上下部肌肉是否萎缩等。对于急性损伤者，若在肩后部有明显肿胀，则提示可能有肩关节脱位或肩胛骨骨折。三角肌膨隆消失成方肩，多提示肩关节脱位。对比两肩，看锁骨外端是否高突，患肩是否向下、前、内移位。前者说明肩锁关节脱位或锁骨外端骨折，后者则为胸锁关节脱位或锁骨骨折。

（二）触诊

首先要了解肩部的正常解剖结构、活动幅度及其骨性标志。触诊时，用拇指仔细地按压检查，寻找压痛点，并注意关节结构是否正常，活动时有无异常状态及摩擦音等，并应注意排除骨折。对肩部压痛点，须与肩关节功能检查结合，来判断病变部位。如压痛点在肩峰前、下方，一般是肱骨小结节附近的病变。压痛点在肩峰外侧，多见于肱骨大结节附近的病变。

（三）活动

肩部活动功能检查时，应固定肩胛下角。肩关节正常活动幅度为前屈$90°$，后伸$45°$，内收$30°\sim45°$，外展$90°$，上举$180°$，外旋$30°$，内旋$80°$。

（四）特殊检查

1. 搭肩试验

当手搭于对侧肩部时，肘关节不能紧靠胸壁为阳性，提示有肩关节脱位的可能。

2. 肩关节外展试验

（1）肩关节功能丧失，并伴有剧痛时，可能为肩关节脱位或骨折。

（2）从外展到上举过程皆有疼痛，可能为肩关节周围炎。

（3）外展开始时不疼，越近水平位时肩越疼，可能为肩关节粘连。

（4）外展过程中疼痛，上举时反而不痛，可能为三角肌下滑囊炎。

（5）从外展至上举 60°~120° 范围内有疼痛，超越此范围时反而不疼，可能为冈上肌肌腱炎。

（6）外展动作小心翼翼，并有突然疼痛者，可能为锁骨骨折。

3. 肱二头肌长腱试验

（1）肩关节内旋试验：让患者主动做肩关节极度内旋活动，即在屈肘位，前臂置于背后，引起肩痛者为阳性，提示肱二头肌长头腱鞘炎。

（2）抗阻力试验：肘关节用力屈曲，医者手握腕部，对抗用力，使肘关节伸直，若疼痛加剧为阳性，提示肱二头肌长头腱鞘炎。

二、肘部

（一）望诊

检查时需两肘裸露，两侧对比，首先观察肘关节的轮廓有无肿胀和变形，有无肌肉萎缩。正常时，关节伸直位有 5°~7° 的携带角，一般女性比男性度数稍大。携带角增大为肘外翻，减小或前臂尺偏则为肘内翻。肘关节的形态如有改变，应注意有否骨折和脱位。肘关节脱位或髁上骨折时，患肢常处于半屈肘位；肱骨髁上伸直型骨折或肘关节后方脱位时，鹰嘴后突明显；小儿桡骨小头半脱位者，以前臂旋前畸形多见。

（二）触诊

肱骨内、外上髁和尺骨鹰嘴是肘关节触诊的重要骨性标志。此三点构成的"肘直线"和"肘三角"有无改变，对鉴别肘关节脱位和骨折有实际意义。触诊时要注意压痛点的位置，肱骨外上髁有前臂伸肌群附着，外上髁发炎时，该处压痛明显；肱骨内上髁发炎时，前臂屈肌群附着部亦可有明显压痛；鹰嘴部可因骨折或骨囊炎等而有压痛或肥厚感；桡骨头可于肘后桡侧窝处触及，同时旋转前臂，可触到桡骨头转动的感觉，骨折时该处可有压痛。尺神经位于肘后尺侧，如尺神经病变，肩部可有肥厚感，并有压痛和窜麻等现象。肱骨内、外上髁及鹰嘴骨折时，除局部肿胀和压痛外，可触到骨擦感和异常活动。若肘关节脱位或骨折时，可出现异常的外展和内收活动。

（三）活动

肘关节活动以屈伸为主，活动关节主要在肱尺关节，前臂的旋转则依赖于尺桡近侧、远侧关节和骨间膜的相互活动，肱桡关节虽参与屈伸和旋转活动，但处于从属地位，肘伸直位无侧方活动。但当侧副韧带损伤时，会出现异常的侧方活动。肘关节的正常活动幅度屈曲 130°~150°，后伸 0°~10°；旋前旋后各 90°。

（四）特殊检查

1. 网球肘试验

如在肘伸直时肱桡关节的外侧发生疼痛即为阳性，提示肱骨外上髁炎。（图 7-4）

前臂稍弯曲，手半握拳，肘关节尽量屈曲后前臂完全旋前，再将肘伸直。

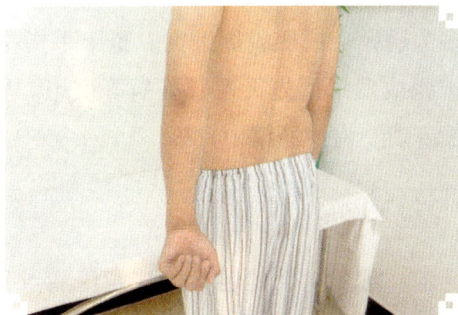

图 7-4　网球肘试验

2. 前臂屈、伸肌紧张试验

患者握拳、屈腕，医者以手按压手背，嘱患者抗阻力伸腕，如肘外侧疼痛，则为前臂伸肌紧张试验阳性，提示肱骨外上髁炎；患者伸手指和背伸腕关节，医者以手按压手掌，嘱患者抗阻力屈腕，肘内侧痛为前臂屈肌紧张试验阳性，提示肱骨内上髁炎。

3. 肘三角检查

肱骨内、外上髁和尺骨鹰嘴三者关系，在伸展位呈一直线，在屈肘 90° 位构成一等腰三角形，称为肘三角。肘关节脱位或骨折移位时，肘三角即失去正常关系。

三、腕、掌、指部

（一）望诊

腕、掌、指部的望诊应强调两侧对比检查，观察骨的轮廓有无畸形，软组织有无肿胀及肌萎缩等。

桡骨远端骨折可见到银叉畸形或枪刺状畸形。远侧桡尺关节脱位时，尺骨茎突向背伸凸出，非急性损伤所引起的畸形多为神经血管损伤所致。桡神经损伤出现腕下垂；正中神经损伤，呈猿手畸形；尺神经损伤，呈爪形手。此外，前臂屈肌群缺血坏死，瘢痕挛缩所引起的缺血性挛缩，也可有爪形手畸形。因骨间肌收缩，骨折端向背侧成角。近节指骨骨折或中节指骨骨折时，骨折端向掌侧成角。末节指骨基底部骨折或伸肌腱远端断裂时，手指末节呈下垂位。

此外，还应注意软组织肿胀的部位和范围，鼻咽窝处饱满多为舟状骨骨折，两侧近端指间关节呈对称性梭形肿胀，多为类风湿关节炎。沿肌腱的肿胀多为腱鞘炎或肌腱周围炎。整个手指呈杵状指，多为肺源性心脏病、支气管扩张或发绀型先天性心脏病等疾患。手指震颤，多见于甲状腺功能亢进、震颤麻痹、慢性酒精中毒等。

（二）触诊

腕、掌、指部的触诊应注意压痛点，肿块区叩击痛。桡骨茎突处压痛，多系拇短伸肌、拇长屈肌腱腱鞘炎。掌指关节掌侧处压痛，多见于 1~4 指腱鞘炎。掌侧腕横纹中央区压痛，且伴手指放射痛和麻木感，为腕管综合征。鼻咽窝肿胀和压痛，表示舟状骨骨折。桡尺远侧关节处疼痛，尺骨茎突高凸且有松弛感，为桡尺远侧关节分离。远侧和近侧指间关节侧方压痛或伴有侧向活动，为侧副韧带损伤。腕、掌部的骨折多在骨折断端有明显肿胀、压痛、畸形和骨擦音，轴心叩击痛。

腕部背侧触及局限性肿块，且肿块可顺肌腱的垂立方向轻微移动，但不能平行移动者，通常为腱鞘囊肿。

（三）活动

腕关节有内收、外展、背伸和掌屈的功能：腕关节的正常活动幅度掌屈 50°~60°，背伸 30°~60°，外展 15°~20°，内收 30°~40°。

（四）特殊检查

1.握拳试验

拇指在里，其余四指在外，紧握拳，腕关节尺偏，桡骨茎突处疼痛为阳性，提示桡骨茎突狭窄性腱鞘炎。

2.屈腕试验

将腕关节极度屈曲，即引起手指麻痛，为腕管综合征的体征。

第五节　下肢部诊断方法

一、髋部

（一）望诊

首先让患者脱去外衣行走，前面要注意两侧髂前上棘是否在同一水平，两侧髂部是否对称。然后观察下肢有无过度内收、外展和短缩等畸形：侧面要注意大腿有无屈曲畸形，特别是有无腰椎过度前凸，如不注意总腰椎过度前凸，就很可能忽视髋关节轻度屈畸形。望后面时，可先嘱健侧下肢负重，另一侧下肢屈曲抬起。正常情况下，由于负重侧的髋外展肌群的收缩，使另一侧骨盆向上倾斜高于负重侧。臀中肌麻痹或髋关节脱位（陈旧性）时，当患侧下肢负重，健侧下肢屈曲抬起时，非但不能使健侧骨盆向上倾斜，反而低于负重侧，称站立屈髋屈膝试验阳性。

髋部望诊还应注意肿胀和肿块。髋关节肿胀可见到腹股沟饱满，臀部的异常丰满，常反映髂骨本身病变。髋关节外上方突起，多由于先天性脱位或半脱位引起，而外下方肿胀多属大转子病变。大腿内上方肿胀，考虑耻骨或小转子病变。婴幼儿双侧臀皱襞不对称，常提示先天性髋脱位。

（二）触诊

仰卧，医者用两拇指以同样力量触压两腹股沟韧带中点下方 2cm 处，观察患者的反应，或用拳叩击大转子或足跟，若引起髋关节痛，说明髋关节有病变。外侧大转子浅表压痛提示大转子滑囊炎。检查旋转痛有两种方法，一是髋关节伸直旋转试验，以检查关节面摩擦痛；二是髋关节屈曲旋转试验，如有轻微旋转即出现疼痛，则为关节面摩擦痛，可以排除髂腰肌的牵扯痛，如小幅度旋转无疼痛，幅度增大时出现疼痛，提示髂腰肌等软组织的病变。如发现下肢不等长、肌肉萎缩，须进行测量，并须两侧对比。

（三）活动

髋关节可进行屈曲、后伸、内收、外展、内旋和外旋活动。髋关节正常活动幅度屈曲 130°~140°，后伸 10°~30°，外展 45°~60°，内收 20°~30°，外旋 40°~45°，内旋 30°~45°。

（四）特殊检查

1. 髂前上棘与坐骨结节连续检查

患者侧卧，患侧在上，屈髋至 90°~120°，使髂前上棘与坐骨结节在一条直线上，正常情况下，大转子的尖端应在此线以下，超过此线 1cm，提示股骨颈骨折或髋关节脱位。

2. 掌跟试验

患者仰卧，下肢伸直，将足跟放在医者的掌面上。正常情况足跟呈中立位直竖在掌面上，如果足尖向外倾斜呈外旋位为阳性，提示股骨颈骨折、髋关节脱位或瘫痪。

3. 髋关节过伸试验

患者俯卧，双下肢伸直。医者一手压住其骶后部以固定骨盆，另一手提起患侧小腿，使髋关节过伸，用力后伸时骨盆随之抬起，且髋及骶髂关节疼痛为阳性，提示髋关节或骶髂关节有病变。此试验若骨盆不固定，后伸时出现腰痛，多为腰骶关节病变。

4. 髋关节屈曲试验

患者仰卧，将健侧髋、膝关节极度屈曲，置骨盆于前倾体位，患髋即表现屈曲畸形者为阳性，提示髋关节结核。

5. 梨状肌紧张试验

如坐骨神经有放射性疼痛，再迅速将患肢外展外旋，疼痛随即缓解者为阳性，提示梨状肌综合征。（图7-5）

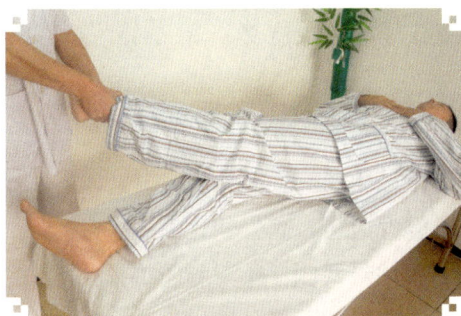

患者仰卧，医者将患侧下肢伸直并作内收内旋动作。

图7-5 梨状肌紧张试验

6. 足跟叩击试验

患者仰卧，双下肢伸直，医者用一手将患肢抬起，另一手以拳叩击足跟，若髋关节处疼痛为阳性，提示髋关节病变。

7. 屈膝屈髋分腿试验

如大腿不能完全分开，被动分开时即发生疼痛者，为试验阳性，提示髋关节病变或股内收肌综合征。（图7-6）

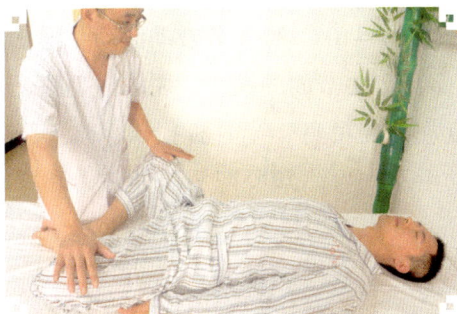

患者仰卧，两下肢屈曲，两足底相对，两下肢将自动外展外旋。两下肢外旋。

图7-6 屈膝屈髋分腿试验

二、膝部

(一) 望诊

观察膝部有无畸形，正常膝关节仅有 5° 过伸，过伸超过 5° 为后翻畸形，不能伸直则为屈曲畸形。观察膝部有无肿胀，轻度肿胀表现为两侧膝眼饱满，严重时髌上滑囊及整个膝周均隆起肿大。髌骨滑囊区的肿块可能是滑囊炎、关节积液。胫骨和股骨髁部及骺端的肿大可能是骨肿瘤。腘窝肿块一般为腘窝囊肿。胫骨结节肿大可能是软骨炎。膝部梭形肿胀，多因膝关节结核或类风湿关节炎所致。观察股四头肌是否萎缩（主要为内侧头），对判断膝关节有无病变有较大意义。

(二) 触诊

膝部常见压痛点说明如下。

（1）髌骨边缘：髌骨软化症。

（2）髌韧带两侧：髌下脂肪垫损伤。

（3）关节间隙：半月板损伤。

（4）胫骨结节：胫骨结节软骨炎。

（5）侧副韧带附着点：侧副韧带损伤。

（6）髌骨下极：髌下韧带痛。

此外，检查肿块时应进一步鉴别其性质、压痛、有否波动感等。骨折时局部压痛明显，还可触及断端，有异常活动和骨擦音。

(三) 活动

膝关节可作屈曲和伸展活动，在膝关节屈曲时还有旋转功能。膝关节正常活动幅度屈曲 120°~150°；伸展 0°~10°。膝关节被动活动受限，常提示膝关节病变。如膝关节伸直痛，多见于关节面的病变。屈曲痛是膝关节水肿或滑膜炎的在现。过伸痛和极度屈曲痛可见于半月板损伤、髌下脂肪垫肥厚等。此外，检查膝关节的主动活动，可测知股四头肌伸膝力和腘绳肌屈膝力。

（四）特殊检查

1. 浮髌试验

患者平卧，患肢伸直放松，医者一手将髌骨上方髌上囊内液体向下挤入关节腔，另一手示指按压髌骨，一压一放，反复数次，如有波动感为阳性，提示膝关节关节腔内有积液。

2. 侧向活动试验

患者仰卧，患膝伸直，股四头肌放松，做膝关节被动内收和外展活动，正常时无侧方活动亦无疼痛。如引起膝关节疼痛者为阳性，提示膝关节侧副韧带损伤。如小腿内收时发生疼痛表明外侧副韧带损伤；若小腿外展时发生疼痛表明内侧副韧带损伤。

3. 抽屉试验

如向前滑动，提示前交叉韧带损伤或断裂；向后滑动，则表示后交叉韧带损伤或断裂。（图 7-7）

患者仰卧，屈膝至 90° 位，肌肉放松，医者双手握小腿上端将其向前和向后反复拉推，正常时无活动。

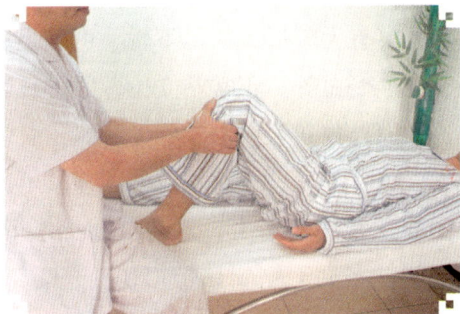

图 7-7 抽屉试验

4. 膝关节旋转试验

患者仰卧，医者一手扶膝部，另一手握踝，将膝关节做被动屈伸活动，同时内收外旋或外展内旋，引起响声或疼痛时为阳性，提示半月板损伤。内收外旋再伸直有疼痛者提示内侧半月板损伤；外展内旋再伸直有疼痛者提示外侧半月板损伤。

5. 研磨试验

引起疼痛者为阳性，提示半月板损伤；反之，将小腿提起，使膝关节间隙增宽，并旋转小腿，如引起疼痛，提示侧副韧带损伤。（图 7-8）

患者俯卧，髋关节伸直，膝屈曲至90°，将患者大腿固定，医者用双手握住患足，挤压膝关节，并旋转小腿。

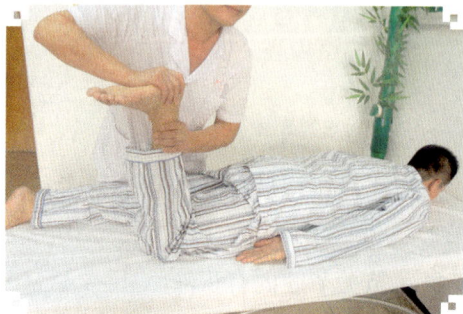

图 7-8　研磨试验

6. 膝反射

患者坐于床沿，双小腿自然悬挂，在卧位时仰卧，医者以左手托起其膝部，使稍屈曲 20°~30°，然后轻叩膝下肌腱，反应为伸膝动作，其反射中心在 L_2~L_4。

三、踝部

（一）望诊

观察有无畸形，如足下垂、内翻足、外翻足、扁平足和高弓足，有无肿胀、皮下瘀血等。正常站立位，跟腱长轴应与下肢长轴平行，扁平足时，跟腱长轴向外偏斜。内、外踝处肿胀，背屈剧痛，可能为踝骨骨折。踝下凹陷消失，跟骨增宽，跟腱止点处疼痛，可能为跟骨骨折。内、外踝下方及跟腱两侧的正常凹陷消失，兼有波动感，可能为关节内积液或血肿。肿胀局限于一侧，多见于侧副韧带损伤，足后部肿胀多属跟腱炎、滑囊炎、骨质增生等。

（二）触诊

踝部软组织较薄，往往压痛点就是病灶的位置。踝、足部压痛点多位于关节间隙，以及骨端和肌腱附着处，如内、外踝及其下方的侧韧带、舟骨内缘、跟骨附着处、第 5 跖骨基底部、足底跟部、第 1~3 跖骨头等，其中跟骨压痛点的诊断价值最大。

若压痛点在跟腱上，可能是跟腱本身或腱旁膜的病变。若在跟腱的止点处，可能是跟腱后滑囊炎。若 8~12 岁儿童，跟部后下方压痛，可能是跟骨骨骺炎。压痛点在跟骨的跖面正中偏后，可能是跟骨棘或脂肪垫的病症，靠前部可能是跟骨本身的病变。压痛点在跟骨两侧靠内、外踝的直下方，则可能是距下关节病变。

肿胀一般多有压痛，检查时应注意有无波动感及实质感。软性肿胀常属滑膜、腱鞘病变；硬性者为骨病变。此外，足背和胫后动脉的触诊对了解血液循环情况有重要的临床意义。

（三）活动

踝关节可作背伸和跖屈活动，跖屈时还有内翻和外翻的活动。踝关节的正常活动幅度背伸 35°，跖屈 45°，内翻 30°，外翻 35°。

（四）特殊检查

1. 足内、外翻试验

医者一手固定患者小腿，另一手握足，将踝极度内翻或外翻，如同侧疼痛，提示有内或外踝骨折可能，如对侧痛则提示副韧带损伤。

2. 小腿三头肌试验

患者仰卧，屈膝，脚垂吊床沿下，医者一手紧捏小腿三头肌肌腹，正常时脚可跖屈，若跟腱断裂，则无跖屈活动。

3. 前足横向对挤试验

医者一手紧握患脚跖前部，两侧横向对挤，产生疼痛者为阳性，常见于跖骨骨折或跖间肌损伤。

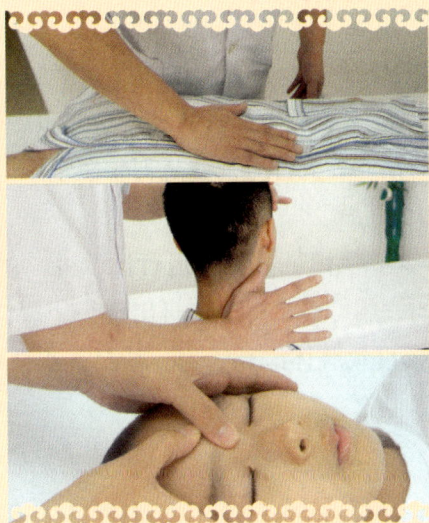

治疗篇

第八章

伤科病症

第一节　颈椎病

颈椎病的症状、体征在《灵枢·经脉第十》中论述手太阳小肠经病时即有"不可以顾，肩似拔，臑似折，是主液所生病者，耳聋、目黄、颊肿、颈、颌、肩、臑、肘臂外后廉痛"的描述。其部分症状近似中医学中的"痹证""痿证""眩晕""项强""颈筋急"等病。

颈椎病是由于颈椎骨质、椎间盘、项韧带等发生退行性改变，刺激或压迫颈部神经、脊髓、血管而引起的一组综合征。患者可出现头、颈、肩臂疼痛麻木，或出现头晕、心慌，甚者可致肢体酸软无力，甚至大小便失禁、瘫痪。

病因病机

颈椎病主要是由于中年以后，体质渐弱，正气虚损，风寒湿邪乘虚而入，跌仆闪挫及劳损等损伤筋骨、气血经络所致。

（1）素体虚弱，肝肾亏损：年老体衰是本病的主要原因。肾藏精，主骨；肝藏血，主筋。《素问·上古天真论》中就有"五八肾气衰""七八肝气衰，筋不能动""身体重，行步不正"的描述。

（2）外邪侵淫：老年体虚，腠理疏松，营卫不固。由于气候的突然变化，外邪骤然侵淫于人体，风邪流窜经络，痹阻经筋而出现肢节游走不定的疼痛；寒邪凝滞气机，气血运行不畅，不通则痛，客于肌表，滞于经筋，功能活动受到限制。

（3）慢性劳损：由于长期伏案工作，使患者颈项部、肩背部肌筋长期牵掣，久之则伤筋耗血，气血不足，筋骨失其濡养。

（4）跌仆闪挫：由于外伤或平时卧睡姿势不当，造成筋脉受损，气血瘀滞，经络不通，气血运行不畅，故颈项、肩背部为肿为痛。

（5）先天畸形：骨关节先天畸形虽生后多无症状，但成年后由于劳累、感觉风寒湿邪等，均可引发本病。

临床证候

由于本病临床表现比较复杂，所以根据临床不同的症状分为颈型、神经根型、脊髓型、椎动脉型、交感神经型颈椎病。

1. 颈型颈椎病

颈部疼痛不适，常于晨起后出现，常伴有颈部僵硬，可延及上背部。颈部不能俯仰旋转，活动时疼痛加剧。疼痛病程长者，头部转动时可闻及异常响，个别伴有眩晕或头痛。体格检查时可见头部向患侧倾斜，颈椎生理前凸变直，颈肌紧张及活动受限，患部常有明显压痛点。

2. 神经根型颈椎病

颈部局限性疼痛，呈酸痛、灼痛或电击样痛，颈部肌肉僵硬，活动受限，头后枕部疼痛或有麻木感，颈根部向肩臂甚至手指放射呈电击样疼痛，有麻木感。一侧或双侧上肢无力，大小鱼际肌肉萎缩松弛，温觉减退，疼痛昼轻夜重。患者耳后、肩项、臂外侧、胸前部、肩胛骨内上角、棘突旁等部位有压痛，可向远端放射，睡眠时常选择健侧卧位。

3. 脊髓型颈椎病

颈部不适，头痛，头晕或头皮痛，肩、背及上肢酸胀，一侧或双侧下肢麻木、无力，行走时脚不能离地，步态不稳，易摔跤，无力行走，肢冷不温，肌肉萎缩。严重者可出现昏迷，尿频、尿急，便失调，甚至瘫痪。

4. 椎动脉颈椎病

头目眩晕、头痛，面色无华，复视，急躁易怒，头重脚轻，走路欠稳，头肩部疼痛或颈枕部疼痛。头部过伸位或者转动到某一方位时会引起眩晕、猝倒、恶心、呕吐，甚至耳鸣或失聪。当头部脱离该方位时，症状消失或者明显好转，严重者可出现肢体麻木、持物坠地、失音、声音嘶哑等。

5. 交感神经型颈椎病

头痛或偏头痛，头晕，眼花，颈后痛，眼胀痛，眼睑下垂，视物模糊，耳鸣，听力下降，易恶心，心悸怔忡，心律失常，肢体不温，怕冷及肿胀，皮肤多汗或少汗。

鉴别诊断

（1）**落枕**：颈部疼痛不适，活动受限，多因睡眠时枕头高低不适，躺卧姿势不良或睡眠时颈肩部感受风寒及颈部突然扭转，或肩扛重物所致肌肉扭伤或痉挛，青壮年多见，其疗程较短，很少反复发作，颈椎 X 线片提示颈椎无明显退行性变化。

（2）**肩周炎**：疼痛以肩关节为主，肩关节疼痛及活动受限逐渐加重，无放射性疼痛或麻木。

（3）**风湿病**：可有颈、肩痛、颈部活动受限及手部麻木，无放射性疼痛，无神经反射改变，麻木区与脊神经根节段分布无相关性。

（4）**前斜角肌综合征**：此病发病率多在青壮年，出现上肢麻木不适并向手部放射。上肢过度外展，双肩后伸位及提重物时症状加重，桡动脉搏动减弱。患侧颈根部触诊有隆起、质硬，锁骨上窝可变浅，前臂及手部可有肌肉萎缩。X 线正位片显示颈肋或第 7 颈椎横突过长。

（5）**脊髓空洞症**：20 岁左右的青年人多发。好发部位在颈胸段，有感觉障碍，温度觉消失或减退较明显。

（6）**高血压**：头痛、头晕症状的轻重与血压升高的程度有密切关系。

（7）**梅尼埃病**：伴头晕、头痛、恶心、呕吐、耳聋、耳鸣、眼震等症状，发作与大脑皮层功能失调、情绪波动、睡眠不足、过度疲劳等有关。病情轻重与耳鸣成正比。

推拿治疗

方法一

1. 颈型颈椎病

治则：舒筋活络，散风止痛。

手法：指按、捏拿、推按等。

选穴：风池、风府、哑门、天柱、大椎、肩贞、阿是穴等。

操作：

（1）指按头颈：每穴各按压 10~20 秒。（图 8-1）

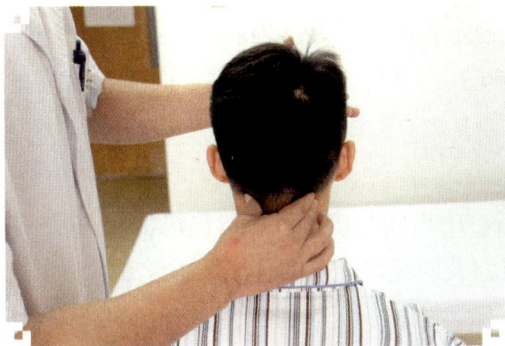

图 8-1　指按头颈

用拇指、中指同时按压患者双侧风池穴、风府穴、哑门穴、天柱穴、大椎穴、肩贞穴及阿是穴。

（2）捏拿颈部：反复 3~5 次。（图 8-2）

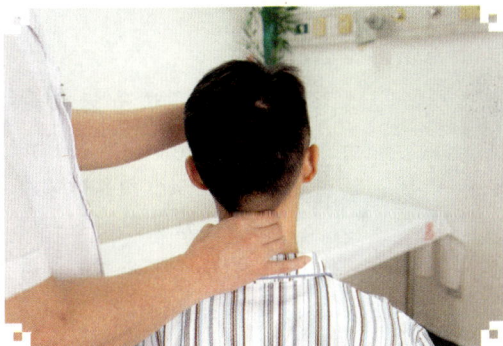

图 8-2　捏拿颈部

用拇、示、中指、无名指，在患者颈部两侧做捏拿，从枕部"风池穴"捏拿至大椎穴，从上往下由轻而重，再由重而轻。

（3）推按颈肩：反复推按 3~5 次。（图 8-3）

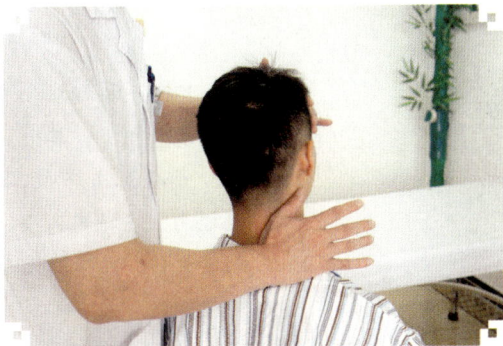

图 8-3　推按颈肩

一手按扶患者头部，用另一手的掌根按压在枕后患侧至肩部，由上而下，用力由轻而重。

体位：以上患者坐位，放松颈部肌肉；医者站在患者侧后方。

2.神经根型颈椎病

治则：温经散寒，和营通痹。

手法：指按、捏拿、指揉、端提、旋转、理筋、拔抻等。

选穴：风池、风府、哑门、大椎、肩贞、肩髎、曲池、手三里、合谷、肘髎、阿是穴等。

操作：

（1）指按头颈：用拇指、中指同时按压患者双侧风池穴、风府穴、哑门穴、天柱穴、大椎穴、肩贞穴及阿是穴。每穴各按压10~20秒。（图8-1）

（2）捏拿颈部：用拇、示、中指、无名指，在患者颈部两侧做捏拿，从枕部"风池穴"捏拿至大椎穴，从上往下由轻而重，再由重而轻，反复3~5次。（图8-2）

（3）指揉颈部穴位：按3~5次。（图8-4）

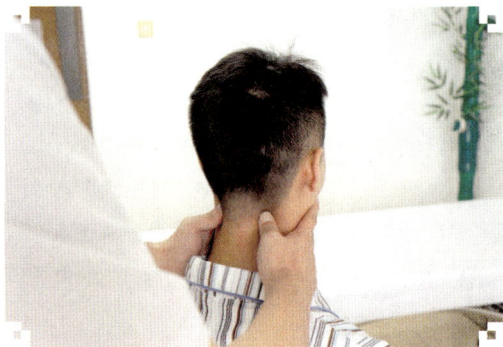

图8-4 指揉颈部穴位

用双手拇指的指腹沿颈椎棘突两旁约4~5cm的骶棘肌外侧，从风池穴至大椎穴做从上往下、由内向外的环揉。

（4）端提头颈（图8-5）

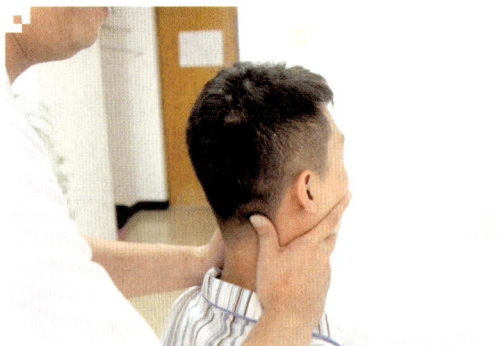

图8-5 端提头颈

用两手拇指压住患者枕骨粗隆，其余四指端住患者下颌，轻轻向上端提其头颅约半分钟，然后缓慢轻轻地放下。

（5）旋转头颈（图8-6）

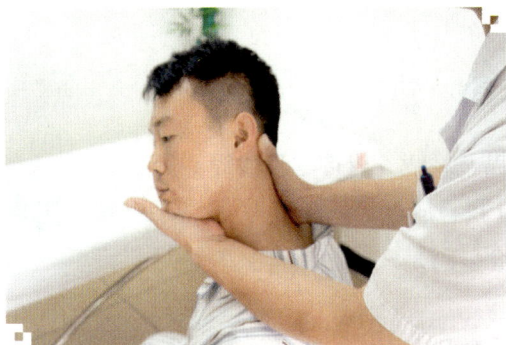

图8-6　旋转头颈

医者做完"端提法"后，手不能松开，将一侧前臂压在患者同侧肩上与另一手作对抗牵引约半分钟，然后向患者另一侧肩方向旋转，当旋转至接近限度时，医者用适当力量使头部继续向该侧旋转，此时即可听到弹响声，然后两手位置交换，向对侧依前法再旋转一次。

体位：以上患者坐位；医者站于患者身后。

（6）肩部理筋（图8-7）

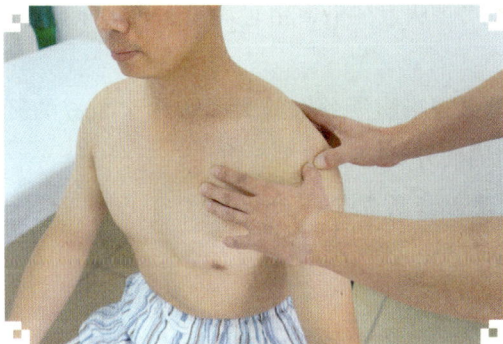

图8-7　肩部理筋

用双手拇指的指腹从肩至腕关节的筋脉进行分理和拨离，并对肩髎、肩髃、曲池、手三里、合谷、肩髎等穴进行点按。

体位：患者坐位；医者站于患者患肢外侧。

（7）拔抻颈部（图8-8）

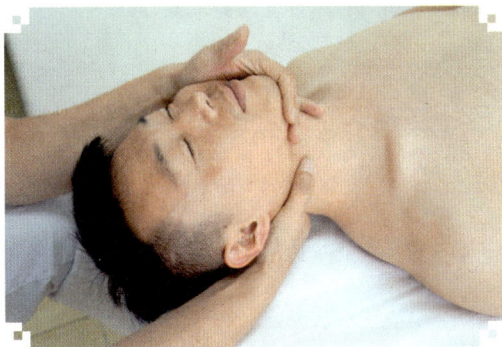

图8-8　拔抻颈部

医者用一手掌托患者下颌，将另一手臂放置在患者枕骨后下方，用力与手掌按压固定，然后徐徐用力向患者头部后上方轻轻地左右旋转，进行拔抻约半分钟，然后再缓慢地拔抻放松，以疏通气血，加大椎间隙，缓解其对颈神经的压迫。

体位：患者仰卧位并使头颈部在床头上方，双手拽住床两旁；医者坐在患者头前。

3.脊髓型颈椎病

治则：补气活血，疏通经络。

手法：指按、捏拿、指揉、端提、旋转、拔伸、疏通等。

选穴：风池、风府、大椎、肩髎、肩髃、曲池、肘髎、手三里、阳陵泉、阴陵泉、足三里、三阴交、昆仑、阿是穴等。

操作：

（1）指按穴位：用拇指、中指同时按压双侧风池穴、风府穴、哑门穴、大柱穴、大椎穴、肩贞穴、肩髎、曲池、肘髎、手三里、阴陵泉、足三里、三阴交及阿是穴等，每穴各按压10~20秒。

（2）捏拿颈部：用拇、示、中指或其他四指，在患者颈部两侧做捏拿，从枕部"风池穴"捏拿至大椎穴，从上往下，由轻而重，再由重而轻，反复3~5次。

（3）指揉颈部：用双手拇指的指腹沿颈椎棘突两旁约4~5cm的骶棘外，从风池至大椎穴从上往下，由内而外环行揉按3~5次。

体位：以上患者坐位；医者站在患者身后。

（4）捏拿下肢：由轻而重做3~5遍。（图8-9）

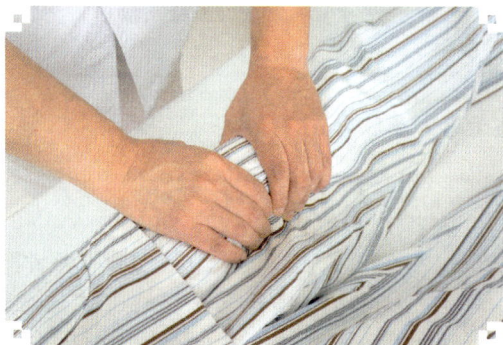

用双手拇指与其他四指从大腿近端向下至踝关节做"捏拿"手法。

图8-9　捏拿下肢

（5）疏通下肢：按压各约半分钟，以患者感到轻微的酸、麻、胀为度。（图8-10）

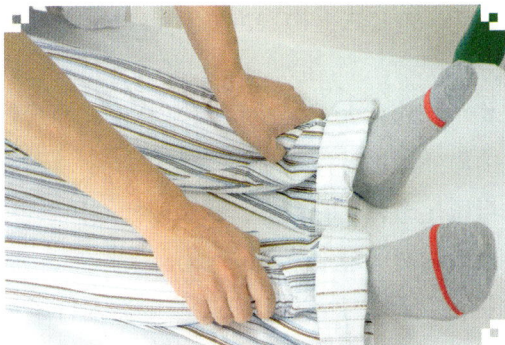

用双手拇指在患者下肢的阳陵泉、阴陵泉、足三里、三阴交、昆仑等穴位上进行按压。

图 8-10　疏通下肢

（6）指揉下肢：做完"疏通法"后，在原选用穴位上进行"指揉法"。（图 8-11）

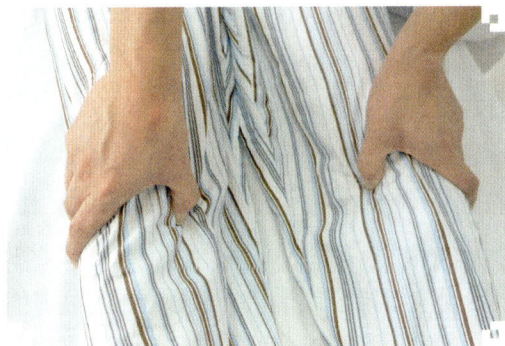

用大拇指的指腹在穴位上按顺时针方向进行揉按。

图 8-11　指揉下肢

体位：以上患者仰卧位；医者站在患者患侧。

4. 椎动脉型颈椎病

治则：补气养血，疏肝潜阳。

手法：指按、捏拿、指揉、端提、旋转、拔伸、按压等。

选穴：风池、哑门、天柱、极泉、大椎、头维、阳白、印堂、攒竹、丝竹空、太阳、阿是穴等。

操作：

（1）指按头颈：用拇指、中指同时按压双侧风池穴、哑门穴、天柱穴、大椎穴、阿是穴，每穴各按压 10~20 秒。

（2）捏拿颈部：用拇、示、中指或其他四指，在患者颈部两侧做捏拿，从枕部"风池穴"捏拿至大椎穴，从上往下由轻而重，再由重而轻，反复3~5次。

（3）指揉颈部：用双手拇指的指腹沿颈椎棘突两旁约4~5cm的骶棘肌外从风池至大椎穴从上往下，由内向外环进行揉按3次。

（4）端提头颈：用两手拇指压住患者枕骨粗隆，其余四指端住患者下颌，轻轻向上端提头颅约半分钟，然后缓慢轻轻地放下。

（5）旋转头颈：做完"端提法"后，手不能松开，将一侧前臂压在患者同侧肩上与另一手作对抗牵引约半分钟，然后向患者另一侧肩方向旋转，当旋转至接近限度时，医者用适当力量使头部继续向该侧旋转，此时即可听到弹响声，然后两手位置交换，向对侧依前法再旋转一次。

体位：以上患者取坐位；医者站在患者身后。

（6）拔抻颈部：患者使头颈部在床头上方，双手拽住床的两旁。医者站于患者头前，用一手掌托患者下颌，将另一手臂放置在患者枕骨后下方，用力与手掌按压固定，然后徐徐用力向患者头部后上方轻轻地左右旋转，进行拔抻约半分钟，然后再缓慢地拔抻放松，以疏通气血。

体位：患者仰卧位；医者坐在患者头前。

（7）按揉腧穴：用拇指按压患者头维穴、阳白穴、印堂穴、攒竹穴、丝竹空穴、太阳穴，每穴各按压半分钟；然后用拇指从印堂穴至丝竹空穴揉3~5遍，以其发热为度；然后用中指指腹或拇指指腹按压膻中、中脘、阳陵泉、阴陵泉、足三里、丰隆、太溪、涌泉穴。

体位：患者仰卧位；医者站在患者患侧。

5. 交感神经型颈椎病

方法一

治则：滋补肝肾，补气养血。

手法：按压、指按、捏拿、指揉、端提、旋转、拔抻等。

选穴：风池、哑门、天柱、缺盆、大椎、头维、太阳、印堂、攒竹、阿是穴等。

操作：

（1）指压头面：用拇指指腹按压患者太阳穴、印堂穴、攒竹穴。

（2）指按头颈：用拇指、中指同时按压双侧风池穴、风府穴、哑门穴、天柱穴、大椎穴、肩贞穴及阿是穴，每穴各按压10~20秒。

（3）捏拿颈部：用拇、示、中指或其他四指，在患者颈部两侧做捏拿，从枕部风池穴捏拿至大椎穴，从上往下由轻而重，再由重而轻，反复3~5次。

（4）指揉颈部：用双手拇指的指腹沿颈椎棘突两旁约4~5cm的骶棘肌外，从风池至大椎穴，从上往下，由内向外环，进行揉按3~5次。

（5）端提头颈：用两手拇指压住患者枕骨粗隆，其余四指端住患者下颌，轻轻向上端提头颅约半分钟，然后缓慢轻轻地放下。

（6）旋转头颈：做完"端提法"后，手不能松开，将一侧前臂压在患者同侧肩上与另一手作对抗牵引约半分钟，然后向患者另一侧肩方向旋转，当旋转至接近限度时，医者用适当力量使头部继续向该侧旋转，此时即可听到弹响声，然后两手位置交换，向对侧依前法再旋转一次。

体位：以上患者坐位；医者站在患者身后。

（7）拔伸颈部：患者使头颈部在床头上方，双手拽住床的两旁。医者站于患者头前，用一手掌托患者下颌，将另一手臂放置在患者枕骨后下方，用力与手掌按压固定，然后徐徐用力向患者头部后上方轻轻地左右旋转，进行拔伸约半分钟，然后再缓慢地拔伸放松，以疏通气血，加大椎间隙，缓解对颈神经的压迫。

体位：患者仰卧位；医者坐在患者头前。

方法二

治则：舒筋活血，解痉通络，理筋整复。

手法：揉拨、点按、拿揉、牵抖等。

选穴：风池、哑门至大椎、风府、肩井、肩中俞、肩外俞、天宗、曲池、手三里、合谷以及椎旁压痛点等穴。

操作：

（1）揉拨颈部：反复3~5遍。（图8-12）

（2）点按颈部：用拇指点按患者下颈段酸痛点；点按大椎穴，双侧风池穴；点按肩井、肩中俞、肩外俞、天宗和冈下肌痛点，每穴点按半分钟。

（3）拿揉颈部：用拇指与其余四指拿揉颈项部两侧斜方肌；拿揉患肢，以肱二头肌和肱三头肌为主，反复3~5遍。

（4）牵抖上肢（图8-13）

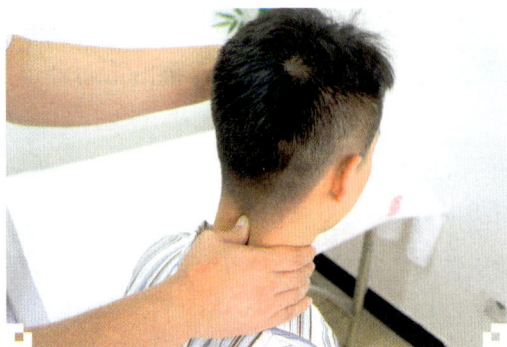

图 8-12　揉拨颈部

一手扶患者头部，另一手拇指自上而下揉拨项韧带 3~5 次；揉拨颈部两侧肌肉，重点揉拨椎旁酸痛点及条索状硬结；多指揉拨 1~5 胸椎两侧骶棘肌和菱形肌。

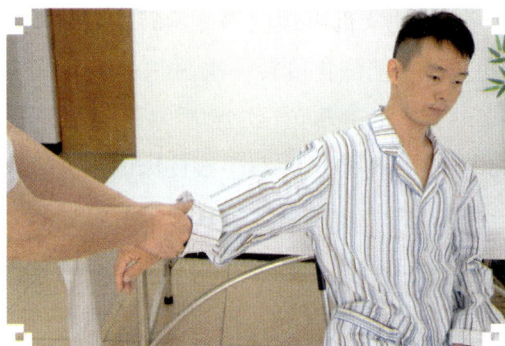

图 8-13　牵抖上肢

双手握持患者上肢，使其上肢呈 45°，牵抖患侧上肢 2~3 次，最后拍打肩背部和上肢，使患者有轻快感为度。

体位：以上患者坐位；医者站在患者患侧。

注意事项

脊髓型颈椎病按摩时要慎重。

第二节　落枕

落枕是由于睡姿不良或颈部感受风寒，导致急性颈部肌肉痉挛、强直、酸胀、疼痛，以致颈部转动不利等主要症状。轻者 4~5 天即可自愈，重者迁延数周不愈。本病是颈部软组织常见的损伤之一，又名"失枕"，多见于青壮年，冬春季节发病率较高。成年人若经常发作，常系颈椎病的前驱症状。

病因病机

在睡眠时，因睡姿不良或睡枕高低不适及过硬等因素，使头颈部长时间处于过度偏转，造成头颈部过于伸展或屈曲，使颈椎关节扭转或颈项部肌筋过度牵拉，伤及脉络，气血运行不畅，则筋脉强硬不和，三阳之经脉，受其外邪侵袭，"不通则痛"。故颈后部、上肩部及阳经穴周围疼痛不适，筋失所养，则颈部功能活动受限。

风寒外束，卫阳被遏，不得宣达，而致颈项强痛，淅淅恶风，头为诸阳之会，外邪侵淫，循经上犯巅顶。阻遏清阳之气，其痛乃作，故头痛湿为阴邪，其性黏腻重滞，主犯巅顶，清窍被蒙，清阳不升，故头胀沉重，颈筋酸痛。

临床证候

晨起突感颈后部、上肩部疼痛不适，颈部活动不利，不能自主旋转。在向后看时，头颅不敢向后旋转，必须整个躯干向后旋转。严重者颈部俯仰极度受限，以致头颈部僵直于异常位置，使头偏向患侧。在风池、风府、天柱、肩井、肩中俞、肩外俞、曲垣、附分、肺俞等穴周围有明显压痛，并有颈背部肌筋僵硬之征。

鉴别诊断

（1）颈椎后关节半脱位：此病多有外伤史，伤后颈部疼痛，触诊时棘突有典型畸形，有不同程度的肿胀，有的患者可出现副神经放射痛，颈椎 X 片可明确显示。

（2）颈椎病：有颈、肩臂痛。其疼痛多为窜痛，发病年龄多在中年以上，颈椎 X 片可显示有颈椎骨质退行性变。

推拿治疗

方法一

治则：温经通络，祛风散寒，舒筋止痛。

手法：点按、捏拿、㨰、摇、弹拨、揉按等。

选穴：风池、风府、肩井、肩中俞、肩外俞、曲垣、附分、肺俞、阿是穴等。

操作：

（1）点按颈肩：用双手或单手拇指指端在患者风池、风府、肩井、肩中俞、肩外俞、曲垣、附分、肺俞、阿是穴等穴位，着力由轻而重地进行压按，以患者自感局部有酸胀感、得气为度，然后再由重而轻地停止，每穴点按压约半分钟。

（2）捏拿颈肩：用拇、示、中指或其他四指，在患者颈部两侧做"捏法"，从枕部"风池穴"捏拿至"大椎穴"，由轻而重，再由重而轻，反复3~5次；然后在肩井、肩中俞、肩外俞、曲垣、附分、肺俞等穴位的四周进行捏拿，反复3~5次。

（3）揉按颈部：用双手拇指或单手拇指指腹按压在颈部肌筋上，由上而下，做由内向外环行揉按3~5次。

（4）擦颈部：反复擦动3~5次。（图8-14）

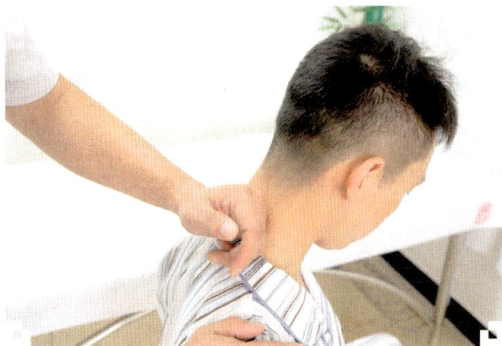

用小鱼际的侧面和第5掌指节的上方，在患者颈部的后方和侧方着力按压，用力要均匀，由上而下，同时做旋转滚动，由轻而重。

图8-14　擦颈部

（5）颈部扳法：手法动作要快速，用力要适中，不可用力过猛。（图8-15）

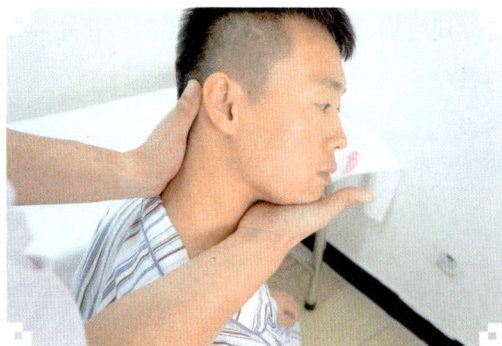

用一手掌心托住患者下颌部，另一手用力扶住患者头后枕骨粗隆，轻轻端提牵引下，左右缓缓摇摆，然后骤然将其头部向一侧旋转，依此法施于另一侧。

图8-15　颈部扳法

（6）弹拨颈部：反复 3~5 次。（图 8-16）

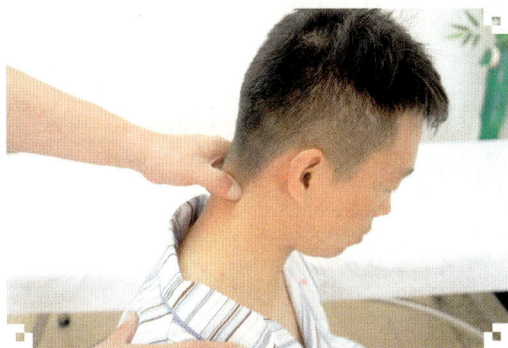

用单手或双手拇指指腹外侧缘对患者颈部僵硬的肌筋，进行由内向外、由上往下的弹拨。

图 8-16　弹拨颈部

体位：以上患者坐位；医者站在患者身后。

方法二

治则：疏经通络止痛。

手法：拿捏、擦、点按、弹拨、揉等。

选穴：颈项部、肩背部酸痛点，及肩井、风池、天柱等穴。

操作：

（1）**拿捏颈部**：一手固定患者头部，另一手由上而下拿捏颈项部，反复 3~5 次；双手提拿肩井及斜方肌 1 分钟。

（2）**擦颈部**：医者用掌指关节擦法在患者肩背部反复擦动 2~3 分钟。

（3）**点按颈肩**：用拇指点按压痛点及肩井穴、风池穴、天柱穴等穴，以酸胀感为度。

（4）**弹拨颈部**：用拇指弹拨颈肩部痉挛的肌肉肌腱，弹拨 1~2 分钟。

（5）**揉颈肩**：2~3 分钟。（图 8-17）

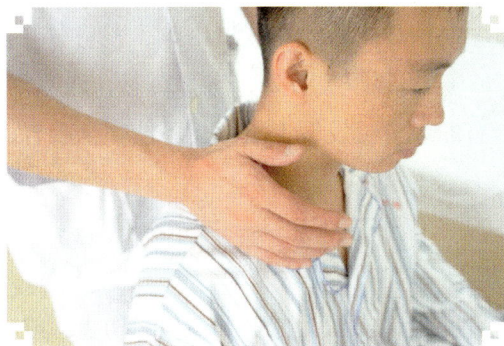

医者用小鱼际揉法在患者颈肩部的肌肉上治疗。

图 8-17　揉颈肩

体位：以上患者坐位；医者站在患者身后。

注意事项

颈部扳法操作时，手法动作要快速，用力要适中，不可用力过猛。以听到关节响声为度，但不强求。如患者颈部僵硬，不可使用暴力，以免发生意外。

第三节　颞颌关节紊乱症

颞颌关节紊乱症是由于外伤或劳损等导致颞颌关节错位，发生撕脱、弹响，甚至关节交锁，引起颞颌关节疼痛、酸胀不适、关节弹响和张口活动受限为主的临床表现。本病具有慢性和反复发作的特点，又称颊车骱痛、弹响颌。本病在中医学中属于"伤筋"的范畴。

病因病机

劳损和外伤是颞颌关节伤筋的主要致病因素，当嚼咬硬物用力过猛时，造成关节周围经筋的强力收缩，或由于下颌部遭受强力打击或碰撞均可导致局部经筋受损，甚至关节轻度错缝。由于素体虚弱、肾气亏损及经筋受损，导致关节错缝，使颞颌关节失其正常生理功能，从而产生了一系列病症。

临床证候

在颞颌关节张口或闭口活动时，一侧或双侧颞颌关节处酸痛，尤以咀嚼、大笑、说话时疼痛加重。病情较重者时有张口困难，影响嚼咬食物，并往往在颞颌关节处有弹响声，触及颞颌关节处，有弹跳感，遇寒疼痛加重。临床检查时，局部有压痛，有的患者可发现上下牙齿不能完全咬合，下颌骨略向健侧偏斜。

鉴别诊断

颞颌关节脱位：本病有过度张口或暴力打击等明显受伤史，或有习惯性颞颌关节脱位既往史。症见口不能张合，不断流涎，患侧耳屏前方可触及下颌关节凹陷，患侧颧弓下方可触及下颌骨髁状突。

推拿治疗

方法一

治则：舒筋通络，活血止痛。

手法：指按、指揉、掌推、挤按等。

选穴：上关、下关等。

操作：

（1）指压上关、下关（图8-18）

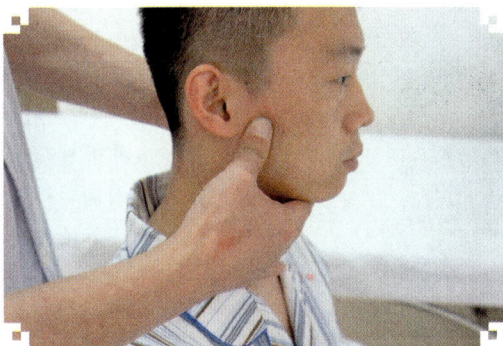

用拇指尖按压"上关穴""下关穴"，以有酸、麻、胀感为度。

图8-18　指压上关、下关

（2）指揉上关、下关：用拇指指腹在"上关穴"至"下关穴"进行环指揉约3~5分钟。

（3）掌推颞颌关节：将双手大鱼际或掌根放在两侧颞颌关节处，由上往下，由轻而重，再由重而轻地反复推按，以颞颌关节及患侧面部有微热感为度。

（4）挤按法：以下颌骨左侧偏歪为例。（图8-19）

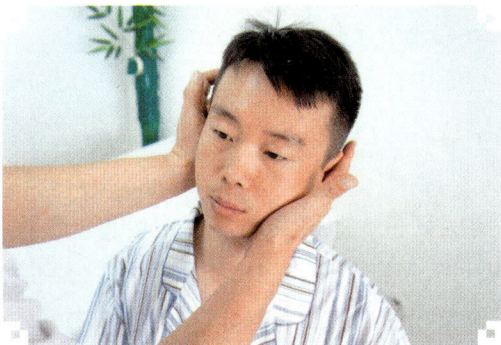

医者以右手掌根按在患者左下颌骨部，左手掌根按在右侧颞颌关节部，令患者张口，然后再令患者闭口，在此同时医者双手心同时用力地进行相对挤按。

图8-19　挤按法

体位：以上患者坐位；医者站在患者患侧的前外方。

方法二

治则：理筋整复。

手法：点按、一指禅推、揉、摩、摇。

选穴：上关、下关、翳风、颊车、合谷穴。

操作：

（1）**点按头面**：用拇指点按患侧上关、下关、翳风、颊车、合谷穴，以局部酸胀为度。

（2）**一指禅推颞颌关节**：治疗 2~4 分钟。（图 8-20）

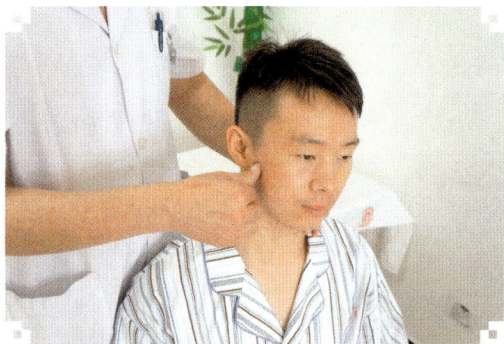

医者用拇指指腹或桡侧偏峰在患侧颞颌关节处施以一指禅推法。

图 8-20　一指禅推颞颌关节

（3）**揉摩面颊**：用拇指指腹在患侧颞颌关节处用揉法、摩法治疗 2~4 分钟。

（4）**挤按法**：以下颌骨左侧偏歪为例，以右手掌根按在患者左下颌骨部，左手掌根按在右侧颞颌关节部，令患者张口，然后令患者闭口，在此同时医者双手心同时用力地进行相对挤按。

体位：以上患者坐位；医者站在患者患侧的前外方。

第四节　肩周炎

肩周炎是由于肩关节及其周围韧带、肌腱和滑囊等发生急、慢性损伤或退行性变产生无菌性炎症，从而引起肩部疼痛和功能障碍为主症的一种疾病。本病又名"五十肩""冻结肩""漏肩风""肩凝症""肩痹"等。本病女性发病率高于男性，右肩多于左肩，多见于体力劳动者。西医认为，本病是由于肩部肌肉、肌腱、滑囊和关节囊等软组织发生无菌性炎症，形成肩关节内外粘连，造成肩周围疼痛、活动受限。

病因病机

"漏肩风"属于中医学"痛痹"的范畴，如《素问·痹论》云："风、寒、湿三气杂至，合而为痹也……寒气胜者为痛痹。"认为有以下几个因素导致本病。

（1）体虚感邪：五旬之人，肝肾亏损，气血渐亏，筋脉失于濡养，加上肩部过度劳伤，又露卧感受风寒湿邪侵淫等导致血不荣筋，寒凝筋膜。《灵枢·邪客》篇云："风、寒、热不得虚，邪不能独伤人，此必因虚邪之风与其身形，两虚相得，乃客其形。"《诸病源候论》亦云："此由体虚，腠理开，风邪在于筋，故也。"因此体虚是本病的重要因素。

（2）跌仆闪挫：由于外伤而发病，如锁骨骨折、肱骨外科颈骨折、肩关节脱位、上肢骨折固定时间太长，或在固定期间不注意肩关节功能锻炼等，造成气血壅滞不通，不通则痛。《素问·阴阳应象大论》曰："气伤痛，形伤肿。"经脉损伤日久，血气瘀滞，筋脉失养则拘挛，痿废不用，则肌肉萎缩而发为本病。

临床证候

本病主要以肩关节疼痛、功能活动障碍为主要临床表现，后期出现局部肌肉僵硬、肌肉萎缩等病变。可分为"风寒湿型"和"瘀滞型"两种类型。

1. 风寒湿型

初起以肩部酸痛或隐痛、沉滞，逐日加重而致夜间痛苦，严重时不敢侧卧于患侧，常不能梳头、洗脸、挠背，甚至穿衣袜等复合功能受限。肩部周围有广泛的压痛点，肩关节主动和被动上举、后伸、内收、外展、内旋、外旋与环转运动功能受限。肩部感觉寒冷，得暖或抚摩则痛减。舌质淡，苔白，脉紧或弦。

2. 瘀滞型

肩痛剧烈，针刺样为主，痛有定处，拒按，初期局部可有肿胀，后期可出现肌肉萎缩。

中华推拿奇术

鉴别诊断

（1）肩关节脱臼：肩关节脱臼时，外观呈方肩畸形，肩肿胀，失去膨隆丰满的外形，肘关节屈曲时，肘尖内收不能接近胸肋部，患侧上手不能搭在健侧背后（即搭肩试验阳性），并有明显外伤史。

（2）肱骨外科颈骨折：局部肿胀并有青紫瘀斑，肩关节功能活动丧失，患肢较健侧略短。其骨折处有疼痛，在上臂做纵向叩击时，骨折处有锐痛、触摸时，在骨折处可有骨擦音，并有明显外伤史。

（3）肱二头肌长头腱鞘炎：一般有外伤史，疼痛主要在肩关节前部，夜间疼痛加剧，结节间沟及肱二头肌长头腱有压痛，抗阻力曲肘及前臂旋后时肱二头肌长头腱处出现剧烈疼痛。

（4）冈上肌腱炎：肩关节外侧疼痛，肱骨大结节上方有压痛，肩关节运动受限，自动外展最明显，被动外展不受限制。部分患者可出现"疼痛弧"。

推拿治疗

方法一

1. 风寒湿型

治则：舒筋活络，祛风散寒，止痛。

手法：摇臂、叩揉、捏拿、活肘、舒筋等。

选穴：肩髃、肩贞、曲池、肩髎等。

操作：

（1）摇臂：反复各 3~5 次。（图 8-21）

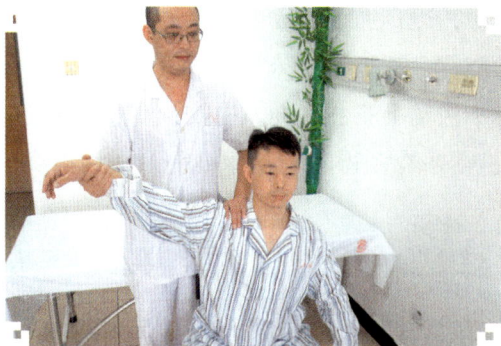

与患肢同侧手扶患者腕部，与患肢对侧手扶患者肩部摇环形圆，使患者肩关节左、右旋转，其旋转范围由小渐大。

图 8-21　摇臂

（2）叩揉：各反复2~3次。（图8-22）

与患肢对侧的脚蹬在患者所坐之凳的外侧边缘上，将患者前臂放置在医者大腿之上。

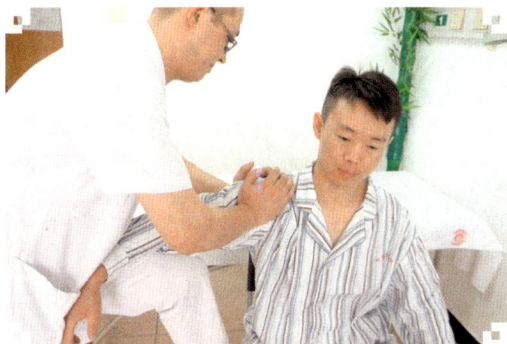

医者以双手掌上、下、左、右叩揉患者上肢肌肉，自患者肩部沿上臂顺揉至肘部。

与患肢同侧足蹬在患者所坐之凳的外侧边缘上，将患者前臂仍放医者大腿上。

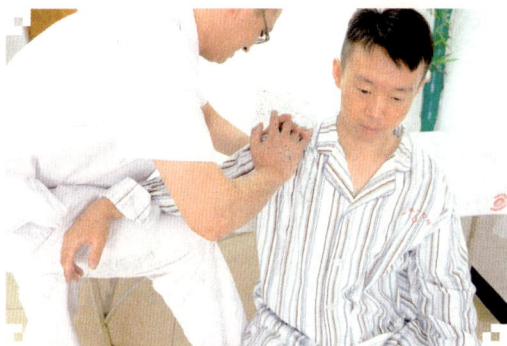

依前法叩揉法，自患者的后肩胛窝沿上臂顺揉至肘部。

图8-22　叩揉

（3）捏拿（图8-23）

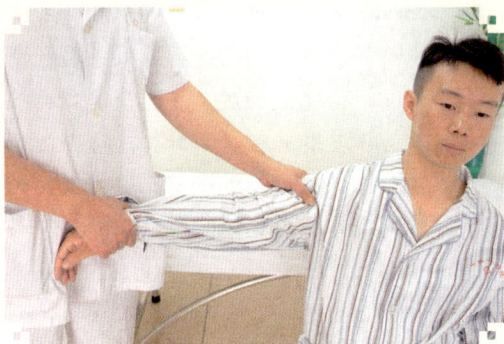

图8-23　捏拿

拇指在前，余四指在后，双手自患者肩头上沿上臂顺序交替捏拿至肘部2~3次；与患者患肢同侧脚放在木凳上，将患肢放在医者支架起来的大腿上，以两手拇指沿着患者胛骨内侧缘捏揉2~3次，然后以两手拇指在冈下窝处作环形按压2~3次，再以右掌按揉冈下肌3~5次，再自患者肩头沿上臂捏拿到肘部反复2~5次；用双手对患者肘部至腕部的筋脉进行分理，然后用双手压腕部反复作旋转动作3~5次。

（4）活肘：数次。（图8-24）

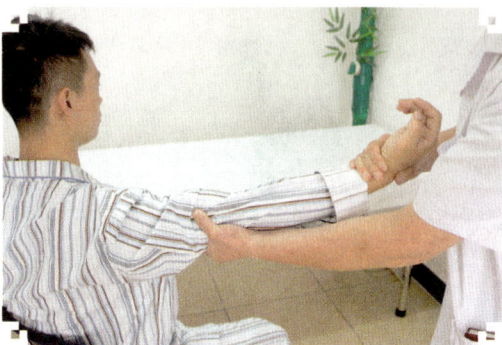

图8-24　活肘

与患者患肢同侧之手握住患肢手腕，与患者患肢对侧之手把握患者肘关节，医者持与患肢对侧手腕向患者后面进行抻拉，使关节伸直，再使肘关节屈曲伸直。

（5）舒筋（图8-25）

与患者患肢同侧之手握住患者患肢拇指大鱼际或腕部，另一手握住患肢肘外侧，使患者肩肘关节约呈90°前屈位，两手同时相对用力，使患者上臂外旋2~3次。

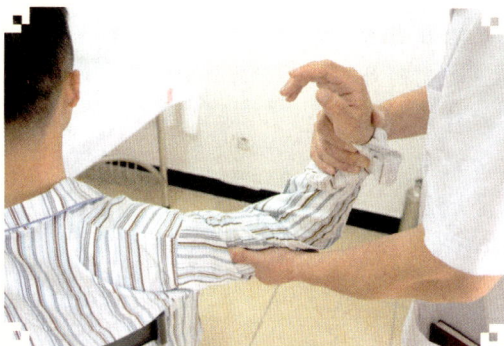

与患者患肢同侧之足放在木凳之外侧缘，并用膝关节顶住患者腋窝下部，双手握住患者患肢的腕关节，使其腕关节呈背伸位，同时将患者上肢向外侧平举用力牵拉2~3次，然后抻直患臂做轻微颤抖数次。

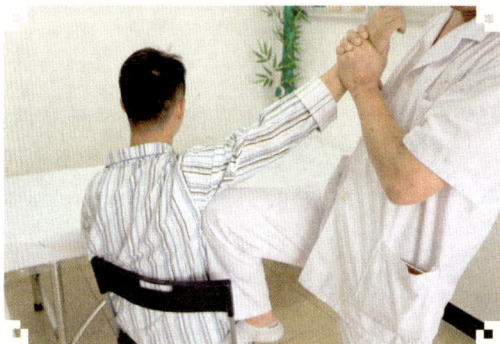

图8-25　舒筋

体位：以上患者取坐位；医者站于患者患侧。

2.瘀滞型

治则：行气活血，滑利关节。

手法：摇臂、捏拿、大旋、运肩、活肘、双牵、活络等。

选穴：肩髃、肩贞、曲池、肩髎、阿是穴等。

操作：

（1）摇臂：与患肢同侧手扶患者肩部，与患肢对侧手扶患者手腕摇环形圆，使患者肩关节左、右旋转，其旋转范围由小渐大，反复各3~5次。

（2）捏拿：拇指在前，余四指在后，双手自患者肩头上沿上臂顺序交替捏拿至肘部2~3次；与患者患肢同侧脚放在木凳上，将患肢放在医者支架起来的大腿上，以两手拇指沿着患者胛骨内侧缘捏揉2~3次，然后以两手拇指在冈下窝处作环形按压2~3次，再以右掌按揉冈下肌3~5次，再自患者肩头沿上臂捏拿到肘部反复2~5次；用双手对患者肘部至腕部的筋脉进行分理，然后用双手压腕部反复作旋转动作3~5次。

（3）大旋：此动作重复做2~3次。（图8-26）

与患者患侧对侧手掌的尺侧推动患者前臂向后做环形转动，在患肢上举即将呈垂直时，医者用与患者患肢同侧手按压患者肩头，并颤压一下，与患者对侧手托扶住患者患肢腕部，与患肢对侧之足向患侧进身一步，与患侧同侧手握住患者之拇指，或医者用双手握住患者腕关节，医者双手时用力，呈垂直式，将患肢上提过顶，进行牵引。

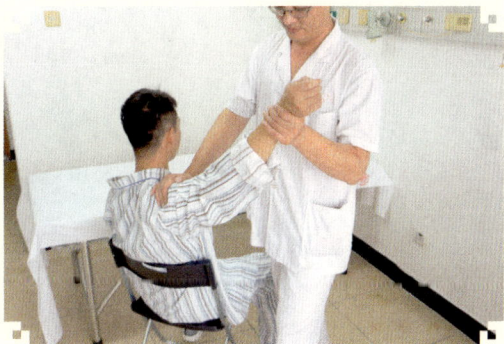

图8-26 大旋

（4）运肩（图8-27）

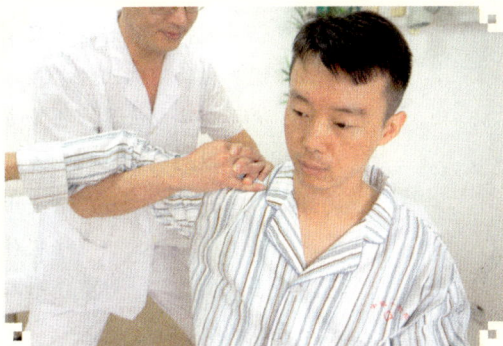

图8-27 运肩

与患者患侧同侧手放在患者肩上部，将患肢肘部放在医者肘上部，与患者患肢对侧手和放在肩上部之手，两手交叉相合扣揉病侧肩胛部，前后旋转数次，以运活肩关节；将患者上肢向上掰起，尽量呈垂直状，使关节向后展，并用医者与患肢对侧拇指按压肩贞穴和腋下窝数次，并加指揉或掌揉法治疗。

体位：以上患者取坐位；医者站在患者患侧。

（5）活肘：数次。（图8-28）

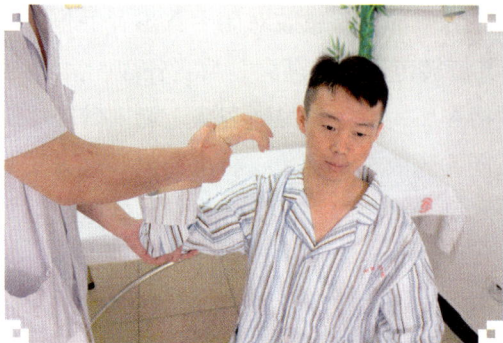

图8-28　活肘

与患者患肢同侧之手握住患者上肢手腕，与患者患肢对侧之手把握患者肘关节，与患肢对侧手腕向患者后面进行抻拉，使肘关节抻直，再使肘关节屈曲伸直。

体位：患者坐位；医者站在患者患侧。

（6）双牵（图8-29）

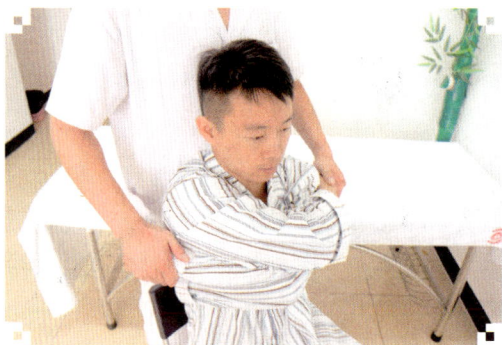

图8-29　双牵

双手分别握住患者两手尺侧三指，同时向上推前臂，使其关节屈曲，自上而下抻拉2~3次，反复2~3次；将患者两前臂交叉在患者胸部，右臂在上，左臂在下，左手握患者右手腕，右手握患者左手腕，左右手对抗用力牵拉2~3次；将患者双臂倒置，左臂在上，右臂在下，再做牵拉2~3次。

（7）活络：数次。（图8-30）

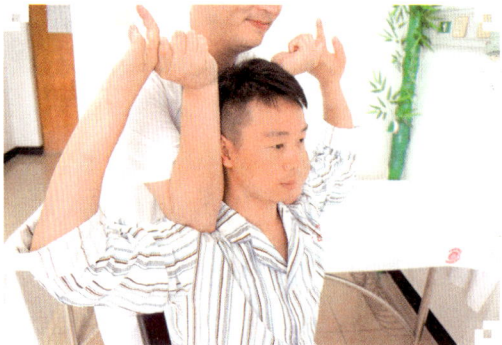

图8-30　活络

双手分别持住患者两手尺侧三指，使患者两臂向上向外展牵引2~3次；继续向外展，将患者双臂折回，用两肘尖点压患者两侧肩上部，并同时向外撑展并上提患者双上肢2~3次；双手握住患者两手尺侧三指，抻直患者双上肢后做轻微颤抖。

体位：患者坐位；医者站在患者后方。

方法二

治则：舒筋通络，活血定痛，松解粘连，滑利关节。

手法：㨰、摇、拔伸、按、搓等。

选穴：肩井、肩髃、肩贞、肩髎、曲池、天宗、缺盆、膈俞、极泉、合谷、肝俞。

操作：

（1）㨰肩：往返 3~5 分钟。（图 8-31）

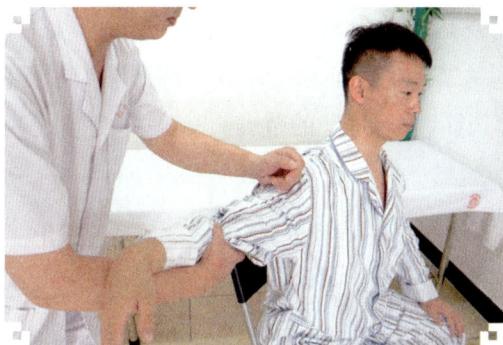

用㨰法作用在患侧肩前部及上臂内侧。一手握住患侧的肘部，另一手用㨰法作用在肩外侧和腋后部。

图 8-31　㨰肩

（2）摇肩：一手扶仵患肩，一手握住腕部或托住肘部，以肩关节为轴心做环转运动，幅度由小到大，然后医者一手托起前臂，使患者曲肘，患臂内收，患侧之手搭在健侧肩上，再由健肩绕过头顶到患肩，反复环绕 5~7 次。

（3）拔伸肩部：左手四指置于肩上部，拇指顶于肱骨颈后侧，右手持握患侧腕部，向前外侧呈 45° 拔伸；一手扶患者健侧肩，另一手握患腕，从背后将患肢向健侧牵拉，逐渐用力，以患者能够忍耐为度；双手握患腕向外上方牵拉患肢，力量由小到大。

（4）按肩背：拇指按肩髃、肩贞、肩髎、肩井、缺盆、天宗、曲池、合谷穴各半分钟。

（5）搓臂：双手夹持患肢，自肩至前臂反复搓动 3~5 遍。

体位：以上患者坐位；医者站在患者患侧。

（6）辨证治疗：①风寒湿型，加点按风池、风府、外关、列缺穴。②瘀滞型，加点按膈俞、肝俞、极泉穴。

医者在给患者做手法治疗时，应注意手法的轻重。必须用力平稳，每式用力始终如一，切记忽轻忽重，断断续续，禁止使用暴力手法，造成患者更大痛苦及并发症。

第五节　肩峰下滑囊炎

肩峰下滑囊炎，是指因外伤或其他致病因素刺激肩峰下滑囊产生一系列无菌性的炎症改变，而引起以肩关节疼痛、活动受限及局部压痛为主要症状的疾病。中医认为本病归属于"伤筋""痹证"的范畴。

病因病机

由于肩关节经常不断地不协调活动。损伤经筋，而致气血运行不畅，筋失所养，从而发生肩关节疼痛，活动受限。由于活动受限，则产生筋粘连等改变，进而发生本病。

人体正常时血流于脉内，运行畅通，周流不息，营养全身及脏腑，温煦四肢百骸，濡养经脉。由于肩部经常劳损，伤及经筋，而致气机运行不畅，不通则痛，久伤则持续性钝痛。血溢脉外，恶血留内，积成瘀阻，血行之道阻滞不通，瘀积不散，为肿为痛。气血瘀滞，经筋失其濡养，故肩部肌肉萎缩，活动后其症状加重，阳气不能外达，故畏寒喜暖，神疲力倦。瘀血内停，阻滞于经脉的通道，郁久化热，故局部温度略高。

临床证候

本病急性发作期，肩部疼痛逐渐加剧，疼痛多集中于肩部深处及三角肌的止点，有时也可放射到肩胛部、颈部、手等其他部位，夜间疼痛明显，运动时加重，当肩关节处于外展和外旋体位时疼痛更加明显；压痛点多位于肩关节肩峰下、大结节等处。临床检查时可见肩关节的轮廓增大，三角肌前缘处触及圆形肿块，肩关节处于内收和内旋位，肩胛骨与胸壁、胸锁关节一起运动。慢性发病期肩部疼痛不明显，压痛点多位于三角肌的止点处。晚期肩胛带肌会出现萎缩的情况。

鉴别诊断

肩关节结核：本病肩关节酸痛，肩部肌肉明显萎缩，肩关节功能活动各方向均受限，并且常伴有潮热盗汗，肩关节 X 线片显示骨质破坏，关节间隙变窄，血沉快。

推拿治疗

方法一

治则：舒筋活血，通经止痛。

手法：指按、指揉等。

选穴：肩髃、阿是穴等。

操作：

（1）指按肩髃：与患者对侧拇指在肩髃穴上，由轻而重，由表及里，按压 3~5 分钟。

（2）指揉肩峰：3~5 分钟。（图 8-32）

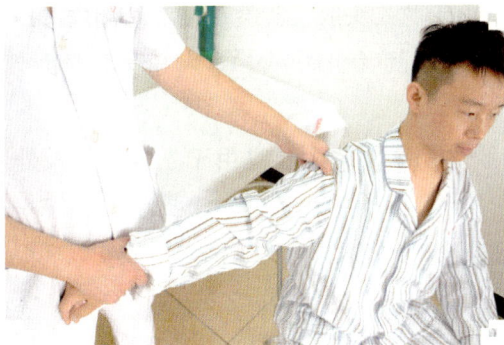

医者用与患肢对侧的拇指在肩峰下做环行揉按。

图 8-32 指揉肩峰

体位：以上患者坐位；医者站在患者患肢外侧。

方法二

治则：活血舒筋，化瘀通络，缓解止痛。

手法：拿捏、指按、弹拨、拔伸、揉等。

选穴：肩井、肩髃、肩贞、肩髎、曲池穴。

操作：

（1）**拿捏肩部**：一手托起患肢，确保其处于外展体位，另一手的拇指与其他四指分开，于肩峰及三角肌上施以捏拿法，力度宜轻，治疗时间约 5~10 分钟。

（2）**指按肩臂**：一手托起患肢，用与患肢对侧拇指在肩井、肩髃、肩贞、肩髎、曲池穴上，由轻到重，由表及里按压 1 分钟，以酸胀为度。

（3）**弹拨肩部**：一手托起患肢，使其外展 30° 左右，另一手拇指在肩峰下、三角肌处施以弹拨法。

（4）**拔伸肩部**：将患肢放于医者同侧的肩上，医者双手四指相互交叉，并放于肩顶部，之后将患肢缓慢地向上抬起。

（5）**揉肩**：患者取端坐位，医者站在患肢前外侧方，医者将两手四指相互交叉，掌根扣住肩的前后方，施以环形揉按手法，以此结束治疗，时间大约 3~5 分钟。

体位：以上患者坐位；医者站在患肢前外侧。

第六节　肱二头肌长头腱滑脱

肱二头肌长头腱滑脱，是指由于肱二头肌长头腱从结节间沟内滑向其内侧，而引起肩部疼痛、上肢活动受限等症状的疾病。本病好发于青壮年，且肩部多有严重旋转、扭挫的外伤史。

中医无肱二头肌长头腱滑脱之病名，它主要是由于先天变异及外伤所致，使其肌筋改变原来的位置，故《医宗金鉴·正骨心法要旨》曰："……筋之弛、纵、卷、挛、翻、转、离、合。"其中翻、转、离均指筋伤以后失去了原来的位置。此病应属于中医学"筋出槽"的范畴。

病因病机

由于先天变异，发育不良，造成肩部经络、气血运行不畅，筋失所养，虽然外伤是体表受之，但由外及内，气血必然受损，故《杂病源流犀烛·跌仆闪挫源流》云："跌仆闪挫，卒然身受，由外及内，气血俱伤病也。"伤及气血，气血瘀滞，气无形，气机闭，不通则痛，血有形，血离脉外，瘀血不运，新血不生，瘀血之处，形成肿胀。《素问·阴阳应象大论》曰："气伤痛，形伤肿。"所以肩部疼痛，血流缓慢，瘀血内停，形成肿痛。《灵枢·经脉第十》所说"筋内刚"，说明筋的功能坚劲、刚强则能束骼，而筋都附着在骨上，气血运行通畅，才能连属关节，络缀形体，主司关节运动。肩部经筋气血受损，而发生肩关节功能活动障碍。

临床证候

肩前有肿胀，肩关节疼痛，外展、内收、外旋、内旋功能活动受限，行走时患肢不能前后摇动。患肢前臂需用健手托扶，以保持肘关节屈曲位，以减少活动或上肢重量所造成的疼痛。其疼痛及关节活动障碍均以背伸为甚，肱二头肌腱处压痛明显。

鉴别诊断

（1）锁骨骨折：该病有肩关节疼痛、肿胀及关节功能活动受限，其疼痛因骨折端移动而加重，局部肿胀而致锁骨上窝、锁骨下窝变浅或消失，甚至有皮下瘀斑，患肩下垂并向前、内倾斜。头偏向患侧，卜颌多偏向健侧，通过松弛胸锁乳突肌的牵拉减少疼痛，并且常用健侧手掌托其患侧上肢肘部，以减轻因上肢重量牵拉而引起的疼痛。检查骨折处压痛明显，完全骨折可有异常活动和骨擦音。骨折重叠移位者，从肩外侧至前正中线的距离两侧不等长，拍X线片可确定骨折的部位、类型和移位方向。

（2）肩关节脱位：肩关节发生脱位后，患肩肿胀、疼痛、功能障碍。肩部失去圆形膨隆外形，肩峰明显突出，肩峰下部空虚，形成"方肩"畸形。患者弹性固定于外展20°~30°位，在喙突下、腋窝内或锁骨下可触及肱骨头。盂下脱位时，患肢长于健侧，搭肩试验阳性。拍X射线片可显示肩关节脱位及肱骨头移位方向。

推拿治疗

方法一

治则：舒筋活络，复位止痛。

手法：按压、捏拿、弹拨、揉等。

选穴：缺盆、肩井、曲池、尺泽、合谷、阿是穴等。

操作：

（1）按压肩臂：按压曲池、尺泽、合谷、缺盆等穴位，每穴各按约半分钟，使患肢有酸麻、胀感。

（2）捏拿肩臂：用拇指、示指、中指或拇指与其他四指做捏拿手法，捏拿肩井、肩关节部肌肉及上肢肌肉，使肩部上肢的肌肉尽可能地放松，为其以后复位做准备。

（3）弹拨（图 8-33）

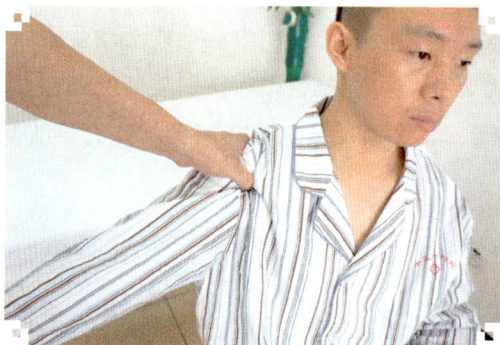

一手握住患者患侧腕部，尽量使患侧上肢背伸，另一手拇指对患者肱骨小结节前缘处用力向外上方做弹拨手法数次。

图 8-33　弹拨肩部

（4）揉肩部：用掌揉法及指揉法对患处进行治疗，然后放松，以缓解施用复位手法后的疼痛及不适感，以达到舒筋活血的目的。

体位：以上患者坐位；医者站在患者患侧。

方法二

治则：活血通络，理筋整复。

手法：按、拿、捏、揉、推、牵。

选穴：天鼎、缺盆、中府、曲池、小海穴、肩髃、肩髎、肩部阿是穴等。

操作：

（1）拿捏肩臂：以右侧病变为例。左手握住患侧腕关节，右手沿肩部自上而下由顺次拿捏至腕部，反复操作 6~8 次。

（2）点按颈肩：以一手拇指点按患侧的天鼎、缺盆、中府、曲池、小海穴、肩髃、肩髎、肩部阿是穴等穴位，每穴按压 1 分钟，以透热为度。

（3）牵法（图8-34）

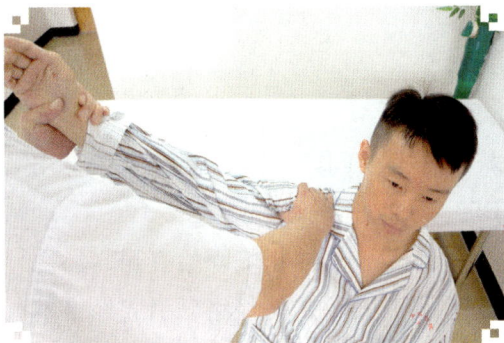

图8-34　牵法

右手四指放于患者右肩上部，掌心对着腋前侧，拇指放于三角肌前缘中1/3处，拇指用力抵住肱骨颈部，即肱二头肌腱长头处，此时左手握患腕，掌心朝前，肩外展至60°，前屈40°，两手作对抗牵引。

（4）旋转复位（图8-35）

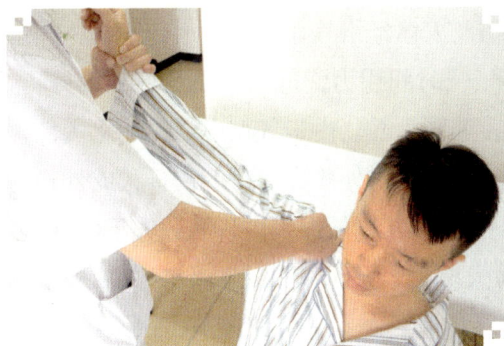

图8-35　旋转复位

在持续牵引的情况下，将患侧腕部缓缓向后旋转，同时右手拇指放于脱位的肱二头肌肌腱长头处向外上推压，左手将患肢缓慢地旋前，两手相互配合促使脱位的肱二头肌腱滑入结节间沟，达到复位的目的。

（5）揉肩部：一手拇指在肱二头肌长头处施以轻轻的揉法，然后将两手掌分别放在肩前、肩后做旋转按揉法。

体位：以上患者坐位；医者站在患者对侧。

第七节　肱骨外上髁炎

肱骨外上髁炎，又称肱桡关节滑囊炎、肱骨外科骨膜炎，是指因前臂伸肌起点处的慢性牵拉伤而引发肘关节外上髁局限性疼痛，同时对臂腕的功能产生影响的一种慢性劳损性疾病。本病的发生与职业密切相关，常见于网球运动员，因此又称"网球肘"，好发于中年人，男女比例为3∶1，右侧多见。本病中医命名为"臂痹"，属于中医"伤筋""肘痛""肘劳"的范畴。

病因病机

本病主要是由于体虚感邪、跌仆闪挫，工作、劳动时前臂及腕部用力过度，或较长时间提携重物等引起。

（1）体虚感邪：中年以后，气血渐亏，人体正气开始衰弱，加之身劳汗出当风或感受湿冷，使风寒湿邪从皮毛传至经络，引起经络不通。人体经脉中的气血是周流全身、循环不息的。寒气侵入经脉后，经脉受阻，经血留滞，经筋凝涩不畅，故而发生本病。湿邪重浊凝滞，由外侵淫肌表，留滞关节，则清阳不升，营卫不和，而致肘关节僵滞疼痛。

（2）跌仆闪扭：由于外伤，伤及人体经络气血，气血运行不畅，气血留滞不通，"不通则痛"；或由于长时间用力，进一步伤及肘部筋脉，筋脉损伤日久，则导致气血瘀滞，筋脉失养。由于气血虚弱，加之慢性劳伤，故起病缓慢，劳累后耗伤气血，故肘外侧疼痛。劳伤日久或外伤伤及经筋，气血运行不畅，故"不通则痛"，气血亏虚，筋脉失于濡养，筋脉拘急，则关节屈伸不利。筋失所养，则束缚无力，不能做端提重物、拧衣等动作，气血虚弱，又感受风寒湿邪，流注关节，瘀阻经筋，故关节僵滞疼痛，肘关节活动受限。

临床证候

起病缓慢。初起时在劳累后偶感肘外侧疼痛，不能端提重物，不能做端茶倒水、扫地、拧衣等动作，严重者可反复发作，甚至端水、写字等日常活动均痛，疼痛为持续性。重者肘关节僵硬，活动受限，上肢无力，甚至持物坠落。可见肘外侧压痛明显，伸腕肌群抗阻试验阳性，伸腕肌群紧张试验阳性。

鉴别诊断

（1）肱骨内上髁炎：肘部疼痛部位在肘关节内侧肱骨内上髁，由屈肌群劳损引起。

（2）骨化性肌炎：肘关节疼痛部位比较广泛，并伴有功能障碍，X 线片检查即可确诊。

推拿治疗

方法一

治则：舒筋活络，祛瘀止痛。

手法：指按、弹拨、捏拿、扣揉等。

选穴：曲池、阿是穴等。

操作：

（1）指按肘部：以右侧患病为例，患者屈肘 90°，医者右手拇指按压曲池穴、阿是穴，以得气为度。

（2）弹拨肘部：左手托患者肘关节，用右手拇指指腹对疼痛处进行由轻而重的弹拨，每次弹拨 2~3 分钟。

（3）捏拿肘部：右手拇指与其他四指对肘关节外侧肌肉从上往下进行捏拿，每次捏拿 2~5 分钟。

（4）扣揉肘部：双手微屈曲，合扣在患者肘上部，进行由上而下、由轻而重地进行扣揉，反复进行 5 10 次。

体位：以上患者坐位；医者坐在患者患肢前外侧。

方法二

治则：活血行气，舒筋止痛，祛瘀通络。

手法：按、滚、揉、拨、抹、擦。

选穴：阿是穴等。

操作：

（1）滚揉肘部：在阿是穴周围施以滚法、揉法，治疗时间约 5~10 分钟。

（2）指按肘部：一手握住患侧腕关节，并屈伸患侧肘关节；另一手拇指在屈伸的同时用力按压阿是穴，以患者能耐受为度，治疗时间约 2 分钟。

（3）拔伸肘关节：一手握住患侧上臂并将其固定，另一手握住患侧腕部，并将腕关节掌屈，前臂完全旋前，肘关节屈伸，之后用力迅速拔伸牵拉肘关节，使其伸直，如此反复操作数次，以患者耐受为度。

（4）擦抹肘部：重点在肱骨外上髁及前臂伸肌群施以擦抹法，以治疗部位出现灼热感为度，治疗时间约3分钟。

体位：以上患者坐位；医者坐在患者患肢前外侧。

第八节　肱骨内上髁炎

肱骨内上髁炎，是指因长期反复前臂外旋和腕关节屈伸运动而引起前臂屈肌总腱肌腱的起始部位出现疼痛和压痛症状的一种慢性劳损性疾病。本病发病多与职业有关，发病率较肱骨外上髁炎低，二者之比约为1：7。本病常见于学生族和高尔夫球运动员，故又称"学生肘""高尔夫球肘"。本病属于中医学"臂痹""伤筋""肘痛""肘劳"的范畴。

病因病机

中医认为本病是由于扭挫伤或劳伤感邪所致。

（1）扭挫伤：由于外伤伤及人体经络气血，导致气血运行不畅，气血瘀滞，"脉道不通""不通则痛"。

（2）劳伤感邪：由于长时间用力，伤及肘部筋脉，筋脉损伤日久，导致气血瘀滞，筋脉失养；或身劳汗出感受外邪侵淫，使外邪从皮肤传至经脉，郁阻经脉，经血留滞经筋，凝涩不畅而发生本病。由于伤及经络，脉道不通，气血运行不畅，"不通则痛"，伤及筋络，血溢脉外，瘀血内停。故肿胀外伤或劳损，伤及经筋、气血，肘内侧的筋膜失其濡养，故束骨无力，不能提重物、拧衣服、前臂旋前、屈腕等。感受风寒之邪，流注关节，痹阻经筋，气血不能周流全身，濡养四肢百骸，故无名指、小指常发生间歇性麻木。

临床证候

肘内侧疼痛、肿胀，不能提重物、拧衣服，前臂旋前、腕关节背伸、肘关节伸直时疼痛加重。肘内侧局部有压痛，屈腕抗阻力试验阳性，抗阻力旋前试验阳性，旋臂伸腕试验阳性。X线片检查可见骨膜增生。

鉴别诊断

（1）肱骨外上髁炎：肘部疼痛部位在肘关节外侧肱骨外上髁，伸肌群劳损引起。

（2）肘部创伤性关节炎：疼痛在全关节，伴有功能障碍，X线片检查即可确诊。

（3）骨化性肌炎：肘部疼痛部位比较广泛，外伤后肘部软组织内钙化，伴随关节活动障碍，X线片检查即可确诊。

推拿治疗

方法一

治则：舒筋通络，祛瘀止痛。

手法：指按、弹拨、捏拿、扣揉等。

选穴：少海、阿是穴等。

操作：

（1）指按肘部：以右侧为例。患肢屈肘90°，用右手拇指按压少海穴、阿是穴，以得气为度。

（2）弹拨肘部：左手托患者肘关节，右手拇指指腹对疼痛处进行由轻而重地弹拨，每次弹拨为2~3分钟。

（3）捏拿肘部：右手拇指与其他四指对肘关节外侧肌肉从上往下进行捏拿，每次捏拿2~5分钟。

（4）扣揉肘部：双手微屈曲，合扣在患者肘上部，进行由上而下、由轻而重地扣揉，反复进行5~10分钟。

体位：以上患者坐位；医者坐在患者患肢前外侧。

方法二

治则：活血行气，祛瘀通络，舒筋止痛。

手法：按、揉、弹拨、搓。

选穴：尺泽、小海、少海、阳谷、阿是穴等。

操作：

（1）按压肘部：以右侧为例，医者左手握住患侧腕部，右手拇指分别按压患肢尺泽、小海、少海、阳谷、阿是穴，治疗时间每穴分别为1分钟，以有酸胀感为度。

（2）揉肘部：一手握住患侧腕部，另一手自肱骨内上髁起沿尺侧屈腕肌到腕关节施以揉法，操作时间3~5分钟，与此同时，进行腕部被动屈伸活动数次。

（3）弹拨肘部：左手握住患侧肘部，另一手拇指在肱骨内上髁压痛点及其周围进行弹拨3~5分钟，用力宜由轻到重。

（4）擦肘部：一手握住患侧上臂，一手在前臂屈腕肌与肘部之间施以擦法，每次操作3~5次，以透热为度。

体位：以上患者坐位；医者坐在患者患肢前外侧。

注意事项

急性损伤者，手法力度宜轻柔缓和；慢性损伤者，手法力度宜深沉，并可加强患侧前臂的被动运动。

第九节　尺骨鹰嘴滑囊炎

尺骨鹰嘴滑囊炎，是指因肘关节长期活动损伤尺侧滑囊，引起鹰嘴处出现肿胀、碰触痛等症状的一种慢性劳损性疾病。多见于肘部长期支持用力工作的人员。中医学认为本病属于"肘部伤筋""筋痹"范畴。

病因病机

本病是因外伤，伤及人体经脉、气血，致气血运行不畅，气血壅滞不通，损伤脉络，脉络破损，血溢脉外，郁久化热。由于肘部长时间用力，伤及肘部筋脉，筋脉损伤日久，导致气血瘀滞，筋脉失养。本病多发生于矿工，所以又称为"'矿工肘"。

由于外伤后，损伤人体经络气血，气血运行不畅，脉道不通，"不通则痛"，损伤脉络，脉络破损则血溢脉外。留滞于腠理，皮肤之间则肿胀，瘀血内停，郁久化热则红肿，皮温稍高。肘部劳损，伤及肘部筋脉，筋脉损伤日久，导致气血瘀滞，筋脉失其濡养，则关节活动不利。

临床证候

局部疼痛，红肿，皮温稍高，有压痛，关节活动不利，临床检查可见肘关节屈伸活动受限，肿胀处触之有波动感。病程久者，X 线片显示可有钙化阴影。

鉴别诊断

尺骨鹰嘴骨折：尺骨鹰嘴骨折有外伤史，通过肘关节 X 线片检查即可确诊。

推拿治疗

方法一

治则：舒筋通络，祛瘀止痛。

手法：指按、运肘等。

选穴：天井、阿是穴等。

操作：

（1）指按天井：患者屈肘，医者用拇指指尖按压天井穴，以得气为度。

（2）运肘：一手握其患肢腕部，一手托其患肘，反复作肘关节伸屈活动，操作速度由慢而快，再由快而慢，反复操作。

体位：以上患者坐位；医者坐在患者患侧。

方法二

治则：活血消肿，通络止痛。

手法：按、揉、拿、擦、弹拨、拔伸。

选穴：肩井、肩髃、肘髎、臂臑、曲池、尺泽、少海、阿是穴等。

操作：

（1）指按肘部：以右侧为例，拇指分别点按肩井、肩髃、肘髎、臂臑、曲池、尺泽、少海、阿是穴等穴，每穴各治疗 1 分钟，以局部酸胀为度。

（2）揉肘部：在尺骨鹰嘴部施以揉法约 5 分钟，以局部有温热感为度。

（3）弹拨肘部：患者患侧肘关节微屈。医者拇指在肱二头肌肌腱近尺骨鹰嘴处施以弹拨法，操作 3~5 次。

体位：以上患者坐位；医者坐在患者患侧。

（4）拔伸肘关节：力量需持续进行，治疗时间约 1~2 分钟。（图 8-36）

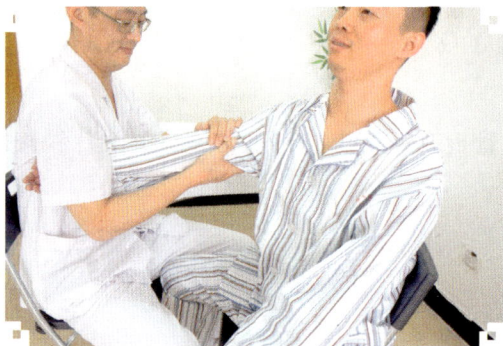

用腋下夹住患侧腕关节，患侧肘关节伸直，嘱患者相对用力以缓慢拔伸患肢。

图 8-36　拔伸肘关节

（5）拿前臂：一手握住患侧前臂，另一手拇指及示、中二指在肱三头肌处施以轻快的拿法，重点作用于肱三头肌近尺骨鹰嘴的肌腱处，此法是治疗本病的关键手法。

（6）擦前臂：自鹰嘴部起沿肱三头肌方向施以擦法，以透热为度。

体位：以上患者坐位；医者坐在患者对面。

注意事项

上述推拿手法治疗适用于本病慢性期，急性期间禁用手法治疗。

第十节　桡骨茎突狭窄性腱鞘炎

桡骨茎突狭窄性腱鞘炎，是指因长期损伤引起位于靠近腕关节桡骨茎突处包裹拇长展肌和拇短伸肌肌腱的腱鞘发生无菌性炎症，而导致腱鞘管壁增厚、粘连或狭窄，从而引发一系列临床症状的慢性劳损疾病。本病的发生与职业密切相关，常见于长期从事腕部活动者，女性多于男性。中医认为本病归属于"伤筋"的范畴。

病因病机

桡骨茎突狭窄性腱鞘炎的发生常由于腕部劳累和频繁活动，使肌腱在腱鞘中过多运动。长期摩擦，或因寒冷刺激，使肌腱与腱鞘发生损伤，腱鞘内产生无菌性炎症。进而出现水肿久之，肌腱机化，腱鞘壁肥厚，管腔狭窄，肌腱受压，肿胀变粗。

临床证候

本病一般发病缓慢，也有因用力过度而突然发病者，前期仅觉局部酸痛，腕背桡侧和拇指周围疼痛，并有压痛，疼痛可向下放射至手指，向上达于前臂，甚至于上臂。拇指内收、外展活动受限或拇指活动无力。后期，由于废用可引起鱼际萎缩，在桡骨茎突处皮下可能触及豆粒大小的肿块，其硬度与软骨相似，此乃肌腱增厚所致。拇指运动时，桡骨茎突处有摩擦感或摩擦音。

鉴别诊断

腕关节扭伤：该病有明显外伤史，损伤部位疼痛、肿胀，活动受限，疼痛部位常与受伤时的腕关节姿势有关。

推拿治疗

方法一

治则：活血化瘀，消肿散结。

手法：揉、按、弹拨、一指禅推、捻等。

选穴：列缺、阳溪、偏历、手三里等。

操作：

（1）腕部松筋：拇指沿患肢前臂背侧手三里、偏历、阳溪、列缺等穴处做揉法、按法、捻法或一指禅，重点在阳溪穴处，取其活血化瘀、舒筋通络的作用，缓解手腕部的疼痛；同时配合患肢腕部的尺侧屈曲被动活动，活动幅度要由小渐大，不可用力过猛。

（2）弹拨腕部：沿前臂外展拇长肌和伸拇短肌到第1掌骨背侧，用轻柔的弹拨法往返治疗5~6遍，重点在阳溪穴处。

（3）腕关节拔伸：用一手夹持患肢拇指近侧患部，相对用力作拇指拔伸，握腕的一手拇指在拔伸的同时按揉阳谷穴。持拇指的一手在拔伸同时作拇指的外展、内收被动活动，最后从第1掌背侧到前臂用擦法治疗，以透热为度。

体位：以上患者坐位，患腕下垫枕，腕背向上；医者坐在患者患侧。

方法二

治则：活血止痛，散结消肿。

手法：按、拔伸、弹拨、拿。

选穴：阳溪、偏历、手三里、合谷。

操作：

（1）按压腕部：一手握住患侧腕关节，另一手拇指在患侧的阳溪、偏历、手三里、合谷的穴位施以按法，以起到活血通络、舒筋止痛的作用。

（2）拔伸腕关节：一手固定患侧肘部，一手握住患侧腕关节施以拔伸手法，在拔伸牵引的情况下将腕关节逐渐尺偏；沿肌腱施以弹拨法数次，以达到解除粘连的目的。

（3）抖腕：右手拇、示指夹住患侧的拇指，抖动腕关节数下，以作用力达到桡侧为度，之后在前臂及腕部施以轻快的拿法，以缓解肌肉痉挛结束治疗。

体位：以上患者坐位，患腕下垫枕，腕背向上；医者坐在患者患侧。

注意事项

（1）避免寒冷刺激，局部保暖。每大热敷两次，每次15分钟。

（2）避免掌指关节过度屈伸和用力过猛。

第十一节　腕管综合征

腕管综合征，是指因腕管内容积减少或压力增高，导致管内正中神经受压，从而引起正中神经运动、感觉和自主神经功能紊乱的临床综合征。本病好发于手工劳动者和40岁以上的女性，以单侧发病多见。中医认为本病属于"伤筋"范畴。

病因病机

腕管是由腕关节掌侧的掌横韧带与腕骨构成骨－韧带隧道，腕管内除有正中神经通过外，还有 4 根指浅肌腱、4 根指深肌腱及拇长屈肌腱通过。在正常情况下，腕管有一定的容积，指浅、指深肌腱在腕管内滑动不会妨碍、损伤正中神经，但当局部骨折脱位、骨质增生、腕横韧带增厚或腕管内容物体积膨大时，引起腕管相对狭窄，腕管内肌腱及正中神经受到挤压而发病。

临床证候

初期手指麻木刺痛，以拇、示、无名指疼痛为主，小指不被累及。一般夜间较重，手部温度升高时较重，劳累后较重，偶有向肩臂部放射感。叩击腕横韧带可引起拇指、示指、中指的放射性触电样刺痛，腕关节掌屈 90°，1 分钟后亦出现拇指、示指、中指的放射性疼痛。甩动手指，症状可缓解。后期出现患手大鱼际肌萎缩、麻木及肌力减弱，拇指、示指及无名指的桡侧感觉消失。拇指处于手掌的一侧不能与掌面垂直，肌萎缩一般在 4 个月后出现，程度与病程长短有关。

鉴别诊断

颈椎病：有颈、肩臂痛，其疼痛多为窜痛，发病年龄多在中年以上，颈椎 X 线片可显示有颈椎骨质退行性变。

推拿治疗

方法一

治则：舒筋通络，活血祛瘀。

手法：一指禅、按、拿、摇、擦等。

选穴：曲泽、内关、大陵、鱼际等。

操作：患者取坐位，患肢自然放松，掌面向下。医者用一手握住患手，另一手用轻柔的擦法沿屈指肌方向自上而下擦之，同时配合轻快的拿法，使前臂肌肉放松，然后再用一指禅法和按法沿手厥阴心包经往复治疗。在曲泽、内关、大陵、鱼际等处重点治疗再用摇法轻摇腕关节，以达到舒筋通络、活血祛瘀的功效。

方法二

治则：活血舒筋，通络止痛。

手法：推、揉、弹拨、拿、按、拔伸、摇。

选穴：内关、外关、大陵、鱼际等

操作：

（1）放松腕部：以左手为例。一手握住患侧腕关节，另一手从腕部起自下而上轻快地推揉3~5次；弹拨大鱼际、腕部韧带及正中神经数次；在腕部及前臂肌群施以拿揉法数次；点按腕部的内关、外关、大陵、鱼际等穴位，以酸痛重胀感为度。

（2）拔伸腕部：患者左前臂处于旋前位，手背朝上。医者双手握住左手掌，双手拇指平放于腕关节背侧，指端按入腕关节背侧的间隙内施以拔伸法，同时摇晃腕关节；拇指按压手腕使其背伸至最大限度，随之再屈曲，同时左右旋转手腕以结束治疗。

体位：以上患者坐位；医者坐在患者患侧。

注意事项

（1）腕部避免用力，注意保暖。

（2）有骨折、脱位者，在骨折愈合、关节复位后，方可推拿治疗。

（3）治疗过程中避免强力、暴力，以免发生新的损伤。

（4）有骨质性病变的，应以手术为宜，避免推拿。

第十二节　腕部腱鞘囊肿

腕部腱鞘囊肿，是指在腕关节或其腱鞘内的囊肿，囊肿表面光滑，好发于腕关节背侧。中医认为本病属于"聚筋"的范畴。

病因病机

腕部腱鞘囊肿多为劳损所致。囊肿的外层为致密性的纤维组织,内层比较光滑,内容物为黏性胶冻样液体。部分患者的囊肿基底部比较广阔,并与关节囊和腱鞘相通。经过长期的慢性炎症刺激,囊壁逐渐肥厚变硬。年青患者多为纤维组织发育异常,多由外伤诱发。年老患者多是由于关节囊或腱鞘受伤后,内膜衬里破裂所致。

临床证候

腕部背侧或掌侧有一高出皮肤、发展缓慢的小囊肿,囊肿表面一般光滑,触诊时呈饱满感,有时可有波动感,边缘大小可发生变动。手腕部有轻度酸痛,或有向囊肿周围的放射性酸痛,手指有乏力感。

鉴别诊断

腕背隆突综合征相:腕背隆突综合征临床表现为第2、3掌骨基底部背侧有局限性骨性隆起,局部有压痛,但腕关节活动不受限制或背伸有轻度受限。腕掌关节背侧切线X光检查,可见第2、3掌骨基底背侧与头骨之间关节侧隙变窄,边缘有唇样骨质增生,局限性骨质硬化。

推拿治疗

方法一

治则:活血祛瘀,理筋散结。

手法:按、揉、搓等。

选穴:腕部周围穴位。

操作:

(1)放松腕部:一将患腕握紧固定并略呈掌屈(或背伸),另一手在囊肿周围应用柔和的按、揉、搓法治疗,使关节放松,以局部充血,起到活血祛瘀作用为度。

(2)推挤囊肿:术后用加压绷带包扎患腕。(图8-37)

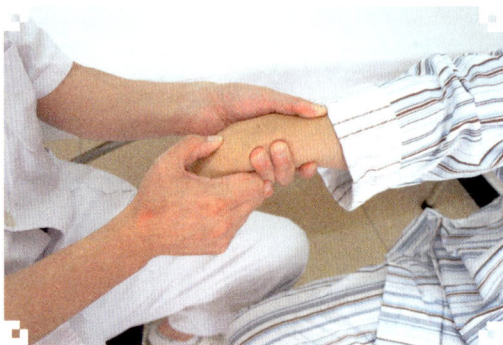

一手握住患手，另一手握住患腕近端，并用拇指按住囊肿，两手相对用力拔伸；在拔伸时，按住囊肿的拇指用力沿肌腱方向挤破囊肿；同时配合腕关节各方位的被动活动。

图 8-37　推挤囊肿

体位：以上患者坐位，患侧肩关节前屈 60°~70°，肘关节伸直；医者坐在患者对面。

方法二

治则：活血化瘀，行气消肿。

手法：按、揉、搓。

选穴：合谷、内关、外关、腕部周围阿是穴等。

操作：

（1）**按揉腕部**：一手握住患侧腕关节，一手拇指按揉患侧的合谷、内关、外关及腕部周围阿是穴等。

（2）**按压囊肿**：一手固定患侧腕关节并使其稍呈现掌屈（或背伸）的体位，另一手拇指持续用力地按压囊肿，直至囊肿破裂。治疗结束后加压包扎 2~3 天。

体位：以上患者坐位，患侧肩关节前屈 60°~70°，肘关节伸直；医者坐在患者对面。

注意事项

（1）拔伸时，腕关节各方位的被动活动对囊肿的挤压动作要同时进行，因此手法要协调准确。

（2）治疗期间，应避免腕关节的用力和寒冷刺激。

第十三节　弹响指

弹响指，又称为"指屈肌腱腱鞘炎"或"扳机指"，是指因手部的长期劳损引起掌指关节基底部腱鞘的无菌性炎症改变，从而导致腱鞘狭窄并压迫屈指肌腱的疾病。本病多起病缓慢，少数则急性发作，任何年龄均可发病，多见于妇女及手工劳动者，任何手指均可发病，尤以拇指、中指、无名指多见，可单发也可多发。中医认为其归属于"伤筋"的范畴。

病因病机

弹响指的发生多数由于手指长期、频繁、快速活动，或长期用力握持硬物，使肌腱和腱鞘间长期受刺激和摩擦，使局部肌腱和腱鞘损伤，发生炎症、水肿、增生。局部腱鞘肥厚、纤维化，形成环状狭窄，压迫水肿的腱鞘，而使狭窄处肌腱因受挤压而变细，未被压挤的肌腱远端则渐呈葫芦形膨大。这类变化多发生于掌指关节的基底部。

临床证候

手指做弯曲动作时，患指可突然停留在半弯曲状态。如再用力屈指，就发生如同扳机样动作并发生弹响声，进而完成屈指动作，患指掌指关节掌侧面可触及肌腱的跳动。当患指由屈指位变为伸直位时，也会出现弹跳动作及弹响。严重时可发生闭锁，使患指停止在伸展或屈曲位上。

鉴别诊断

指间关节扭伤：该病为暴力所致，关节周围肿胀，疼痛剧烈，有功能障碍等。

推拿治疗

方法一

治则：舒筋通络，活血化瘀。

手法：捻、揉、摇、拔伸、弹拨等。

选穴：阿是穴等。

操作：

（1）捻指：一手握住患指末端，另一手拇指和示指在患指掌指关侧周围用轻柔的捻法，往返治疗10分钟，同时配合掌指关节的屈伸活动和环转摇动。

（2）弹拨：拇指按住腱鞘部位，沿患指肌腱做垂直方向地弹拨，往返5次。

（3）拔伸手指：一手拇指和示指捏住患指末端，另一手捏住患指的掌指关节近端，拇指按住患部，沿肌腱方向用力推两次，同时配合摇法，最后以搓腕完成治疗。

体位：以上患者坐位，掌心向上；医者坐在患者对面。

方法二

治则：活血舒筋，通络止痛。

手法：揉、拔伸、弹拨。

穴位：指关节周围的阿是穴。

操作：

（1）按压患部：一手固定患侧腕关节，一手拇指按压患指周围的阿是穴，以酸胀为度。

（2）拔伸患指：一手固定患侧腕关节，另一手拇指与示指夹住患指的远端，两手相互用力以拔伸患指的肌腱数次，沿患指肌腱进行垂直弹拨数次。

（3）推挤囊肿：一手拇指按压患指的结节处，一手握住远端手指，在持续牵引的情况下屈伸患指，屈曲之时拇指将结节用力向腕部推挤数次。

（4）切揉患指：用拇指指甲以中等力度指切结节四周 1~2 分钟，以患者耐受为度；拇指掌面施以轻柔的揉法以结束治疗。

体位：以上患者坐位；医者坐在患者对面。

注意事项

治疗期间，避免掌指关节的过度屈伸或用力捏握硬重物品；注意局部保暖，避免寒凉刺激；临睡做热敷 10 分钟。

第十四节　急性腰扭伤

急性腰扭伤，是指因突然遭受间接外力引起腰部软组织急性损伤的一种常见的外伤性疾病。本病好发于青壮年，若未得到及时有效的治疗可转化为慢性腰痛。中医称之为"臀腰痛"或"瘀血腰痛"，认为其属于"伤筋"的范畴。

病因病机

腰部脊柱前方为松软的腹腔，附近有一些肌肉、筋膜和韧带，没有其他的骨性结构予以保护。且腰部支撑着人体的上半部，从事复杂的运动，是脊柱中活动最多的部位。腰部急性扭伤多发生于腰骶关节、两侧骶棘肌和骶髂关节处。腰骶关节是脊柱运动的枢纽，骶髂关节是躯干与下肢的桥梁，身体重量产生的压力和外来的冲击力多集中于这些部位，所以这些部位损伤的机会较多。人体在弯腰时，先由脊柱两旁的伸脊肌（特别是骶棘肌）收缩，达到维持躯干的位置和抵抗体重的目的。这时如负重过大，迫使肌肉强力收缩，易使肌纤维撕裂，当腰完全屈时，伸脊肌即不再收缩，而主要靠韧带（尤其是棘上、棘间韧带）来支持躯干的位置。这时如暴力冲击，易造成韧带损伤。韧带和肌肉的损伤相互之间有密切关系，如韧带损伤后，屈腰过程中的支持力量势必减弱，需要由肌肉来代偿，日久又会引起肌肉的损伤。引起腰肌急性扭伤的原因很多，例如腰部用力时姿势不当，在光滑地面上行走失足跌倒或下楼梯不慎滑倒，双人搬抬重物时动作不一致，肩扛重物时失足或一手提取重物，举、推、拉重物，以及进行掷投、举重、体操、篮球、足球等运动不当均可引起急性腰扭伤。

清朝沈金鳌在《杂病源流犀烛》中记载："跌仆闪挫，卒然身受，由外及内，气血俱伤病也。何言之？凡人忽跌忽闪挫，皆属无心，故其时本不知有跌与闪挫之将至也。而忽然跌，忽然闪挫，必气为之震，震则激，激则壅，壅则气之周流一身者，忽因所壅而凝聚一处，是气失其所以为气矣。气运于血，血本随气以周流，气凝则血亦凝矣。气凝何处，则血亦凝何处矣。夫气滞血凝则作肿作痛，诸变百出。"说明腰肌急性扭伤多因卒然暴力冲击和闪挫而致气滞血瘀，瘀闭不通而肿胀疼痛。

临床证候

有明显外伤史，有的患者在受伤时可感到腰部有"咯嗒"的响声，患者常能用手指出扭伤或疼痛的区域。伤较重者，随即发生腰部剧痛，活动不便，坐、卧、翻身都有困难，甚至不能起床，咳嗽、深呼吸感到疼痛加重。

也有些患者，在受伤后疼痛并不剧烈，还能继续工作，休息一夜后腰部剧痛，其疼痛有明显局限性。

鉴别诊断

（1）腰椎间盘突出症：该病有腰痛和放射性腿痛，大便、咳嗽等腹压增加的动作时可加剧。腰椎旁压痛明显，直腿抬高试验阳性，膝、跟腱反射减弱或消失。CT 检查有助诊断。

（2）棘上韧带损伤：该病腰部疼痛位于脊柱正中，腰部活动受限，前屈时疼痛明显加重。

（3）腰椎椎体压缩性骨折：X 线片可明确诊断。

（4）横突、关节突骨折：X 线片可明确诊断。

推拿治疗

方法一

治则：舒筋通络，活血止痛。

手法：按、揉、㨰、弹拨、牵抖、斜扳等。

选穴：腰阳关、肾俞、大肠俞、环跳等。

操作：

（1）揉按腰部：先用揉法在腰背部往返治疗 5~6 遍；用按法施术于腰阳关、肾俞、大肠俞等局部穴位处 5 分钟，以起到舒筋通络、活血止痛的作用。

（2）㨰腰部：用㨰法在压痛点周围治疗，逐渐移至痛处，然后在伤侧沿骶棘肌纤维方向用㨰法往返治疗 3~4 遍，手法应由轻渐重、由浅渐深，以达病所。

（3）弹拨腰部：在压痛点处用柔和深沉的弹拨手法治疗 2 遍。

体位：以上患者俯卧位；医者站在患者患侧。

（4）抖下肢：用两手握住患者两足做牵抖。

体位：患者俯卧位；医者站在足端。

（5）腰部斜扳：做腰部斜扳结束治疗。

体位：患者健侧卧位；医者站在患者患侧。

方法二

治则：通经络，和气血，利腰脊。

穴位：肾俞、腰俞、大肠俞、环跳、箕门、委中、阳陵泉、肝俞、昆仑、阿是穴等。

手法：点、按、揉、拿、拔伸、扳、摇。

操作：

（1）放松腰部：在患者腰部皮肤自上而下，先健侧后患侧，施以柔和摩法，操作约为1分钟；拇指在双侧肾俞、腰俞、大肠俞、环跳、箕门、委中、阳陵泉、肝俞、昆仑、阿是穴等穴位施以点按法，每穴各按3~5分钟；双手提拿腰部肌群，方向应与肌腹垂直，反复操作约3分钟；用掌根或小鱼际肌部在患者腰部疼痛处作半环揉约2分钟，然后用右手掌根沿脊柱推揉患侧8~12次，以腰部微热为度。

体位：患者俯卧位；医者站在患者右侧。

（2）腰部斜扳：一手用力向后固定患者的肩部，另一手用掌根和小鱼际肌紧紧按住患者臀部，将臀部推向前方，双手相互配合，此时腰部会出现"咯嗒"响声。

体位：患者侧卧位，双手交叉胸前，上身挺直，屈膝屈髋；医者站在患者背后。

（3）腰部扳法：一上一下各8~12次；最后将双下肢左、右摇摆15°数次，以结束治疗。（图8-38）

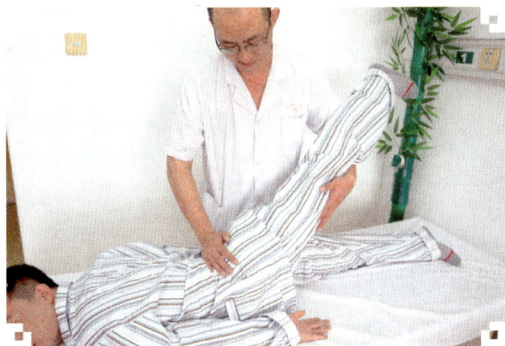

用左前臂托抱住患者一侧下肢大腿下1/3处，用力将下肢向后上扳起（即过伸位），同时右手掌根按压患者腰骶部，双手相互配合。

图8-38 腰部扳法

体位：患者俯卧位，双下肢伸直；医者站在患者右侧。

（1）治疗期间，患者平卧硬板床休息 3~4 天。

（2）避免寒冷刺激。

第十五节　腰肌劳损

腰肌劳损，是指因各种致病因素引起腰部肌肉、筋膜与韧带等软组织的慢性损伤，临床多以腰部酸痛，阴雨天或劳累后加重，适当休息后得以缓解为主要表现的一种疾病。本病起病缓慢，病程长，多见于青壮年，与职业和工作环境密切相关。中医认为本病属于"伤筋"的范畴。

病因病机

（1）劳动中长期处于某种不平衡体位或姿势不良，如车工长期弯腰工作，口腔科医生工作时姿势不良，使腰背肌经常处于牵伸状态，或脊柱侧弯，两侧腰肌的牵拉力不均，久之两侧或一侧腰肌劳损。

（2）急性腰肌扭伤后，未作及时治疗或治疗方法不当，或反复多次损伤，使损伤的软组织未能得到充分修复，局部出血和渗出液不能及时吸收，产生纤维变性或瘢痕组织，压迫刺激神经而引起腰痛。

（3）由于先天畸形，如隐性骶椎裂、下肢畸形、单侧腰椎骶化或椎间小关节不对称等，使腰骶部两侧活动度不同而诱发腰痛。

（4）风湿、寒邪侵袭使腰部肌肉、筋膜、韧带发生痉挛紧张而变性，亦可引起慢性腰痛。

临床证候

腰痛长期反复发作，劳累后加重，休息后减轻，疼痛以腰骶为主。根据劳损部位不同，可有广泛的压痛，压痛一般不明显。腰椎外形多无变化，功能活动范围正常。腰痛常与天气变化有关，阴雨天气、潮湿环境或感受风寒等疼痛均加重。急性发作时各种症状明显加重，并有腰肌痉挛、脊柱侧弯、下肢牵扯痛等症状出现。

鉴别诊断

（1）**陈旧性腰椎骨折**：有明显的急性外伤史，功能活动受限。X线片有明显的椎体压缩变形。

（2）**腰椎结核**：有明显的全身症状，低热盗汗，食欲减退，消瘦等，实验室检查血沉加快。X线片检查示骨质有破坏，亦可有椎旁脓肿。

推拿治疗

方法一

治则：舒筋活血，温经通络。

手法：按、揉、弹拨、擦等。

选穴：肾俞、大肠俞、秩边等。

操作：

（1）**揉按腰部**：用揉法在腰椎两侧沿膀胱经往复治疗10~20分钟；用点按法点按肾俞、大肠俞、秩边等穴，每穴1~2分钟。

（2）**弹拨腰部**：用拇指指腹沿脊椎两侧从上至下轻轻弹拨5~10遍。

体位：以上患者俯卧位；医者站在患者一侧。

（3）**活动腰椎**：一手固定患者双膝，另一手固定患者双踝，做左右摇动，左、右侧各转10遍。再利用医者的体重有节奏地向下按压患者的下肢5~10遍。

体位：患者仰卧位，屈膝屈髋；医者站在患者一侧。

（4）**擦腰背**：在患者腰背部进行擦法，以透热为度，结束治疗。

体位：患者俯卧位；医者站在患者一侧。

方法二

治则：活血止痛，舒筋通络。

取穴：肾俞、关元俞、膀胱俞、大肠俞、八髎、秩边、环跳、委中、承山、殷门、阳陵泉、阿是穴等。

手法：按、揉、㨰、推、擦、拍。

操作：

（1）**分推腰部**：将双手掌放于腰部施以分推法，反复操作数遍，以患者酸痛为度。

（2）按揉腰骶：将双手掌放于根沿脊柱两侧竖脊肌自上而下旋转按揉腰骶部 4~5 遍。

（3）擦腰背：用小鱼际部在腰背部施以擦法，反复操作 5~6 次。

（4）点按腰骶：双手拇指重叠点按大肠俞、八髎、秩边等穴，力度由大到小，每穴点按 1 分钟。

（5）结束手法：一手直擦患者腰背部两侧膀胱经和横擦腰骶部，以透热为度；最后在患者腰部两侧骶棘肌施以拍击法，以皮肤微红为度。

体位：以上患者俯卧位；医者站在患者右侧。

注意事项

（1）在劳动中经常变换体位、姿势，纠正不良习惯。

（2）加强腰部功能锻炼，避免风、寒、湿邪侵袭，注意腰部保暖。

第十六节　腰椎间盘突出症

腰椎间盘突出症，又称为"腰椎间盘纤维环破裂髓核突出症"，是指各种因素造成退行性变后，腰椎间盘受到挤压、牵拉和扭转，而导致腰椎间盘纤维环部分或全部破裂，并连同髓核一起向外膨出或突出，刺激或压迫神经根，以腰腿痛为主要临床表现的疾病。腰椎间盘突出症的发病率很高，本病多见于 20~40 岁之间的青壮年男性重体力劳动者，腰 4、5 之间的椎间盘易发病，腰 5、骶 1 之间的次之，腰 3、4 之间的较少见。

中医学把木症归属于"腰腿痛"的范畴，并提出"肾主腰脚痛"的论点。《普济方》云："夫足少阴肾之经也，属于腰脚而主于骨。搏于经络，流注筋骨，故今腰脚疼痛……"《外科证治全书》云："诸症皆由气血瘀滞不通所致也。"故腰腿痛与气血凝滞、腰肾虚弱和感受风寒湿邪有密切关系。

病因病机

西医学认为本病发生的原因有内因和外因两个方面。内因是椎间盘本身退行性改变或椎间盘发育上的缺陷；外因有损伤、劳损及寒湿之邪等。其发病机制可分为以下几种。

（1）由于腰椎间盘纤维环在后外侧较为薄弱。后纵韧带贯穿整个脊柱，加强了纤维环的稳固，但自第1腰椎平面以下，后纵韧带逐渐变窄，至第5腰椎和第1骶椎间，宽度只有原来的一半，腰骶部是承受动、静力最大的部分。由于后纵韧带变窄造成自然性结构方面的弱点，所以在受到外伤后，最易出现后方两侧纤维环破裂和髓核突出。

（2）椎间盘缺乏血液供给，需通过软骨板渗透作用维持纤维环及髓核的营养。人在30岁左右纤维环开始变性，弹性减小。随着年龄的增长，髓核、纤维环和软骨板的变性逐渐明显。此时如软骨板受到外力损伤，纤维环失去附着而不能抵御髓核的膨胀力，发生破裂，造成髓核向侧后等方向突出，引起神经根或脊髓的压迫症状。

（3）长期劳损或寒冷的影响。纤维环、髓核营养不足或椎间盘发育有缺陷，或纤维环的损伤不能及时修复，如受到寒冷刺激，则肌肉痉挛，血管收缩，血液循环不佳，对变性的椎间盘造成进一步损伤。此时，虽无明显外伤也会引起髓核突出，产生一系列临床症状。老年人椎间盘多已萎缩，髓核、纤维环骨化，张力减小，故遇到损伤后亦可引起本病。

临床证候

腰部疼痛，可呈持续性，也可反复发作，严重者可影响翻身和坐立，休息后症状减轻。下肢放射性疼痛，可与腰痛同时出现，也可单独出现，咳嗽、大便用力、打喷嚏时疼痛及放射痛加重。腰部的屈曲、伸展、侧弯、旋转等功能活动受限，尤以后伸障碍明显。腰椎侧弯，生理前凸变浅或消失，严重者形成后凸。在腰部患侧有明显压痛及放射性疼痛。

鉴别诊断

（1）腰椎或骶髂关节结核：该病常有低热，局部可有剧烈疼痛，腰部有明显叩击痛。实验室检查可见血沉加快，可能有肺结核史。

（2）脊髓马尾肿瘤：该病属于慢性进行性疾病，无间隙自愈现象，马鞍区麻痹，脊柱运动多无明显限制或病理姿态。

（3）腰椎骨折：该病有明显外伤史，局部疼痛明显，X线检查可确诊。

推拿治疗

方法一

治则：舒筋通络，活血止痛。

手法：揉、滚、按、牵抖、捏等。

选穴：肾俞、大肠俞、环跳、承扶、委中、阳陵泉、足三里、绝骨、气冲。

操作：

（1）放松腰腿：在腰背脊柱两侧用揉法和滚法治疗5分钟；在患肢后外侧用捏法治疗5分钟，取其缓解痉挛的作用；用拇指和示指按肾俞、大肠俞方向斜向内下，取其舒筋通络的作用。

（2）腰部搬按：用一手按于腰部，另一手托起对侧下肢，托下肢的手尽量不使膝关节弯曲，进行搬按；做完一侧后改做另一侧。

（3）抖腰部：患者双手握住床头，医者双手握住患者双踝部，在牵引的情况下做上下抖动。

体位：以上患者俯卧位；医者站在患者患侧或床尾。

（4）腰部斜扳：患者伸直健侧下肢，患侧腿屈膝屈髋。医者一手或肘部抵住肩前部，另一手或肘部按压在髂骨后外侧部，双手或双肘对抗施力，将肩部向前下方、臀部向后下方按压，压后即松，使腰部形成连续的小幅度扭转而放松。待腰部完全放松后，再使腰部扭转至有明显阻力时，略停片刻，然后做一个突然的、增大幅度的快速扳动。

体位：患者健侧卧位；医者站在患者对面。

（5）疏通下肢（图8-39）

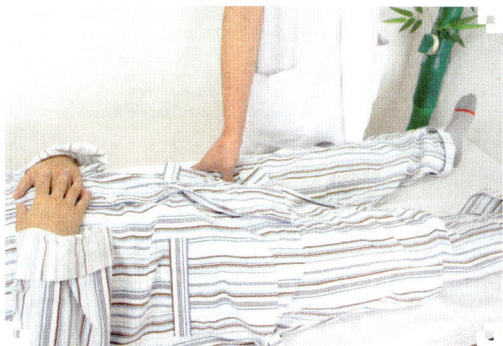

揉法和捏法在患肢前侧股四头肌及阳陵泉、足三里、绝骨等处治疗5分钟，以疏通下肢经脉；再以拇指按压气冲穴2分钟后缓缓放开，结束治疗。

图8-39 疏通下肢

体位：患者仰卧位；医者站在患者患侧。

（6）背法（可选用）：（图8-40）

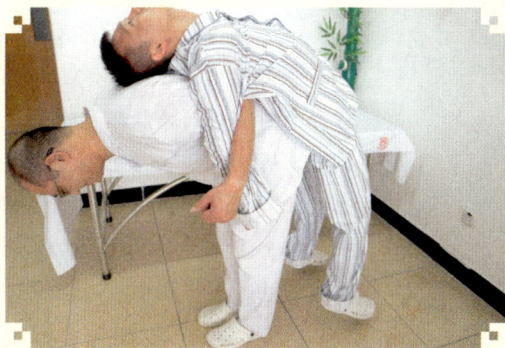

图8-40 背法

医者与患者背靠背站立，双足分开与肩等宽，用两肘勾套住患者肘弯部，然后屈膝、弯腰、挺臀，将患者反背起，使其双脚离地悬空；此时患者头应后侧，紧靠于医者背部。先利用患者自身重力，牵伸腰脊，然后医者臀部可做上下或左右晃动、抖动，使患者腰部和下肢部随之左右摆动，错位的小关节和痉挛的肌肉得以松动；待感到患者处于放松状态时，即做一突发性的、快速的伸膝屈髋挺臀动作，并辅以颤抖，使患椎脊柱突然超后伸。

体位：患者站立位；医者站在患者后侧，背对患者。

方法二

治则：活血化瘀，理筋整复，通络止痛。

手法：揉、搓、推、牵、颤、抖、按。

选穴：肾俞、大肠俞、关元俞、环跳、殷门、委中、承筋、承山、阳陵泉、足三里、绝骨、解溪、阿是穴等。

操作：

（1）**揉背**：用掌根部沿脊柱竖脊肌自上而下施以缓和的揉法，至腰骶部结束，每侧反复操作2~3次；一手拇指自上而下按压脊柱两侧的背俞穴，每穴各1分钟。

（2）**封腰**：两手拇指和中指端在患者两侧腰三角肌处徐徐用力下按椎间盘突出的部位，以酸胀感为度。

（3）**放通**：自腰骶部起自上而下至脚踝部施以揉法，两侧各反复操作3次；双手拇指交替按压臀沟中线、腘窝正中部、小腿后部（相当于承山穴位）、跟腱的外侧及外踝后窝，分别操作1分钟。

（4）**扳按**：操作时，两手扳按用力不宜过猛，以免关节受损伤。此法主

要是以挤压、扳按、牵拉前纵韧带，使前纵韧带弛缓放松，加宽椎体前部的间隙，纠正畸形。（图8-41）

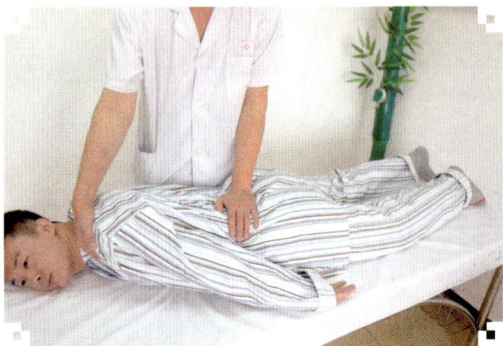

图8-41　扳按

一手托住患者股骨下端前面，另一手按住腰骶关节进行斜向扳按，有时可听到腰骶部关节作响，同法施于对侧；一手扳住患者右肩前上部，另一手按住患者腰骶关节，斜行扳按，有时下腰骶部亦可作响，同法施于对侧。

体位：患者俯卧位；医者站在患者患侧。

（5）牵抖（图8-42）

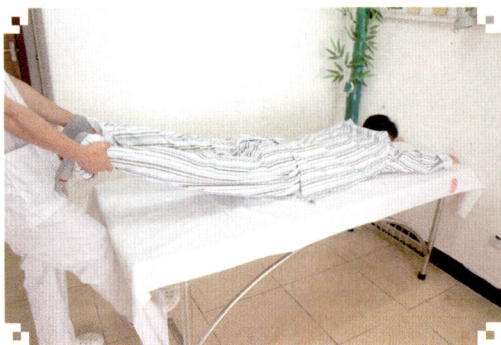

图8-42　牵抖

患者双手紧扣治疗床前缘。医者双手握住患者两足踝部，拉直患者躯干并向后牵引，然后放松两踝部进行横摇摆动，使患者两膝左右旋转，待患者全身肌肉放松，紧握足踝进行突然颤抖；医者右手锁按两足踝部，用左手掌揉其下腰部，患者双手紧扣治疗床前缘。医者双手握住患者两足踝部，拉直患者躯干并向后牵引，然后放松两踝部进行横摇摆动，使患者两膝左右旋转，待患者全身肌肉放松，紧握足踝进行突然颤抖；医者右手锁按两足踝部，用左手掌揉其下腰部。

体位：患者俯卧位；医者站在患者足端。

（6）斜扳：一侧肘内侧抵压在患者髂骨后外侧，另一侧肘外侧顶压在患者肩关节前部，先前后晃动患者躯体，使患者放松；然后两肘关节相对用力，使患者腰椎旋转，当旋转至最大幅度时，稍加力增加患者腰部活动度5°～10°，可听到腰椎关节部作响，同法施于对侧。施术用力时不宜过猛，以免发生关节突损伤。斜扳法主要是将患椎间隙错开，并拉紧关节囊和韧带，有改变突出物位置、缓解神经根受压状态的作用。

体位：患者健侧卧位；医者站在患者背后。

（7）滚迭：注意旋摇转动时，力量要平均一致，宣泄腰部肌肉的紧张。（图8-43）

医者两手分别挟住患者一侧膝关节，两手配合施以左右摇法，每侧操作7~8次；然后一手推按患者一侧膝关节倾斜，另一手按住患者对侧肩前部，两手同时按压之，相同发放作用于对侧。

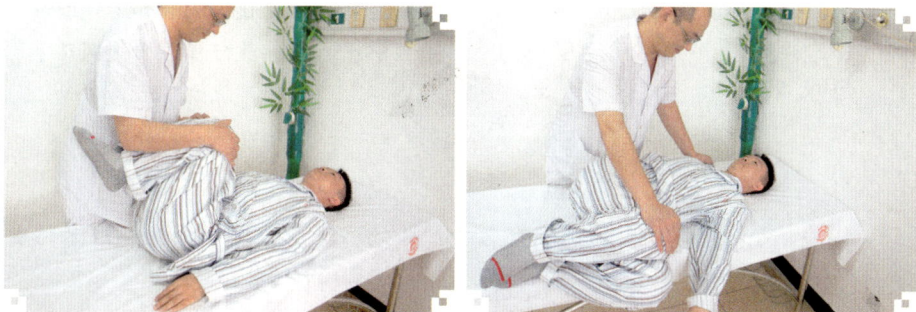

图8-43 滚迭

体位：患者仰卧位，屈膝屈髋；医者站在患者身侧。

（8）宣泄：医者沿患者大腿根部自上向下顺揉至小腿踝关节，反复操作2~3次；双手大拇指迭压踝后窝半分钟左右，以患者感觉酸痛有热感为度，刈侧下肢施以同样方法。

体位：患者仰卧位；医者站在患者身侧。

（9）压牵（图8-44）

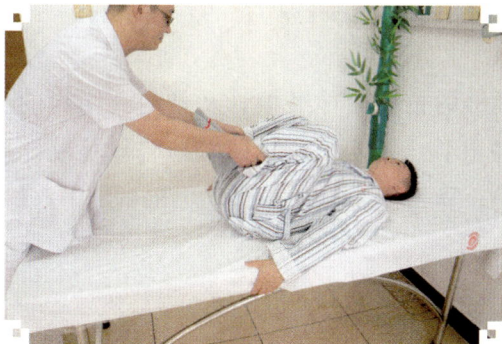

图8-44 压牵

医者两手用力下按患者双膝，以耐受为度。按压结束后医者再以两手握住患者两踝上部，用力向下拉伸。

体位：患者仰卧位，两手紧握床缘，双膝屈曲，接近腹壁；医者站在患者足端。

（10）起伏（图8-45）

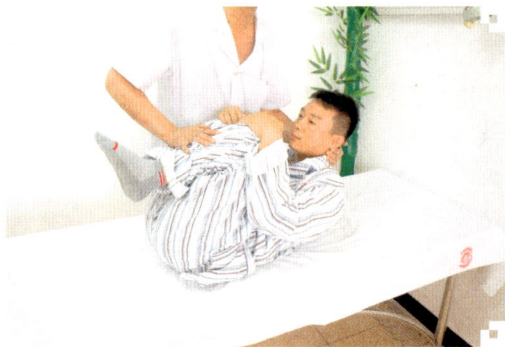

图8-45　起伏

医者一手握住患者双下肢胫骨中部，另一手握住患者颈部后侧，嘱患者仰面向后倒下，医者双手配合，前后扶按起伏，患者如不倒翁状，最后握住患者两踝部，再次向下拉伸以结束治疗。

体位：患者仰卧位，两手指交叉于屈曲的膝关节前方以固定；医者站在患者患侧。

注意事项

（1）患者要平卧硬板床，注意腰部保暖。

（2）治疗前应排除其他骨质病变。

（3）恢复后加强腰部的功能锻炼。

（4）牵抖时要使躯干呈波浪式活动，用力不可过猛，以免发生意外损伤。

第十七节　腰椎椎管狭窄症

腰椎椎管狭窄症是指腰椎的椎管、神经根管及椎间孔结构的变形或狭窄，引起马尾神经及神经根受压，从而产生的相应临床症状。本病多发生于中年男性，以腰4、5，腰5骶1为好发部位。相当于中医的"腰部伤筋"。

病因病机

椎管的构成是由各椎骨的椎孔相连而成，上自枕骨大孔，下至骶管裂孔，与脊柱弯曲度一致。椎管前壁为椎间盘和后纵韧带，侧壁为椎弓根和后纵韧带的内侧部分，后壁为椎板和黄韧带。椎管内有脊髓、脊神经根、脊髓被膜及血管。椎管各段的形状及粗细不完全相同。腰部椎管呈三角形，较宽，相当于第 5 腰椎的椎管处最宽。

腰椎管狭窄包括椎管、侧隐窝及椎间孔某处或多处狭窄。一般分为先天性和后天性两种腰椎管狭窄。先天性腰椎管狭窄，是指椎管本身由于先天或发育因素导致的腰椎管狭窄，其表现为腰椎管的前后径及左右径均比正常狭小，整个腰椎管是均匀一致的狭窄，可见于侏儒症、椎弓根短等先天性椎管狭小，但较少见。后天性腰椎管狭窄多由于骨质增生、黄韧带肥厚、退行性改变、外伤等因素引起。其病理表现为椎体后缘及关节突骨质唇样增生，形成骨赘，使椎管和椎间孔变窄。外伤或其他因素造成黄韧带肥厚，可使椎管和侧隐窝的前后径均变小，故后天椎管狭窄最多见。年龄增大，腰椎间盘萎缩，椎间隙变窄，腰骶角增大，以至关节突退行性改变，导致椎体假性滑脱或球形关节形成，也可造成椎管狭窄；外伤后引起硬膜外充血机化或骨折后因骨痂形成突入椎管，造成相应部位的椎管狭窄；脊椎融合术后造成医源性椎管狭窄；另外如氟骨症、软骨发育不良、椎管内静脉曲张等亦可造成椎管狭窄。

临床证候

腰痛，一侧或双侧下肢疼痛、麻木、无力，疼痛呈持续性或间断性，行走或站立时症状加重，下蹲或休息后症状减轻。

鉴别诊断

腰椎间盘突出症：该病有腰痛和放射性腿痛，大便、咳嗽等腹压增加的动作时可加剧。腰椎旁压痛明显，直腿抬高试验阳性，膝、跟腱反射减弱或消失。CT 检查有助诊断。

推拿治疗

方法一

治则：活血化瘀，通络止痛。

手法：按、揉、擦、拿等。

选穴：肾俞、命门、大肠俞、秩边、环跳、委中、阳陵泉、绝骨等。

操作：

（1）擦揉背腰：先用掌根揉法和擦法在患者背及腰部两侧治疗10分钟。

（2）点按腰腿：用拇指点按肾俞、命门、秩边等穴，以舒筋通络，活血止痛，缓解局部痉挛。

（3）拿下肢：沿臀部、大腿后侧、小腿后外侧以拿法治疗5分钟。

体位：患者俯卧位；医者站其患侧。

（4）拿揉下肢：以拿法、揉法、按法在大腿前侧髂腰肌、股四头肌及阳陵泉、解溪、绝骨等穴处治疗10分钟。

（5）活动关节：患者屈膝屈髋，医者一手按住患者双膝，另一手按住患者双踝关节左转10次、再右转10次结束治疗。

体位：以上患者仰卧位；医者站在患者一侧。

方法二

治则：舒筋整复，活血止痛。

手法：揉、擦、拨、牵、推等。

选穴：命门、腰阳关、肾俞、委中、跗阳、三阴交等。

操作：

（1）松解腰肌：用掌揉法和擦法在腰部两侧及腰骶部治疗10分钟，拨揉命门、腰阳关、肾俞、委中、跗阳、三阴交等穴各1分钟。

体位：患者俯卧位；医者站其患侧。

（2）推扳腰部：一手置于患者肩前，另一手扶髂后部，用推扳法在腰部反复治疗1分钟。

体位：患者侧卧位；医者站其背侧。

（3）牵引下肢：拿揉腹部3~5遍，再握双下肢踝部向下牵引1分钟，然后双手配合向内侧晃动5遍。

（4）推下肢：用推法分别在下肢外侧至足背，股内收肌至内踝，胫骨粗隆部至外踝施治3遍，以患者微汗为度，结束治疗。

体位：以上患者仰卧位；医者站其患侧。

（1）本病治疗手法以柔和为主，切忌用粗暴的手法。

（2）治疗期间应嘱患者注意腰部保暖，平卧硬板床。

第十八节　腰椎滑脱症

腰椎滑脱症是指腰椎失稳，椎间盘退变致椎体向后滑脱或腰椎峡部裂致椎体向前滑脱而引起的一系列临床症状。第5腰椎为本病的好发部位。相当于中医的"骨关节错缝"。

病因病机

（1）先天因素：在胚胎期脊柱的发育过程中，椎弓左右各有两个骨化中心，即上关节突、椎弓根、棘突的一半和下关节突、椎板、棘突的另一半。如这两个骨化中心在骨化过程中发生了障碍则形成峡部的缺损。

（2）损伤因素：在椎弓峡部先天性发育缺陷的基础上，再由各种外伤、劳损等外因亦可诱发本病。一般情况下，第5腰椎承接上部脊椎的重力较大，谷易产生积累性劳损，在此基础上弯腰时，骶骨上面倾斜度加大，身体重心前移，峡部受力更大。当腰椎过伸时，第4腰椎下关节突可从上面直接加压于第5腰椎的峡部，使峡部受到相邻上、下两关节突的钳夹而受损害，同时出现腰椎滑脱。

临床证候

腰痛最为常见，呈持续性或间歇性，或在过度负重受压、运动时才有疼痛出现。大多局限在下腰部，亦可出现单侧或双侧的坐骨神经痛。

鉴别诊断

（1）**腰椎间盘突出症**：该病有腰痛和放射性腿痛，大便、咳嗽等腹压增加的动作时可加剧。腰椎旁压痛明显，直腿抬高试验阳性，膝、跟腱反射减弱或消失。CT检查有助诊断。

（2）**强直性脊柱炎**：该病有腰背部酸痛和腰骶部不适，夜间或长时间静止后加重，腰部活动受限，晨起尤为明显；X线片检查可见边缘锯齿状破坏，严重者有特征性的竹节样脊柱。

推拿治疗

方法一

治则：舒筋通络，解痉止痛。

手法：揉、按、擦、拿、牵等。

选穴：肾俞、大肠俞、小肠俞等。

操作：

（1）**按揉腰骶**：用掌根揉法、按法在腰骶部两侧骶棘肌处治疗5分钟，手法不宜过重。

（2）**点按背腰**：用点按法在肾俞、大肠俞、小肠俞等穴处治疗，每穴半分钟，以起到缓解痉挛的作用。

（3）**擦背腰**：用擦法在两侧骶棘肌处治疗，以透热为度。

（4）**牵腰脊**：患者双手握住床头，医者双手握住患者双踝部牵引2~3分钟，由轻渐重，不可用力过猛。

体位：以上患者俯卧位。

（5）**被动运动**：做患者双下肢屈膝、屈髋的被动运动，结束治疗。

体位：患者仰卧位。

方法二

治则：通络止痛，理筋解痉。

手法：揉、按、拿、推、擦等。

选穴：肾俞、关元俞、上髎、次髎、环跳、委中、承山、髀关、梁丘等。

操作：

（1）**腰部松筋**：用手掌掌根揉法或拇指按法在上背部至腰骶部治疗5分钟；再用按法、揉法施治于两侧腰肌及腰肌外侧缘7分钟，以缓解腰背肌痉挛；然后弹拨环跳、委中、承山穴各半分钟，以放松腰部肌肉。

体位：患者俯卧位；医者站其右侧。

（2）**辨证治疗**：①后滑脱者：以一侧掌根或肘尖推按向后滑脱的腰椎，

另一手扳患者对侧肩部，医者两手交错用力并嘱患者呼气，反复1~3次，结束治疗。操作时先施治于患侧，然后再健侧，动作轻稳协调，可听到复位的响声。②前脱位者：患者仰卧位。医者站其右侧，掌根揉按患者下腹部及髀关、梁丘，以放松腹肌；以一侧掌根紧贴向前滑脱的椎体进行推按，另一手牵引患者对侧手腕部，医者交错用力嘱患者屈膝，反复1~3次；以双手按揉下腹部，并由脐向下推，反复数次，结束治疗。

注意事项

（1）手法要轻柔，切忌手法粗暴或不适当的被动运动。

（2）休息，减少腰部活动量及负重。腰痛明显者可用腰围固定。

第十九节　第三腰椎横突综合征

第三腰椎横突综合征是指第3腰椎横突的周围组织损伤，引起第3腰椎横突部位明显压痛或伴下肢放射痛为主要表现的一种疾病。又称"第三腰椎横突滑囊炎""第三腰椎横突周围炎"，多发于青壮年体力劳动者。相当于中医的"腰痹"范畴。

病因病机

第3腰椎位于腰椎生理前突的顶点，是腰椎活动的中心和枢纽。当腰椎前屈、后伸、左右侧弯、左右旋转时，第3腰椎横突所受的牵拉力最大。而且第3腰椎横突较其他腰椎横突长，故受杠杆作用最大，而附着在横突上的肌肉、韧带、筋膜等组织，在腰椎活动时所承受的拉力也最大。所以当腰部受到外伤、慢性劳损或腰椎发生侧突畸形时，引起局部水肿、出血、浆液性渗出、无菌性炎症等。压迫脊神经后支的外侧支，或将神经束缚在肌肉、筋膜之神经的血液营养障碍，导致神经水肿、变粗，供血不足，从而产生一系列临床症状。

临床证候

腰部一侧或两侧有慢性疼痛史，腰部活动不利，晨起或弯腰疼痛加重。

第 3 腰椎横突顶端有明显压痛，可触及能活动的肌痉挛结节，腰部肌张力增高，每遇受寒或劳累后症状加重。疼痛有时放射到臀部，沿大腿向下，但在膝平面以上。腹压增高时疼痛不会加重。

鉴别诊断

（1）腰椎间盘突出症：该病有腰痛和放射性腿痛，当进行排便、咳嗽等导致腹压增加的动作时可加剧。腰椎旁压痛明显，直腿抬高试验阳性，膝、跟腱反射减弱或消失。CT 检查有助诊断。

（2）急性腰扭伤：有明显外伤史，患者常能用手指出扭伤或疼痛的区域，疼痛性质多为刺痛。

推拿治疗

方法一

治则：舒筋通络，活血止痛。

手法：按、揉、弹拨等。

选穴：肾俞、居髎等穴及阿是穴。

操作：

（1）按揉腰背：在患侧的腰背部沿膀胱经由上而下用按揉法治疗 5~6 遍，重点在患者的阿是穴、肾俞、居髎等穴位处，以缓解局部痉挛。

（2）按压腰部：通过定位找到第 3 腰椎棘突，并向其两侧腰肌的外缘探寻，找到压痛点后，用双拇指重叠向前内按压，如遇有硬结或条索样的改变，即弹拨 3~5 遍。弹拨法应与按揉手法交替进行，重复 2~3 遍。

（3）腰部斜扳：若腰部活动受限，还可配合腰部斜扳手法。

（4）擦腰骶：以擦法沿骶棘肌方向治疗，以透热为度结束治疗。

体位：以上患者俯卧位；医者站在患者患侧。

方法二

治则：舒筋解痉，化瘀通络。

手法：按、揉、擦、抖等。

选穴：阿是穴、委中等。

操作：

（1）按揉腰部：在患者腰部内侧用掌根按揉法治疗 5 分钟，重点在肌紧张侧，以缓解肌肉痉挛。然后在压痛点用拇指按揉约 3 分钟。

（2）擦腰骶：以小鱼际擦法在腰部脊柱两侧的肌肉和腰骶部治疗，以透热为度。

体位：以上患者俯卧位；医者站其右侧。

（3）被动运动：使患者做屈髋屈膝的被动运动，反复 5~6 遍。

（4）按揉委中：用按揉法在委中穴施治 1 分钟，以酸胀为度。

（5）抖腰：用下肢及腰部抖法治疗 2~3 次，结束治疗。

体位：以上患者仰卧位；医者站于患者右侧及足端。

注意事项

（1）使用弹拨手法时，以患者能忍受为度，切不可使用暴力，避免新的损伤。

（2）治疗期间，避免腰部过度的后伸和前屈及旋转活动。

（3）宜睡硬板床，加强腰肌的功能锻炼。

（4）注意局部保暖，不可受寒。

第二十节　强直性脊柱炎

强直性脊柱炎是累及骶髂关节、椎间关节、椎旁韧带，导致脊柱关节强直、畸形的一种慢性炎症性疾病，又是自身免疫性疾病。属于中医"脊痹"范畴。

病因病机

中医学所指痹证，为经脉不通，风、寒、湿邪痹阻而致，不通则痛。其以风邪胜者，痛无定所，游走窜痛为行痹；以寒邪胜者，痛而不移为痛痹；以湿邪胜者，痛而肢体沉重，缠绵难愈为着痹。临床上三邪常杂合而致。给患者带来极大痛苦，甚者关节变形，生活不能自理。

发病缓慢，全身酸痛，主要是腰痛和弯腰困难。先在骶髂关节部位产生疼痛，然后向上扩散至腰椎，再向上可至胸椎，最后可致颈椎。后期，脊柱强硬，严重者驼背畸形，不能直立平视。

鉴别诊断

（1）**腰椎间盘突出症**：该病有腰痛和放射性腿痛，进行排便、咳嗽等腹压增加的动作时可加剧。腰椎旁压痛明显，直腿抬高试验阳性，膝、跟腱反射减弱或消失。CT 检查有助于诊断。

（2）**风湿性关节炎**：该病多在肘、肩、膝等大关节部位发病。疼痛呈游走性，时有关节红肿热痛，关节腔可有积液，可伴有心脏病变。关节活动正常，无骨质改变，可有软组织肿胀。

推拿治疗

方法一

治则：祛风散寒，通络止痛。

手法：揉、搓、按、扳、牵等。

选穴：风池、风府、肩井、夹脊、肾俞、大肠俞、命门、秩边、环跳等。

操作：

（1）**背腰松筋**：患者胸腹部垫以枕头，使前胸悬空，两臂肘关节弯曲放于枕旁。医者用搓法和揉法在脊柱两侧夹脊穴自上而下治疗 10 分钟；再用肘按或指按脊柱两侧膀胱经及秩边、环跳、居髎等穴，起到祛风、散寒、止痛的作用。

体位：患者俯卧位；医者站其一侧。

（2）**放松颈肩**：用搓法施于颈项两侧及肩胛部；同时配合颈部左右旋转及俯仰活动，再捏拿风池、肩井穴。

（3）**胸部舒筋**：患者两肘屈曲，抱于后脑枕骨部，两手指交叉握紧。医者站其背后，以膝部抵住患者背部，再以两手握住患者两肘，作向后牵引扩胸及俯仰动作。

（4）擦脊柱：最后用擦法在脊柱两侧治疗 10 分钟，以透热为度。

体位：以上患者坐位；医者站在患者后方。

方法二

治则：化瘀止痛。

手法：推、拨、按、牵抖等。

选穴：髀关、风市、阳陵泉、足三里等。

操作：

（1）推、拨脊柱：用掌推法沿督脉由下向上施 50 次，沿膀胱经由上向下施 50 次，以舒经活络；再用拨法在两侧骶棘肌施治 2 分钟。

（2）按压脊柱：用按压法配合呼吸在脊柱、胸背、腰骶处治疗 5~6 遍，呼气时按压，吸气时松开。

体位：以上患者俯卧位；医者站在患者一侧。

（3）被动活动：使髋关节被动屈伸、外展、外旋，并迅速向下牵抖伸直下肢，反复 3~5 遍，以恢复髋关节运动功能。

（4）按揉下肢：用按揉法在髀关、风市、阳陵泉、足三里穴各治疗 1 分钟。

（5）掌推脊柱：用掌推法在脊柱两侧自上而下施治 5~6 遍，结束治疗。

体位：以上患者仰卧位；医者站在患者患侧。

注意事项

（1）年龄愈小，本病发展愈快，宜早期治疗和适当锻炼。

（2）手法要适度，循序渐进，一般先松解髋关节，然后再运动腰背脊柱关节。

（3）需保暖，避免过劳。

第二十一节　梨状肌综合征

梨状肌综合征是指由于梨状肌损伤，引起局部炎症反应刺激或压迫坐骨神经致一侧臀腿痛为主要表现的临床综合征。属中医的"胯部伤筋"范畴。

病因病机

本病多因外伤或髋部过度用力，造成梨状肌受到主动或被动牵拉而急性损伤。损伤后导致气血运行不畅，不通则痛，血瘀筋膜、脉络而肿胀。正如《素问·阴阳应象大论》所云："气伤痛，形伤肿。"若急性损伤迁延日久，出现局部肿胀、变性粘连等改变，极易复感风寒湿邪而加重筋脉损伤。如《素问·举痛论》所云："寒气入经而稽迟，涩而不行，客于脉外则血少，客于脉中则气不通，故卒然而痛。"

临床证候

臀部深在性酸胀、发沉、有时伴有患侧大腿后侧及小腿外侧疼痛，咳嗽、大便用力时疼痛加重。自觉患肢变短，跛行。日久患肢肌肉渐渐萎缩。

鉴别诊断

（1）腰椎间盘突出症：有明显的腰椎旁压痛点，并伴有向下肢放射性痛，膝、跟腱反射减弱或消失等，直腿抬高试验阳性。

（2）髋部骨折：股骨颈骨折、股骨粗隆骨折均有明显外伤史，多发生在老年人。跌倒后髋部疼痛，不敢站立和走路。患肢多有屈髋、屈膝及外旋畸形，足跟纵向叩击阳性。X线片可显示骨折线。

（3）骶髂关节损伤：可因外伤、劳损、类风湿等原因引起，主要症状是骶髂关节区疼痛、压痛、叩击痛，临床检查可见床边试验和4字试验阳性等。

推拿治疗

方法一

治则：舒筋活血，通络止痛。

手法：㨰、揉、点按、弹拨、捏拿等。

选穴：环跳、秩边、承筋、委中、阳陵泉、风市、丘墟、阿是穴等。

操作：

（1）放松患部：在患者患侧腰、骶、髋及下肢自上而下施以推法，配合㨰法及掌揉法，以活血祛瘀，舒筋通络。

（2）按压下肢：用拇指（单手或双手拇指重叠）点按环跳、秩边、承筋、委中等穴，以解痉止痛。

（3）弹拨下肢：双手拇指在梨状肌及大腿后侧，由轻而重、由重而轻地进行弹拨，以松解粘连，缓急止痛，促进气血流通。

体位： 以上患者俯卧位；医者站在患者患侧。

（4）屈伸髋膝：医者立其前，一手扶膝，另一手扶踝，双手同时作髋、膝关节屈伸运动，以滑利关节、舒筋通络。最后行髋部及下肢捏拿法，理顺筋脉。

体位： 以上患者健侧卧位；医者站在患者前面。

方法二

治则： 理筋止痛，通络活血。

手法： 按、提、牵、屈伸等。

选穴： 太溪、解溪、足三里、风市、冲门、气冲、环跳等。

操作：

（1）按压下肢：在太溪、解溪、风市、冲门穴各按压1分钟，以通经活血。

（2）提拉下肢：对踝关节施以轻提拉3~5遍；在足三里穴至外踝上部按揉2分钟；再以提拉法施治于股四头肌联合腱3~5次。

（3）牵引下肢：夹患肢向下牵引1分钟。

（4）按压气冲：按压气冲穴1分钟，以患肢透热为度。

体位： 以上患者仰卧位；医者站在患者左侧。

（5）挤按梨状肌：治疗1分钟。（图8-46）

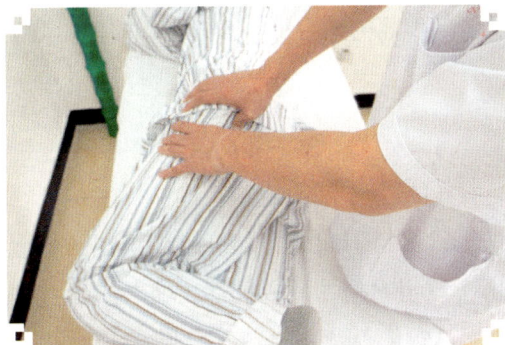

将梨状肌条索分为三点，用两拇指在各点横向对挤，并向上向外旋转。

图8-46 挤按梨状肌

127

（6）推按髋部：治疗1分钟。（图8-47）

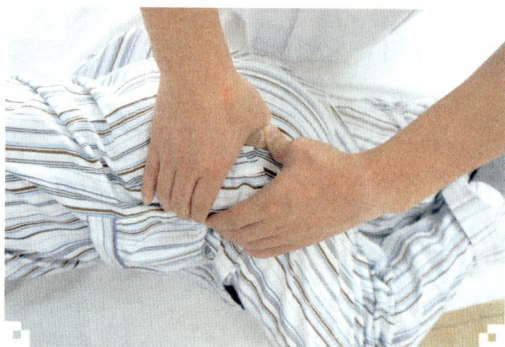

在患侧股骨大粗
隆尖端部，用双手拇指
重叠向前推按，余四指
置于髂前上棘处向后
推按。

图8-47　推按髋部

（7）按压环跳：用双手拇指按压环跳穴1分钟，以下肢放射酸胀感或麻感为度。最后屈伸膝关节2~3次结束治疗。

体位：以上患者健侧卧位；医者站于患者背侧。

注意事项

（1）注意保暖，防止潮湿受凉。

（2）急性期局部不宜用重手法刺激，应行经穴推拿，行弹拨手法后要注意放松筋脉。治疗手法要循序渐进，由轻而重，由重而轻，防止进一步的损伤。

第二十二节　臀上皮神经损伤

臀上皮神经损伤是指臀上皮神经在活动过程中受到牵拉、压迫等损伤引起局部炎性反应，造成腰臀部及腿部疼痛的综合征。属中医"筋伤"范畴。

病因病机

臀上皮神经由L_{1-3}脊神经后支的外侧支组成。

（1）身体突然扭伤、闪挫等，极易引起腰臀部纤维组织损伤，造成该神经在走行中移位，也可由于软组织损伤后，局部出血、渗出，刺激臀上皮神经而发此症。

（2）慢性劳损致局部神经、韧带、软组织的持续性损伤，亦可形成本病。

临床证候

1. 急性损伤

有闪挫、扭伤等外伤病史，患侧腰臀部疼痛，同时伴有大腿部疼痛，起、坐及翻身困难、弯腰等活动受限，并可在局部软组织处触到条索状硬物。

2. 慢性劳损

有慢性劳损病史，患侧腰臀部酸痛，有时伴大腿部疼痛，活动时有不适感。

鉴别诊断

第三腰椎横突综合征：表现为腰部一侧或两侧的慢性疼痛，晨起或弯腰时疼痛加重，检查发现第三腰椎横突部位压痛明显。X线片检查可见第三腰椎横突过长，有时左右不对称等。

推拿治疗

方法一

1. 急性损伤

治则：活血舒筋，散结止痛。

手法：㨰、揉、点按、弹拨等。

选穴：志室、大肠俞、环跳、承扶、承山、阿是穴等。

操作：

（1）松解患部：用㨰、按、揉法施于腰背部至臀，对患侧局部重点施治，然后用拇指点按志室、大肠俞、承扶、阿是等穴。用此手法来松解痉挛，活血通络，促进局部的血液循环，改善局部出血、渗出等病理变化。

（2）弹拨患部：用双手拇指弹拨患侧条索状紧张肌群，由轻而重，最后再在患侧局部行掌揉、擦法。此法可理顺筋脉，解痉止痛。

体位：以上患者俯卧位；医者站在患者患侧。

2. 慢性劳损

治则：舒筋活络，散结止痛。

手法：擦、揉、点按、弹拨、捏提、推搓等。

选穴：肾俞、大肠俞、关元俞、志室、环跳、承扶、委中、阿是穴等。

操作：

（1）松解患部：在腰背部至臀施以擦、揉法，然后用双手拇指或肘尖点按肾俞、大肠俞、关元俞等穴，由轻而重，以患者有酸胀热感为度。

（2）弹拨患部：用双手拇指由上而下弹拨病侧肌群，范围由大而小，用力由轻而重。擦、揉法可舒筋活络，点按上述诸穴可补肝肾、行气血，弹拨手法可解痉止痛，散结活血。

（3）捏提患部：用双手捏提患者两侧腰及腰骶部患病肌群，重点捏提两侧肾俞、命门穴。以此法理顺筋脉，松解粘连。最后施以腰臀部擦按揉法。

体位：以上患者俯卧位；医者站在患者患侧。

方法二

治则：舒筋活血，通络止痛。

手法：推、牵、击、擦等。

选穴：环跳、居髎、阿是穴等。

操作：

（1）掌推患部：用掌推法自第2腰椎水平推至膝部8~10遍，以舒筋活血，缓解肌痉挛。

（2）牵引患肢：用牵引法使患肢外展、外旋牵引约2分钟。

（3）点按患肢：用拇指点按环跳、居髎、坐骨结节处施治1分钟。

（4）弹拨患部：用弹拨法在局部条索状处治疗2分钟以解痉止痛。

体位：以上患者俯卧位；医者站在患者患侧。

（5）掌击患部：用掌根击法侧击髂嵴最高点内侧条索状物3次，每次间隔数秒。

（6）擦患部：沿臀上皮神经走行方向施用擦法2分钟，以透热为度，结束治疗。

体位：以上患者侧卧位；医者站在患者对面。

注意事项

（1）适当卧床休息，避免腰部剧烈旋转活动。

（2）平时注意预防，应长期坚持腰背、腹肌锻炼，注意劳逸结合。

第二十三节　骶髂关节紊乱症

骶髂关节紊乱症即骶髂关节损伤与错位，引起坐骨神经痛、盆腔脏器功能紊乱、骶髂关节炎症等多种临床表现的病症。多发于青壮年妇女，是引起腰腿痛的常见病因之一。本症属中医"筋伤"范畴。

病因病机

骶髂关节局部遭受钝重的外力打击、挤压、冲撞等直接作用，或由高处坠下，因单臀、单足着地等传达暴力间接作用或弯腰负重、扭转等，造成损伤。损伤后造成肌肉、韧带等组织的病理改变，出现局部充血、水肿等。正如《跌仆闪挫源流》所云："跌仆闪挫卒然受身，由外及内，气血俱伤故也。"扭伤后造成筋脉拘急，血脉不畅，血瘀气滞。

临床证候

下腰部一侧局限性疼痛，站立或行走时疼痛加重，腰部活动受限，患侧下肢不敢负重，躯干向病侧前倾。

鉴别诊断

（1）**骶髂关节错缝**：两者临床表现和体征相似，但骶髂关节错缝出现双下肢量比差，X线检查示骶髂关节间隙变窄，陈旧者可出现骨质增生。

（2）**骶髂关节结核**：有消瘦、低热、盗汗等全身表现。X线早期可见关节间隙变宽，晚期骨质破坏等。本病无外伤史或仅有轻微外伤史就出现局部症状。

推拿治疗

方法一

治则：活血通络，解痉止痛。

手法：按揉、点按、擦等。

选穴：八髎、环跳、委中、阿是穴等。

操作：

（1）**按揉背腰**：由骶棘肌自上而下，经臀至骶髂关节处按揉，在病变骶髂关节处重点施治。

（2）**点按下肢**：用双手拇指或肘尖点按八髎、环跳、委中、阿是等穴，由轻而重，以酸胀麻木为度。按揉、点按等法可舒筋活血止痛。

（3）**过伸扳法**（图8-48）

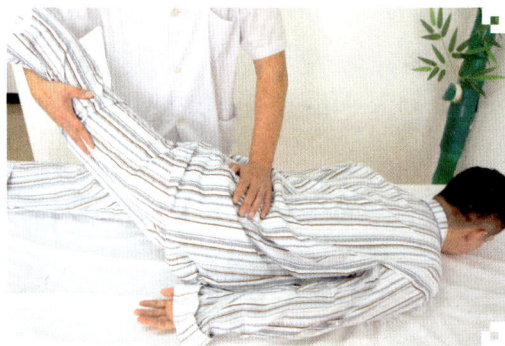

医者一手按在骶髂关节疼痛处，另一手扳住患侧下肢的膝关节向后上方做过伸法活动。

图8-48　过伸扳法

（4）**患部拨筋**：在骶髂部及臀部做拨筋法及擦法，以理顺筋脉，温散瘀血，解痉止痛。

体位：以上患者俯卧位；医者站在患者患侧。

方法二

治则：舒筋活血，理筋整复。

手法：拨、拿、揉、点按、扳、挤压、推法。

选穴：大肠俞、小肠俞、阿是穴、居髎、阳陵泉。

操作：

（1）**揉拨患部**：在患侧腰部、骶髂部及下肢外侧施以掌揉法数次，然后在骶髂部及臀部施以弹拨法 3~5 次，手法不宜过重，以患者感觉酸痛为度。

（2）过伸扳法：以左手拇指点按大肠俞、小肠俞、骶髂关节处的痛点，右手扳住患侧下肢的膝关节向后上方作过伸扳法 3~5 次。

体位：以上患者俯卧位；医者站在患者患侧。

（3）点按下肢：以拇指点按居髎、阳陵泉各 1 分钟，以感觉酸痛为度。若骶髂关节向后错位，可施以腰部侧扳法。

体位：患者健侧卧位；医者站在患者背后。

（4）**拿揉患肢**：患侧下肢前外侧作拿揉法数遍。

（5）**患肢屈膝屈髋挤压法**：若骶髂关节向前错位，可操作该法。（图 8-49）

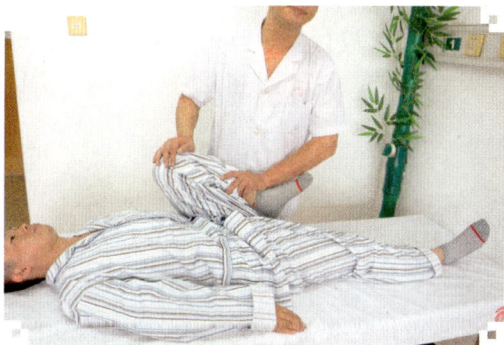

图 8-49 患肢屈膝屈髋挤压法

患者屈膝屈髋至最大限度，肌肉放松。医者用双手掌或肘部压住其膝关节，稍加活动，猛力向下方按压 2~3 次，当听到复位的响声，则标志复位成功。然后用掌推法理顺腰臀部筋脉，结束治疗。

体位：以上患者仰卧位；医者站在患者左侧。

注意事项

（1）手法要轻柔，理顺受损筋脉。

（2）避风寒，保暖，卧硬板床。

（3）卧床休息，防止再次扭伤，帮助症状缓解。

第二十四节　髋关节滑囊炎

髋关节滑囊炎是髋关节周围滑囊积液、肿胀和炎性反应。髋关节滑囊位于髋关节肌腱和关节周围，囊内有少量滑液，可以起到减小摩擦，缓冲震荡的作用。滑囊发生炎性反应时，滑液分泌会明显增多，炎症多为非细菌性炎症。多见于儿童。中医称之为"髋部筋伤"。

病因病机

多由于下肢过度外展、外旋所致，如跌仆、跳跃或自高处跳下，单足着地扭伤髋部，使关节囊受到抻伤，或关节囊损伤后复感风寒而引起关节滑膜炎。正如《医宗金鉴·正骨心法要旨·胯骨》所述："若素受风寒湿气，再遇跌打损伤，瘀血凝结，肿硬筋翻，足不能直行，筋短……"

临床证候

患侧髋部疼痛、肿胀和压痛，行走困难，跛行，患肢稍变长或变短，患侧髋关节屈曲、伸直受限。

鉴别诊断

（1）先天性髋关节脱位：患儿开始下地独步行走较迟，年龄较大者走路易感疲劳，或伴有疼痛，其他如蛙式试验阳性、髋关节弹响试验阳性等。

（2）化脓性髋关节炎：发病急，全身及局部炎症严重，患肢常出现屈曲、外展等畸形，伴高热、寒战、白细胞增高等。

（3）股骨头无菌性坏死：幼年型股骨头无菌性坏死，多发生于6~12岁儿童，患髋疼痛，活动轻度受限。X线片检查据早期及晚期不同阶段，有股骨头骨骺变扁、碎裂等变化。

推拿治疗

方法一

治则：舒筋活络，祛瘀止痛。

手法：按、揉、弹拨、拔伸等。

选穴：环跳、髀关、风市、阴包、阿是穴等。

操作：

（1）按揉下肢：拇指按揉环跳、髀关、风市、阴包、阿是等穴，以松解紧张肌群，活血祛瘀。

（2）弹拨下肢：用拇、示、中指指腹交替弹拨股内收肌等挛缩肌筋。手法应轻柔舒展，以理顺筋脉、止痛。

体位：以上患者仰卧位；医者站在患者患侧。

（3）拔伸屈曲：滑利关节，疏通气血。（图8-50）

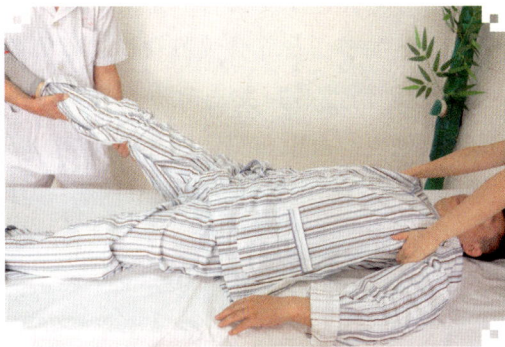

医者一手握住患侧大腿前侧，另一手在患侧小腿后侧与助手作对抗牵引；屈曲患髋至最大限度，再将髋固定于90°屈曲位，向上提拉牵引，在牵引下外旋外展并且伸直髋关节。

图8-50 拔伸屈曲

体位：患者仰卧位；医者站在患者足端，助手用两手拉住患者两腋下。

方法二

治则：活血舒筋，消炎止痛。

手法：揉、推、滚、点按、擦。

选穴：阿是穴、腰俞、腰阳关、腰眼、白环俞、环跳、承扶、殷门、委中、风市。

操作：

（1）髋部松筋：在疼痛部位及周围施揉法、推法、滚法10分钟。

（3）点按髋部：点按腰俞、腰阳关、腰眼、白环俞、环跳、承扶、殷门、委中、风市、阿是穴，每穴半分钟，而后在痛点处施推法、揉法。

（3）擦髋部：在其髋关节前侧和外侧施用擦法，以透热为度。

体位：以上患者俯卧位；医者站在患者患侧。

注意事项

（1）患者应卧床休息1~2周，避免负重。

（2）手法要操作熟练，切忌粗暴，注意拔伸屈曲的连贯性。

第二十五节　膝关节创伤性滑膜炎

膝关节关节囊的滑膜层附着于股骨、胫骨和髌骨关节面周缘，覆盖了膝关节内除关节软骨和半月板以外的所有结构，是全身关节中滑膜最丰富的关节。滑膜血管丰富，分泌滑液，润滑膝关节，营养膝关节软骨和半月板，扩散膝关节活动产生的热量等。膝关节创伤性滑膜炎是指膝关节损伤后引起的，以膝关节积血、积液为主要临床表现的滑膜非感染性炎症反应，又称急性滑膜炎。本病可发生于任何年龄。本病隶属中医的"膝关节伤筋"范畴。

病因病机

由于暴力打击、跌仆创伤、扭伤、过度劳损、关节内有游离体、关节附近骨折或外科手术等因素损伤滑膜，使之充血、渗出，产生大量积液，形成创伤性滑膜炎。关节内压力增高，可阻碍淋巴液回流，形成恶性循环。

临床证候

膝关节疼痛、肿胀，关节周围有压痛，滑膜有摩擦发涩的声响和局部温度升高，积液较多时浮髌试验阳性，关节屈曲受限。病期稍长者感到膝软，可见股四头肌萎缩。

鉴别诊断

膝关节创伤性积血：此病多见于急性外伤后，由于关节内骨折或关节内较大血管破损所致。积血在伤后立即出现，疼痛明显，常伴有局部和全身温度增高，关节穿刺为血性液体。创伤性滑膜炎，其关节肿胀一般呈亚急性或慢性出现，关节穿刺一般为多量淡黄色澄清或微混的滑液。

推拿治疗

方法一

治则：活血化瘀，消肿止痛。

手法：捏拿、擦、揉、按等。

选穴：髀关、伏兔、双膝眼、足三里、阴陵泉、三阴交、解溪等。

操作：

（1）点按下肢：用拇指点按髀关、伏兔、双膝眼、足三里、阴陵泉、阴交、解溪穴后 1~2 分钟，以酸胀为度。

（2）捏拿下肢：拇指与四指分开沿患者大腿依次向下捏拿患肢软组织，其中重点捏拿大腿前内侧肌周围。

（3）擦揉下肢：从患肢大腿至小腿，自上而下顺其筋络，用擦、揉法反复数次，时间 5 分钟，以达舒筋活血、消肿止痛之目的。

（4）膝关节被动活动：用一手按住髌骨上缘，另一手握踝上，将膝关节屈伸活动，幅度由小逐渐加大。

体位：以上患者仰卧位；医者站在患者患侧。

方法二

治则：活血消肿止痛。

手法：擦、按、揉、拿、推、擦。

选穴：阿是穴、血海、梁丘、委中、承山、阴陵泉。

操作：

（1）髌骨周围推拿：患者患肢伸直，腘窝可垫一薄枕。医者在膝关节周围行轻柔的擦法、按法、揉法治疗；在股四头肌部施用按法、揉法和拿法治疗，重点刺激血海、梁丘两穴；沿股四头肌至膝眼部用按、揉法治疗，重点在髌骨上缘及膝眼部施术；于膝关节两侧施用擦法，以透热为度。

体位：患者仰卧位；医者站在患者患侧。

（2）腘窝周围推拿：患者在患肢踝部垫一薄枕。医者先于腘窝部及两侧用轻柔而缓和的擦法施术；用拇指按、揉或一指禅推法于委中、承山、阴陵泉等穴处治疗；再于腘窝部施用擦法，以透热为度。

体位：患者俯卧位；医者站在患者患侧。

注意事项

（1）正确处理活动与固定的关系。既要防止过多活动造成关节内积液或出血的产生，又要防止制动造成的肌肉萎缩和关节粘连。因此要做到动静结合，当肿胀渐退后，即可逐渐增加伸屈膝关节的主动性活动。

（2）切忌过强度被动性手法的反复使用。

第二十六节　膝关节骨性关节炎

膝关节骨性关节炎是由膝关节退变和慢性积累性磨损引起，以膝关节软骨变性和丢失，同时出现关节边缘和软骨下骨骨质再生为特征的一种慢性关节炎疾病。该病好发于 60 岁以上老年人，尤其是肥胖者易发本病；男女均可发病。膝关节骨性关节炎属于中医"膝痹"的范畴。

病因病机

老年性的组织退变和膝关节积累性慢性劳损，为本病的主要原因。其发生过程一般分为两个阶段。

（1）关节软骨的退变：青年人的关节软骨有一定的弹性，中年以后，关节会发生退化，关节软骨细胞水肿，使软骨软化和碎裂，以至逐渐脱落。

（2）软骨消失造成暴露的骨面硬化：在软骨的边缘和关节囊及韧带附着处发生保护性新骨增生，形成骨刺或骨赘，到晚期滑膜增生，绒毛也变得肥厚。因此一部分人感到关节痛，活动不灵便。

临床证候

膝关节疼痛进行性加重，轻度外伤、寒冷、潮湿或劳累为加重的诱因。上下楼梯时疼痛加剧，活动关节时可听到关节内的摩擦音，有的患者因软骨脱落出现关节交锁现象，引起疼痛和活动障碍。典型 X 线征象为关节边缘尖锐或有骨刺形成，关节间隙变狭窄，软骨质硬化。严重者关节面不整齐，关节内有游离体。查体可见关节常有轻微肿胀，髌骨周缘常有压痛。

鉴别诊断

膝关节半月板损伤：多有膝关节外伤史，伤后膝关节疼痛、肿胀、功能障碍，关节间隙内侧或外侧有压痛点，麦氏征阳性。

推拿治疗

方法一

治则：舒筋活血，通络止痛。

手法：揉、按、擦、推挤等。

选穴：阳陵泉、阴陵泉、血海、足三里、鹤顶、双膝眼等。

操作：

（1）点按膝周：患者患膝伸直。医者点按阳陵泉、阴陵泉、血海、足三里、鹤顶、内膝眼、外膝眼等穴，以酸胀为度，达到舒筋通络之效。

（2）膝周擦法：3分钟，方向要顺同于筋络走行的方向，且要使热度深达关节，起到温经、活血、止痛的作用。（图8-51）

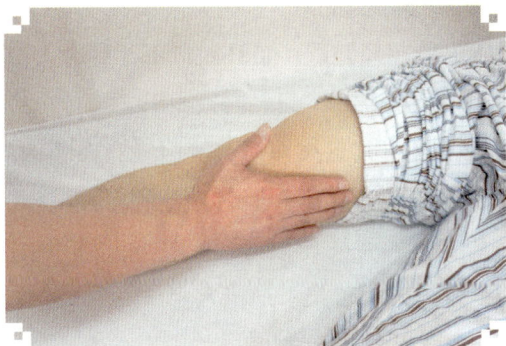

给患者膝部涂抹按摩介质（如按摩乳、正红花油或医用凡士林等）后，医者用手掌分别于患膝内侧和外侧行擦法。

图 8-51 膝周擦法

（3）分推膝关节：如此操作10~15遍，最后反复屈伸患膝关节6~9次结束。（图8-52）

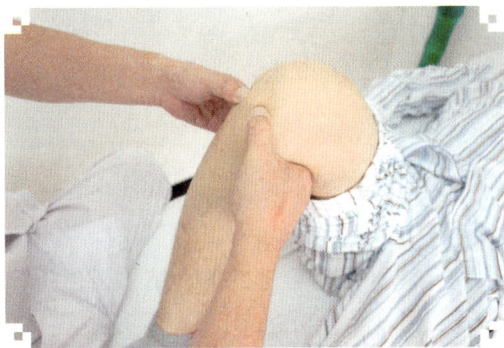

患者患膝屈曲80°~90°，医者两手拇指横放于患膝两侧膝眼处，其余手指置于膝关节外后方，两手拇指沿关节间隙用适当力量做向心性推挤；两拇指再沿膝关节间隙自前向后推挤。

图 8-52 分推膝关节

体位：以上患者仰卧位；医者站在患者患侧。

方法二

治则：舒筋通络，消炎止痛。

手法：拿、揉、按、压、推、点按。

选穴：内膝眼、外膝眼、鹤顶、梁丘、血海、足三里、昆仑、膝阳关、阳陵泉、箕门、阿是穴、阴陵泉、地机、气冲、伏兔、承筋、承山。

操作：

（1）放松膝周：用复合手法拿揉患肢，握揉或用掌根揉膝关节周围及内外膝眼，直到膝部发热为度；用双拇指将髌骨内推，同时垂直按压髌骨边缘痛点，力量由轻到重；用单掌根推按髌骨下极，反复多次；双手掌对称扣揉膝部，并点按内、外膝眼、梁丘、足三里、昆仑、鹤顶等穴。

体位：患者仰卧位；医者站在患者患侧。

（2）推按胆经：推按或肘压患肢胆经路线（自环跳以下至膝旁），重点推按或肘按风市穴，点按膝阳关和阳陵泉。

（3）按揉膝周：用手掌根按揉血海并点按血海、箕门穴；在膝部内侧施揉法，重点在膝关节内侧间隙，即股骨内侧髁和胫骨内侧髁，在施揉法时可发现压痛点，并用拇指用力按压之；一手按压血海穴酸痛点，另一手握位患肢内踝之上，做小腿伸屈活动，再点按阴陵泉、地机穴。

体位：以上患者健侧卧位；医者站在患者身后。

（4）对症治疗：膝关节轻度水肿者，双手掌自胫腓骨上端至梁丘、血海穴区做推法；膝关节发凉，可点按气冲、伏兔穴；腘窝疼痛及小腿后侧疼痛者，揉拿或按揉患部，点按委中或弹拨腘绳肌；小腿三头肌区疼痛者，可取承筋、承山等穴；步态不稳以及膝部畸形者，凡有膝关节因增生而发生的内翻、外翻和膝关节伸屈困难疼痛者可牵引之。

注意事项

（1）行走困难者，可用拐杖帮助行走。身体肥胖者应减轻体重，以减少关节负担。

（2）平日应适当活动，多晒太阳，注意保持合理的饮食结构，预防和减缓骨质疏松的发生。于急性期应减少活动量，避风寒。

第二十七节　膝关节半月板损伤

　　半月板是股骨与胫骨关节面之间的两块半月形纤维软骨组织。内侧半月板较大，呈"C"形，前窄后宽，整个外缘附着于关节囊，外缘中部与胫侧副韧带紧密相连，活动度很小。外侧半月板较小，近似"O"形，其外缘与关节囊的连接有一个间隙以通过腘肌腱，不与腓侧副韧带相连，活动度大，允许股骨外髁前后移动。外侧半月板的活动性比内侧半月板大。正常的半月板使股骨与胫骨关节面更为相适，增加了膝关节的稳定性，还可缓冲关节负荷，吸收震荡，分泌滑液润滑关节。膝关节半月板损伤是膝关节创伤或退行性病变致半月板撕裂，从而引起膝关节疼痛、关节交锁、关节肿胀、大腿肌肉萎缩、膝关节间隙处局限性压痛等主要表现的一种疾病。本病易发于年轻人群和经常运动的人群中。发病的高峰年龄男性为31~40岁，女性为11~20岁。本病属于中医的"膝部伤筋"范畴。

病因病机

　　正常膝关节呈轻度外翻，胫骨外髁负重较大，故外侧半月板所受的压力较大，在股骨外髁做前后滑动及旋转活动时，半月板容易发生破裂。当膝关节处于半屈曲位时，关节周围的韧带和肌肉处于松弛状态，关节不稳。此时，如突然做躯体旋转运动，半月板未能及时复至原位，被挤压在股骨髁与胫骨髁的关节面之间，便会引起半月板的破裂或嵌顿。

临床证候

　　多有膝关节外伤史，伤后膝关节疼痛、肿胀、功能障碍，上、下楼时疼痛明显，膝关节有交锁症状，在关节间隙内侧或外侧有压痛点，麦氏征阳性，病程长者会出现股四头肌废用性萎缩。

鉴别诊断

　　（1）膝关节侧副韧带损伤：侧副韧带损伤常伴有半月板及交叉韧带损伤，二者均有膝关节损伤史，且关节肿痛，活动受限。但侧副韧带损伤，压痛点位于韧带损伤侧关节间隙的上方或下方，损伤处有皮下瘀血，侧方试验阳性；半月板损伤压痛点多在内、外关节间隙处，患者多有交锁征，麦氏征检查呈阳性。

（2）膝关节骨性关节炎：该病膝关节疼痛进行性加重，活动关节时可听到关节内的摩擦音，典型 X 线征象为关节边缘尖锐或有骨刺形成，关节间隙变狭窄，软骨质硬化。严重者关节面不整齐，关节内有游离体。

推拿治疗

方法一

治则：舒筋活血，通络止痛。

手法：揉、推、擦、拿等。

选穴：风市、梁丘、血海、阳陵泉、足三里、委中、承山等。

操作：

（1）按揉下肢：患者患膝下垫薄枕。医者先用拇指推揉风市、梁丘、血海、阳陵泉、足三里各 1 分钟，再用中指按揉委中、承山穴各 1 分钟，达到局部酸胀的感觉。

（2）擦膝周：在患侧于膝关节周围和大腿前部施以擦法 5 分钟，以透达肌层，松解肌肉痉挛。

（3）被动活动膝关节：在患侧一手拇指按住痛点，另一手握住踝部，徐徐屈曲膝关节、并内外旋转小腿，然后伸直患肢，理顺筋络。

（4）拿股四头肌：再用拇示指拿法施术于股四头肌 2~3 分钟，以镇定止痛。

（5）松解交锁：对于膝关节交锁患者，可采用如下手法。（图 8-53）

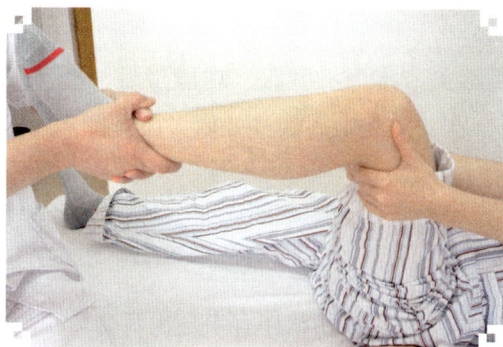

患者屈膝屈髋90°，一助手握持股骨下端，医者握持患侧踝部，二人相对牵引 1 分钟左右；内外旋转小腿几次，然后使小腿尽量屈曲，再伸直下肢，即可缓解交锁。

图 8-53　松解交锁

体位：以上患者仰卧位；医者坐在患者患侧。

方法二

治则：健肌通络，滑利关节。

手法：揉、擦。

选穴：血海、梁丘、内膝眼、外膝眼。

操作：

（1）擦揉膝周：在膝关节周围上下左右施用揉法、擦法5分钟，重点刺激血海、梁丘、内膝眼、外膝眼，使膝关节周围肌肉等组织得到放松。

（2）按揉膝关节：患者屈膝60°。医者双手十指交叉，双掌分别置于膝关节两侧后，在用力按压的同时，环旋揉动膝关节约2分钟，力度以患者感觉舒适为宜。

体位：以上患者仰卧位；医者站在患者患侧。

（3）被动屈伸膝关节：一手扶住患者大腿下段后侧，另一手扶患者足跟部，屈伸患者膝关节，注意屈伸时速度不宜过快，幅度以患者能耐受为度，并使其屈伸范围逐渐加大，反复5~6次。

体位：患者俯卧位；医者站在患者患侧。

注意事项

（1）治疗期间减少活动，局部应保暖，严重患者可用绷带将患膝包扎固定两周。

（2）解除固定后，应加强股四头肌的功能锻炼和患膝的屈伸活动。

第二十八节　膝关节侧副韧带损伤

膝关节是全身最大、最复杂的关节。当膝关节微屈时，膝关节的稳定性相对较差，此时如突然受到外翻或内翻应力，即可引起内侧或外侧副韧带损伤。膝关节侧副韧带损伤是由于外伤包括直接暴力或间接暴力导致膝关节内侧、外侧副韧带的损伤，导致膝关节出现疼痛、肿胀、屈伸不利等症状的病症。本病属于中医学"膝部伤筋"的范畴。

（1）内侧副韧带损伤：当膝关节轻度屈曲、足部位置固定时，较小的旋转力即可引起损伤。如有外力打击小腿或膝外侧，可使股骨内收、内旋，胫骨外翻，内侧副韧带即可发生损伤。

（2）外侧副韧带损伤：当膝关节处于屈曲位时，小腿突然内收，或由于膝关节在伸直位时，膝部、腿部的内侧遭到暴力打击，可造成外侧副韧带的损伤。

临床证候

患者一般有明显的外伤病史，局部肿胀、疼痛，有时有瘀斑，膝关节活动受限。内侧副韧带损伤时，压痛点在股骨内上髁处，少数在胫骨内侧髁下缘处。外侧副韧带损伤时，压痛点在腓骨小头或股骨外上髁处。膝关节侧向推挤试验呈阳性。

鉴别诊断

（1）内或外侧副韧带完全断裂：侧副韧带完全断裂时，可摸到断裂韧带的间隙，膝关节侧向试验阳性，并可见到膝关节的超关节外或内翻活动。此种情况应尽早行手术缝合。

（2）侧副韧带损伤合并半月板或交叉韧带损伤：此种情况非常多见，合并半月板损伤，查体可见关节肿胀，浮髌试验阳性，内或外侧关节间隙处有压痛。合并交叉韧带损伤，抽屉试验呈阳性，X线片检查常可见胫骨髁间嵴有撕脱骨折碎片。合并这两种损伤常造成膝关节的不稳定，因此，应尽早行手术缝合或修补重建术。

推拿治疗

方法一

治则：活血祛瘀，消肿止痛。

手法：揉、刮、推、擦等。

选穴：风市、梁丘、血海、阴陵泉、足三里、承扶、殷门、承山等。

操作：

（1）**揉刮患部：**患者患肢膝下垫一软枕。医者在损伤韧带的起止点处用轻柔的揉法、刮法施术 1~2 分钟。

（2）**掌推患部：**用掌根推法顺损伤韧带走行的方向施术 2~3 分钟。

（3）**推揉患部：**用拇指推揉风市、梁丘、阴陵泉、膝眼、足三里等穴，以达舒筋通络、活血祛瘀之效。

体位：以上患者仰卧位；医者坐在患者患侧。

（4）**点按患部：**用点按法施术于承扶、殷门、承山等穴区各 1 分钟，然后用拇指反复点按委中穴 2 分钟左右，起到通络止痛的作用。

体位：患者俯卧位；医者站在患者患侧。

方法二

治则：舒筋活血，消瘀止痛。

手法：按、摩、推、揉、擦。

选穴：阿是穴、伏兔、血海、三阴交。

操作：急性期肿痛明显者，选用大小适宜，较圆滑的冰块，用布包裹后置于损伤的侧副韧带处作为介质，施以轻柔的按法、摩法治疗 10~20 分钟。治疗后立即用弹性绷带包扎、制动、抬高患肢。在急性损伤的当日，可按上法治疗 1~2 次，以便即刻制止出血。

（1）**推按患部：**用手掌推按伏兔、血海、三阴交穴约 3~5 分钟。

（2）**揉患部：**用指揉法或鱼际揉法于内侧副韧带处治疗 5~10 分钟，此为治疗本病的主要手法。

（3）**掌擦患部：**用掌擦法施术于患处，手法宜轻柔，以局部温热为度。

体位：以上患者仰卧位；医者站在患者患侧。

注意事项

（1）除侧副韧带拉伤或部分撕裂的患者外，应尽早进行手术治疗。

（2）对新鲜损伤肿痛明显者手法宜轻。日后随着肿胀的消退，手法可逐渐加重。

（3）损伤较轻的患者应注意休息，避免弹跳等运动；较重者，可制动膝关节于 10°~20° 屈曲位，保持 2~3 周，解除固定后加强膝关节的屈曲活动。

第二十九节　踝关节扭伤

踝关节周围主要的韧带有内侧副韧带（三角韧带）、外侧副韧带和下胫腓韧带（胫腓联合韧带）。内侧副韧带坚韧，不易损伤；外侧副韧带相对薄弱，容易损伤。下胫腓韧带保持踝穴间距、稳定踝关节作用。踝关节扭伤是指踝关节力学失去平衡，导致关节过度内翻或外翻造成踝部韧带、肌腱、关节囊等软组织的损伤，其中韧带损伤最常见。可发生于任何年龄，以青壮年居多。其中，以外侧副韧带扭伤最多见。

病因病机

患者常因在高低不平的路面上走路、跑步、跳跃或下坡、下楼梯时踝跖屈位突然向内或向外翻转，这时踝外侧或踝内侧副韧带受到强大张力作用而致扭伤。轻者造成软组织损伤、韧带撕裂，重者可导致骨折或脱位。临床以内翻损伤最多见。其原因是外侧副韧带比内侧副韧带薄弱，而且外踝细长靠后，位置较低，内踝宽扁靠前，所以外侧副韧带损伤较多，尤其距腓前韧带损伤更多见。外翻损伤时，往往同时伴有腓骨外踝骨折。

临床证候

有明显的踝关节扭伤史，伤后疼痛、肿胀、行走困难。内翻损伤时，外踝前下方肿胀、压痛明显，足内翻动作时外踝前下方剧痛。外翻损伤时，在内踝前下方肿胀、压痛明显，足外翻动作时内踝前下方发生剧痛。韧带部分撕裂时，内翻角度不增加，但有剧痛。完全断裂时，内翻角度明显增加，X线检查可排除骨折或脱位。

鉴别诊断

外踝骨折：有扭伤史，伤后即出现疼痛、肿胀、行走困难，外踝压痛明显，踝关节功能活动受限，纵向叩击痛阳性。X线检查可有明显骨折线，具有诊断意义。

推拿治疗

方法一

治则：活血化瘀，消肿止痛。

手法：按、揉、推、拔伸、摇、擦等。

选穴：风市、足三里、太溪、昆仑、丘墟、绝骨、解溪、太冲等。

操作：

（1）推胆经：用一手扶患足底面，另一手从足外侧沿胆经路线向上推数遍。

（2）牵拉踝部：用双手配合牵拉患侧踝部，以通胆经之气。

（3）点按下肢：按足三里、阳陵泉、解溪、足临泣等各1分钟以活血化瘀，通络止痛。

（4）按揉踝部：按揉患侧外踝及内踝数分钟，手法宜轻柔。

体位：以上患者仰卧位；医者站在患者患侧。

（5）擦揉患部：点按承筋、承山、环跳，用前臂尺侧自跟腱至腓肠肌擦揉数遍，以使后侧经络气血循行通畅，消瘀止痛。

（6）踝关节摇法：经上述治疗后局部疼痛减轻，可酌情摇动踝关节。医者一手托住患侧足跟，另一手握住足趾作牵拉，在牵伸下做踝关节摇法。以利踝部功能的恢复。

体位：以上患者俯卧位；医者站在患者患侧。

方法二

治则：理筋活血，化瘀止痛。

手法：按压、牵引、推按、拿、摇、捏压。

选穴：太溪、昆仑、解溪、足三里、风市、冲门。

操作：

（1）按压下肢：以拇指按压太溪、昆仑穴1分钟；右手示指向上推挤，按压解溪穴1分钟，继而拔伸牵引、推按、提拉踝关节约1分钟；按压足三里穴1分钟，并用双手捏拿小腿，向下滑行至踝部，反复3次，然后提拿股四头肌联合腱部约1分钟；以拇指按压风市穴1分钟，按压冲门穴1分钟，以得气为度。

体位：患者仰卧位；医者站在患者患侧。

（2）被动收展踝关节：以右手紧握患者足趾向上牵引1分钟；外翻扩大踝关节内侧间隙，右手示指压入其间隙内，内翻扩大踝关节外侧间隙，右手拇指压入关节间隙内；右手拇、示指夹持踝关节牵引下，左手将患足左右摇动，内翻或外翻1~2次。

（3）推按踝关节（图8-54）

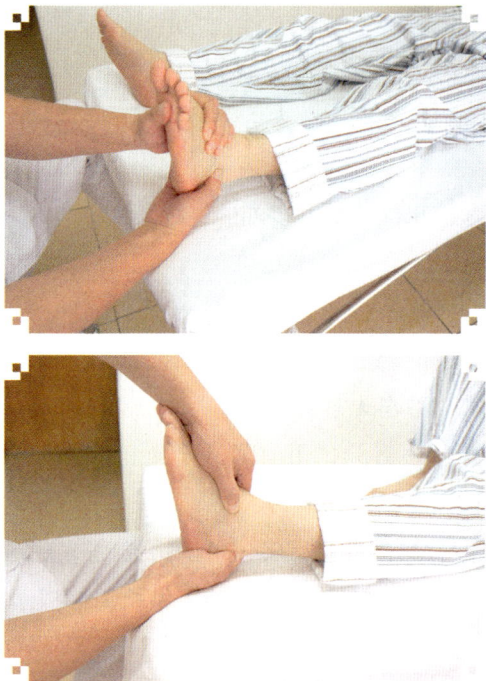

患足保持被牵引状态，医者右手拇指及示指夹持踝关节间隙，用力向后下部推按踝关节，同时左手将患足强力背伸；患足跖屈，医者左手拇指及示指用力捏压下，示指向上提拉，拇指沿外踝前上缘用力向后下方推按，立刻背伸踝关节；拇指对准第4跖骨纵轴，用拇指桡侧缘徐徐向前推按。

图8-54　推按踝关节

（4）推按患足：两拇指放于足背部，两拇指端相距1cm，自踝关节前侧开始至跖骨头终止，向中线作对抗挤压推按，反复1~2次；以同法施于踝关节前外侧或前内侧反复2~3次。内翻损伤者，医者右手持握足趾，左手掌自足背外侧向内推按，反复3次；外翻损伤者，左手持握足趾，右手掌自足背内侧向外推按，反复2~3次。

体位：以上患者仰卧；医者站在患者足端。

注意事项

（1）临床上单纯的纤维牵拉或部分韧带断裂、关节稳定性好的患者，推拿疗法效果满意。

（2）治疗后患者应注意卧床休息，少行走负重。

第三十节 踝管综合征

踝管是位于踝关节内侧，自内踝下方有屈腱支持带连到跟骨后内侧而形成的一骨纤维管沟。其浅面为跨于胫骨内踝和跟骨结节间的分裂韧带，深部为跟骨、距骨和关节囊。管内容物主要包括胫后肌腱，趾长屈肌腱，拇长屈肌腱，胫后动、静脉，胫后神经。踝管综合征又称跖管综合征，是指踝管相对狭窄，踝关节内侧胫神经、血管在通过位于内踝后下方踝管至足底行程中被卡压所引起的一系列临床症状和体征。

病因病机

足部活动突然增加或踝关节反复扭伤，使踝管内肌腱因摩擦产生腱鞘炎，腱鞘肿胀，踝管内体积因此增大，但踝管为骨纤维管，缺乏伸缩性，不能相应变大，所以形成踝管的相对狭窄。由于管内压力增高，产生胫后神经等受压症状。另外分裂韧带退变增厚，踝管内跟骨骨刺形成和骨折等均可发生此病。

临床证候

早期常因行走、站立过久而出现内踝后部不适感，休息后可减轻。随着病情加重，上述症状反复出现，发作时间延长，患者可出现跟骨内侧和足底麻木或蚁行感。重者出现足趾皮肤干燥、发亮，汗毛脱落及足部肌肉萎缩等体征。

鉴别诊断

踝关节扭伤：尤其是踝关节内侧扭伤，多有扭伤史，内侧明显肿胀、疼痛，皮下青紫，负重时疼痛加剧，行走不便，但无胫后神经受压症状。

推拿治疗

方法一

治则：舒筋通络，祛瘀止痛。

手法：拿、揉、拨、牵引等。

选穴：阴陵泉、三阴交、太溪等。

操作：

（1）推患部：用双手掌自患者小腿后侧推至踝管下部，反复推 10 次，以舒经通络。

（2）擦、按患部：用拇指由膝至踝擦按 3~4 遍，以病变部位为重点，并点按阴陵泉、三阴交、太溪等穴，以利踝内侧经络气血之通达。

（3）弹拨患部：用拇指垂直于病变肌腱方向做轻巧快速的弹拨法 2~3 分钟，以使患部气血循环加速，利于伤处恢复。

体位：以上患者俯卧位；医者站在患者患侧。

（4）被动活动：双手托握患者足部牵拉踝关节 1 分钟；一手继续牵拉，另一手将踝关节左右摇转各 10 次，做踝关节被动背伸、跖屈、内翻、外翻活动 3~5 次，以达舒筋通络、祛瘀止痛之功。

体位：患者仰卧位；医者站在患者足端。

方法二

治则：活血化瘀，舒筋通络。

手法：揉、摇、按、拨、擦。

选穴：伏兔、鹤顶、膝眼、阳陵泉、足三里、解溪、涌泉、环跳、委中、承山、昆仑、太溪。

操作：

（1）按揉下肢：用拇指按揉伏兔、鹤顶、膝眼、阳陵泉、足三里、解溪、涌泉等穴各 1 分钟。

（2）被动活动：一手握持患侧足跖部，一手握持足跟部，使踝部做被动内翻外翻、伸屈活动，反复操作 3~5 遍。

体位：以上患者仰卧位；医者站在患者患侧。

（3）按下肢：以拇指按环跳、委中、承山、昆仑、太溪等穴各 1 分钟。

（4）揉、擦下肢：用大鱼际按揉小腿部，然后施擦法，反复操作 3~5 遍。

（5）指拨下肢：用拇指拨阳陵泉及小腿内侧肌腱，反复操作 3 遍。

（6）擦下肢：用小鱼际在患者跟腱及足底部行擦法约 3 分钟，以透热为度，结束操作。

体位：以上患者俯卧位；医者站在患者患侧。

（1）患者应勿使踝关节重复扭伤动作，注意局部保暖。

（2）症状严重者，可适当减少踝关节的主动活动。

第三十一节　跟痛症

跟痛症是指由多种原因造成的以足跟部周围疼痛、行走困难为主要临床表现的疾患。好发于 40~60 岁的中年人。

病因病机

引起跟痛症的病因有很多。常见的有跟骨骨骺炎、类风湿，或 Reiter 病的跟骨炎、跟骨骨刺、跟骨结节滑囊炎等，以后二者较常见。青少年或儿童的跟骨痛主要原因是跟骨骨骺缺血性坏死，亦称跟骨骨筋炎，好发于幼年跟骨的二次骨化中心，即跟骨的骨骺，可能因外伤后局部缺血，骨骺继发坏死所致。青年或中年人跟骨痛主要因类风湿跟骨炎或 Reiter 病。主要病变及症状多局限于跟骨两旁、跟骨结节及跟腱止端。老年人跟骨痛多因跟骨骨刺、跟骨结节、滑囊炎及跟部脂肪垫变性所引起。单纯跟骨骨刺有时并无临床症状。当承重走路时，跟骨结节滑囊及跟部脂肪垫因骨刺的挤压与刺激，而发生滑囊炎及脂肪垫变性，始引起疼痛。

临床证候

跟骨骨骺炎早期症状不明显，在站立或行走时渐感跟部疼痛，局部不肿或微肿，常有明显压痛。青年或中年人跟骨痛患者多感足跟后部及跟骨底部肿胀、疼痛，不敢承重，行走困难。老年人跟痛症疼痛多在久坐、久卧后突然起立时加重，重者患者不敢用患足跟承重，稍加活动后，疼痛可逐渐减轻，但走路较多后疼痛又加重。

跟腱周围炎：该病可见跟腱周围肿胀、压痛，踝关节屈伸时疼痛，足跖屈抗阻力试验阳性。后期可出现跟腱周围变硬，踝关节屈伸受限。

推拿治疗

方法一

治则：理筋活血，消肿止痛。

手法：推、揉、按、压、拨等。

选穴：昆仑、太溪、水泉、申脉、涌泉、照海、然谷、三阴交。

操作：

（1）揉推患部：揉、推局部痛点周围 2~3 分钟，以理顺筋络。

（2）点按下肢：点按涌泉、三阴交、然谷、水泉，以通畅气血循行。

（3）按推患部：在跟底前与内 1/3 交点处找准痛点，向后施按推法 6~8 次，在按推过程中可有响声；而后推跖筋膜数次或推揉跟腱两侧数次。

（4）弹拨患部：在跟腱附着点及肌腱中偏外处，用拇指对筋结施以拨法，力量可稍偏重。

（5）分症治疗：跟下滑囊炎患者，找准痛点后可施拨法、压法，力量宜重；跟骨骨刺患者，手法宜轻，点昆仑、太溪、照海、申脉各半分钟，拿揉跟腱 2~3 分钟，力量轻柔，动作缓慢，以达到消肿止痛之目的。

体位：以上患者俯卧位；医者站在患者患侧。

方法二

治则：理筋消炎，活血止痛。

手法：按、拨、揉、推、擦。

选穴：肾俞、委中、承山、阳陵泉、气冲、三阴交、太溪、照海、然谷、涌泉。

操作：

（1）指按下肢：以拇指按肾俞、委中、承山各 1 分钟。

（2）指拨阳陵泉：以拇指拨阳陵泉约 1 分钟。

体位：以上患者俯卧位；医者站在患者患侧。

（3）按下肢：以拇指按气冲穴 1~2 分钟，以下肢发热为度；以拇指按三阴交、太溪、照海、然谷、涌泉各 1 分钟。

（4）按揉足跟：从足跟部沿跟骨结节、跖筋膜，用拇指按揉 5~10 遍；或用一指禅推法推 5~10 遍。

（5）指拨患部：用拇指拨跖筋膜附着点的前部；用小鱼际擦患足足底 2~3 分钟，以透热为度。

体位： 以上患者仰卧位；医者站在患者患侧。

注意事项

（1）跟骨骨骺炎所致之跟骨痛多数可自愈。早期应少承重，须穿软底、软垫和有后跟的鞋，抬高足跟可使承重力线前移，减少足跟的压力。

（2）患者治疗后不宜做跑、跳等剧烈运动。平时注意少走路，可在鞋垫对应痛点处开一小洞，减轻压迫。

第九章 **内科病症**

第一节　心悸

心悸是以患者自觉心中悸动，心慌不安，甚至不能自主为主要临床表现的一类病症。发作时常伴有气短、胸闷，甚至眩晕、喘促、晕厥，脉象或数，或迟，或节律不齐。常因惊恐、劳累而发，时作时止，不发时如常人。其中，病情轻者为惊悸，病情重者为怔忡。

病因病机

（1）心气虚弱：体质虚弱或重病久病之后，心气虚弱发为心悸。

（2）心血亏虚：血证出血较多，阴血不足，心失所养，发为心悸。

（3）气阴两虚：热邪伤阴，心阴受损；或房劳伤肾，肾阴亏虚，肾病及心；或劳倦太过，气阴两虚，发为心悸。

临床证候

1. 心气虚弱

心悸气短，胸闷乏力或自汗，或至暮浮肿，舌胖色淡或舌边有齿痕，脉细缓或结代。

2. 心血亏虚

心悸怔忡，面色㿠白，形寒肢冷，口干，舌唇色淡，舌胖嫩，苔少，脉软无力，虚数或结代。

3. 气阴两虚

心悸气短，虚烦不寐，口干，脉软缓或结代，舌红少苔或舌胖色淡。

鉴别诊断

（1）室性阵发性心动过速：绝大多数见于严重心脏病患者，可见面色苍白、脉搏细弱、血压下降、出汗等休克表现。24小时动态心电图一般可确诊。

（2）窦性心动过速：可发生于正常人在运动或情绪激动时，饮用烈酒、浓茶、浓咖啡，或应用肾上腺素、阿托品、甲状腺素等药物之后出现。在急或慢性感染、发热、贫血、休克、甲状腺功能亢进、心力衰竭及其他心脏疾患等情况下，都可发生窦性心动过速。

（3）窦性心律不齐：多见于正常人，在儿童期尤为多见，心率的加快与减慢呈周期性。一般不需要特殊治疗。

推拿治疗

方法一

1. 心气虚弱

治则：补益心气，宁神定悸。

手法：按、揉、推、拨、擦。

选穴：百会、四神聪、完骨、膻中、巨阙、内关、神门、心俞、厥阴俞穴。

操作：

（1）推拿头部：用拇指按百会穴2分钟；用双手中指勾揉完骨穴2分钟；用一指禅推法施术于四神聪穴约3分钟，以宁神定悸。

（2）指拨胸部腧穴：指拨膻中、巨阙穴各1分钟。膻中、巨阙可补益心气。

（3）推拿上肢腧穴：拇指按内关、神门穴各1分钟，有酸胀感后加揉法、拨法各1分钟。心经原穴神门配络穴内关，可协调心经气机，以收宁神定悸之效。

体位：以上患者仰卧位；医者坐在患者头端。

（4）推拿背部：用手背擦法施术于心俞、厥阴俞穴各2分钟，出现酸胀感加拨法各1分钟。心俞与厥阴俞相配可以补心气，宁神定悸。

体位：患者俯卧位；医者站在患者患侧。

2. 心血亏虚

治则：补血益心，宁心定悸。

手法：按、揉、擦。

选穴：膻中、巨阙、内关、神门、三阴交、心俞、膈俞、脾俞、足三里。

操作：

（1）指按腧穴：用拇指按膻中、巨阙、内关、神门、足三里、三阴交穴，每穴 1 分钟。

（2）按揉腧穴：按揉足三里、三阴交穴，每穴 2 分钟。按膻中、巨阙，补心气以养心血；按内关、神门，以宁心定悸；按、揉足三里及三阴交穴，以养心血。

体位：以上患者仰卧位；医者站在患者患侧。

（3）擦背部：用手背擦法施术于心俞、膈俞、脾俞穴，约 5 分钟，以补血益心。

体位：患者俯卧位；医者站在患者患侧。

3. 气阴两虚

治则：益气育阴，安神定悸。

手法：按、推、揉、擦。

选穴：百会、四神聪、膻中、巨阙、内关、神门、足三里、三阴交、心俞、膈俞。

操作：

（1）头部推拿：用拇指按百会穴约 2 分钟；用一指禅推法施术于四神聪穴，约 3 分钟。

（2）指按腧穴：用拇指按膻中、巨阙穴各 1 分钟；用拇指按内关、神门穴各 1 分钟。

（3）按揉腧穴：用拇指按揉足三里、三阴交穴各 2 分钟，以补气育阴，宁心安神。

体位：以上患者仰卧位；医者坐在患者头端及身侧。

（4）揉擦背俞穴：用拇指按揉心俞、膈俞穴各 2 分钟；用擦法施术于心俞、膈俞穴约 3 分钟，以补养气阴，安神定悸。

体位：患者俯卧位；医者站在患者身侧。

方法二

治则：补气养血，滋阴宁神。

手法：按、压、揉、擦、推。

选穴：中脘、气海、气冲、印堂、神庭、百会、风府、太阳、足三里、三阴交、至阳、心俞、膈俞、脾俞、胃俞、气海俞。

操作：

（1）**按压腧穴**：以指掌按压中脘穴约 4 分钟；指按气海穴约 1 分钟；用双拇指按压气冲穴 1~2 分钟，以热下为度。

（2）**按揉腧穴**：以拇指按揉足三里、三阴交穴，每穴 2 分钟。

体位：以上患者仰卧位；医者站在患者身侧。

（3）**按揉头部**：用拇指按揉印堂、神庭、百会、风府、太阳穴，每穴 1 分钟。

体位：患者仰卧位；医者坐在患者头端。

（4）**推拿背部**：用拇指指腹顺时针按揉至阳穴 2 分钟，再逆时针按揉 2 分钟，使产生酸胀、发热感；用双拇指按揉两侧心俞、膈俞、脾俞、胃俞、气海俞，每穴 2 分钟；用掌根推心俞至气海俞，反复操作 2~3 遍。此法适用于临床各种类型。

体位：患者俯卧位；医者站在患者身侧。

注意事项

（1）注意休息，避免劳累过度。

（2）重症可配合药物治疗。

第二节　健忘

健忘是指记忆力减退、遇事易忘的一种病症。多由心脾亏损，肾精不足等后天失养、脑力渐衰所致。

病因病机

（1）**心脾不足**：心脾不足，心神失养，发为健忘。

（2）心肾亏耗：心肾亏耗，髓海空虚，精血不能上承濡脑，发为健忘。

1. 心脾不足

精神疲倦，失眠多梦，心悸，健忘，纳食无味，舌苔薄白，脉细弱。

2. 心肾亏耗

健忘，眩晕，耳鸣，心烦寐差，腰膝酸软，或遗精早泄，舌红少苔，脉细数。

鉴别诊断

不寐：同时兼有头痛、头晕、心悸健忘等症，是以失眠为主症，多因心脾两虚、阴虚火旺、痰热内扰、肝郁化火所致。

推拿治疗

方法一

1. 心脾不足

治则：补益心脾，安神宁志。

手法：按、揉、摩、推。

选穴：中脘、巨阙、膻中、足三里、心俞、膈俞、胃俞。

操作：

（1）腹部推拿：用指掌按中脘穴约5分钟，使热气深透胃府，下行至两足为度；双手拱手揉胃脘，指摩脐腹，约5分钟，以透热为度；以拇指按巨阙穴约2分钟，此手法可以健脾和胃。

（2）按揉腧穴：用拇指按膻中穴约5分钟；以拇指按揉足三里穴2分钟，以养血安神。

体位：以上患者仰卧位；医者站在患者身侧。

（3）按揉背俞穴：用双拇指分别按揉两侧心俞、膈俞、脾俞、胃俞穴，每穴约 2 分钟。

（4）禅推背俞穴：以一指禅推法从心俞推至胃俞穴，反复操作 5~8 遍，以安神宁志。

体位：以上患者俯卧位；医者站在患者患侧。

2. 心肾亏耗

治则：交通心肾，养血安神。

手法：按、揉、推。

选穴：中脘、巨阙、神门、心俞、肝俞、肾俞、涌泉。

操作：

（1）按压腧穴：以指掌按中脘穴约 5~8 分钟，使热透胃府为度，以拇指按巨阙穴约 5 分钟。

（2）按揉神门：以拇指按揉两侧神门穴约 3~5 分钟，以养血安神。

体位：以上患者仰卧位；医者站在患者身侧。

（3）按揉背俞穴：以拇指按揉两侧心俞、肝俞、肾俞穴，每穴约 2~3 分钟。

（4）禅推背俞穴：以拇指禅推法自心俞推至肾俞穴，反复操作 5~8 遍。

（5）按揉涌泉穴：以拇指按揉两侧涌泉穴，约 2~3 分钟，此手法可以交通心肾以安神。

体位：以上患者俯卧位；医者站在患者身侧。

方法二

治则：补益心脾肾，养血益精调神。

手法：揉、推、一指禅推、点、按、摩、振法。

选穴：印堂、太阳、神庭、百会、四神聪、中脘、心俞至肾俞。

操作：

（1）推拿头部：指揉印堂、太阳、神庭穴各半分钟；从印堂至太阳穴施以推法 3~5 遍；从印堂至神庭穴施以一指禅推法 3~5 遍；点按百会、四神聪穴各半分钟，各穴均以得气为度。

（2）腹部推拿：以指掌按中脘穴 5 分钟，使热气深透胃部，下行至两足为度；双手拱手揉胃脘，指摩脐腹约 5 分钟，以透热为度；再以拇指按腹部任脉诸穴。

体位：以上患者仰卧位；医者站在患者身侧。

（3）按揉背俞穴：以拇指按揉心俞至肾俞，每穴2分钟；以拇指推法自心俞推至肾俞，反复操作5~8遍；在心俞、脾俞、胃俞施以指振法治疗，每穴各1分钟。此法适用于各种证型的患者。

体位：患者俯卧位；医者站在患者身侧。

注意事项

（1）注意休息，避免过度用脑。

（2）可配合中药治疗。

第三节　不寐

不寐是以经常不能获得正常睡眠为特征而引起一系列症状的一类病证。相当于西医的失眠，一般包括睡眠时间、深度及恢复体力的不足。初眠时难以入睡，睡而易醒，醒而不能再睡，甚至通宵不寐。多发生于素体衰弱或有慢性疾患者。

病因病机

（1）心脾两虚：思虑过度则伤脾，脾气虚则运化无权，气血化源不足，心神失养而成本证。

（2）肝郁化火：大怒伤肝，肝气横逆，化火上炎，扰乱心神而不寐。

临床证候

1. 心脾两虚

不寐，多梦易惊，心悸健忘，神疲肢倦，纳呆，食少，面色少华，舌质淡嫩，或有齿痕，脉沉细无力。

2. 肝郁化火

失眠，烦躁易怒，头晕胀痛，耳鸣目眩，目赤口苦，口渴溲黄，舌红苔黄，脉弦数。

鉴别诊断

（1）**狂证的少寐**：症见性情急躁，头痛失眠，两目直视，哭笑无常，妄言责骂，不避亲疏，或毁物伤人。

（2）**癫证的失眠**：症见沉默痴呆，表情淡漠，忧郁苦闷，静而多喜，或语无伦次。

推拿治疗

方法一

1. 心脾两虚

治则：补脾益气，养血安神。

手法：按、揉、推。

选穴：中脘、足三里、印堂、神庭、头维、风池、脑空、心俞、膈俞、肝俞、胆俞、脾俞、胃俞。

操作：

（1）**腹部推拿**：用腹部掌按法施术于中脘穴，持续按压约 5 分钟；用腹部掌揉法施术于上腹部，操作约 5 分钟。

（2）**按揉足三里**：拇指按揉足三里穴 1~2 分钟。此法能调补气血，补心脾之虚。

体位：以上患者仰卧位；医者站在患者身侧。

（3）**头部推拿**：用双手拇指交替从印堂推至神庭穴，约 3 分钟；用拇指揉头维穴，约 1~2 分钟，以调补足阳明脉络，引气血上充于头；用中指勾揉风池、脑空穴，每穴 1~2 分钟，以健脑安神。

体位：患者仰卧位；医者坐在患者头端。

（4）**推拿背俞穴**：用拇指按揉心俞、膈俞、肝俞、胆俞、脾俞、胃俞、肾俞穴；然后用拇指禅推法从心俞推至肾俞穴，共约 5 分钟；以养血安神。

体位：患者俯卧位；医者站在患者身侧。

2. 肝郁化火

治则：泻热平肝，镇静安神。

手法：按、揉、抹、推。

选穴：上脘、太阳、心俞、厥阴俞、肝俞、胆俞、三焦俞。

操作：

（1）**腹部按法**：用腹部掌按法于上脘穴持续按压约 5 分钟。

体位：患者仰卧位；医者站在患者身侧。

（2）**头部推拿**：用双手掌抹法自前额正中分别向两侧抹动，反复操作2~3 分钟；用拇指按、揉及禅推太阳穴，约 2~3 分钟，此手法能清头明目。

体位：患者仰卧位；医者坐在患者头端。

（3）**推拿背俞穴**：用拇指按、揉、禅推心俞、厥阴俞、肝俞、胆俞、三焦俞穴，约 5 分钟，以镇静安神。

体位：患者俯卧位；医者站在患者身侧。

方法二

治则：调理阴阳，安神助眠。

手法：推、点、揉、按压、拿、击、振。

选穴：百会、四神聪、风府、风池、安眠、肩井。

操作：

（1）**推拿头面**：双拇指从印堂开始用一指禅推法交替上推至神庭；在前额部左右分推至太阳穴，往返 3~4 遍；点揉太阳穴 1 分钟；双拇指从前发际开始按压头部 5 条经线（督脉、双侧足太阳、双侧足少阳），往返 5 遍，重点刺激百会、四神聪、风府、风池、安眠等穴，每穴各按揉 1 分钟；双手十指弯曲呈抓拿状，抓拿头顶部所有部位约 5 分钟；双手合掌并拢，用小鱼际侧敲击头顶及双侧 5 分钟；示指、中指、拇指、无名指分别对推头顶的四神聪穴，施以指振法治疗 1 分钟。

体位：患者仰卧位；医者坐在患者头端。

（2）**拿揉颈肩**：双手交替拿揉颈肩部肌群，往返 5~10 遍，最后拿肩井 1分钟结束。

体位：患者坐位；医者站在患者身后。

注意事项

（1）注意情志调养，防止用脑过度。

（2）重症可配合中药治疗。

第四节　眩晕

眩晕是指患者头晕、眼花，轻者闭目可止，重者旋转不定、无法站立，伴有恶心、呕吐、汗出等症状的一类病证。

病因病机

（1）肝阳上亢：素体阳盛或长期忧思恼怒，风阳升动，上扰清窍而致眩晕。

（2）气血亏虚：久病不治愈，耗伤气血，气虚则阳气不能上达清窍，清阳不振，血虚则脑失濡养而致眩晕。

（3）肾精不足：肾虚不能主骨生髓，髓海空虚，脑失所养而致眩晕。

（4）痰浊中阻：脾虚挟湿，精微不布，痰气交阻，清阳不升，浊阴不降而致眩晕。

临床证候

1. 肝阳上亢

头目眩晕，耳鸣如潮，每因恼怒加重，伴面红口苦，急躁不寐，舌红，苔薄黄，脉弦。

2. 气血亏虚

头晕眼花，动则加剧，劳则即发，面色㿠白，心悸气短，舌淡，脉细弱。

3. 肾精不足

头晕目眩，耳鸣如蝉，神疲健忘，腰膝酸软，脉沉细，舌根部少苔。

4. 痰浊中阻

头昏有旋转感，眼目发黑，伴呕吐；头重如裹，胸闷，肢体麻木，苔腻，脉弦滑。

晕动症而致眩晕：每乘车、船或飞机等时出现眩晕，并伴有恶心、呕吐，中止乘坐后则症状逐渐消失。

推拿治疗

方法一

1. 肝阳上亢

治则：平肝潜阳，息风止晕。

手法：按、揉、运、推。

选穴：上脘、冲门、听会、瞳子髎、本神、阳白、正营、风池、行间、太冲、足临泣、侠溪、肝俞、胆俞、三焦俞。

操作：

（1）腹部推拿：指掌按压上脘穴约 4 分钟，得气后拇指按冲门穴约 1 分钟，至足麻冷时即抬手，以热下为度。

（2）足部推法：以拇指逆推太冲至行间穴、侠溪至足临泣穴，交替反复操作 3~5 遍。此手法可达到泻肝息风之功。

体位：以上患者仰卧位；医者站在患者患侧。

（3）头部推拿：用双中指勾揉风池、听会穴约 2 分钟；用拇指按瞳子髎、阳白、本神、正营穴，每穴 1 分钟；指运风池至本神穴，反复操作 3~5 遍。此步手法有息风止晕之功能。

体位：患者仰卧位；医者坐在患者头端。

（4）推拿背俞穴：用拇指按揉两侧肝俞、胆俞穴，每穴 2 分钟；用双侧掌根推肝俞至三焦俞穴，操作 3~5 遍。此法可达到平肝潜阳之功。

体位：患者俯卧位；医者站在患者患侧。

2. 气血亏虚

治则：健脾益气，养血止晕。

手法：揉、按、运、推、擦。

选穴：中脘、气海、足三里、三阴交、气冲、印堂、神庭、百会、风府、太阳、膈俞、脾俞、胃俞、气海俞。

操作：

（1）**按腹**：先以指掌按压中脘穴约 4 分钟；指按气海穴约 1 分钟，再用双拇指按压气冲穴 1~2 分钟，以热下为度。

（2）**按揉下肢**：以拇指按揉足三里、三阴交穴，每穴 2 分钟。此手法可以达到益气养血之功。

体位：以上患者仰卧位；医者站在患者患侧。

（3）**头部推拿**：用拇指按揉印堂、神庭、百会、风府、太阳穴，每穴 1 分钟；用示指擦头皮，此手法可疏通头部经络而止晕。

体位：患者仰卧位；医者坐在患者头端。

（4）**推拿背俞穴**：用双拇指按揉两侧膈俞、脾俞、胃俞、气海俞穴，每穴 2 分钟；用掌根推膈俞至气海俞穴，反复操作 2~3 遍。推拿背部俞穴可以健脾益气，以养血止晕。

体位：患者俯卧位；医者站在患者患侧。

3. 肾精不足

治则：补肾益肾，健脑止晕。

手法：按、揉、推、摩。

选穴：神阙、关元、涌泉、水泉、太溪、三阴交、攒竹、眉冲、通天、大柱、命门、肾俞、关元俞。

操作：

（1）**推拿头部**：用拇指按攒竹、眉冲、通天、天柱穴，每穴 1 分钟；用拇指禅推攒竹至天柱穴，反复操作 3~5 遍。此法能健脑止晕。

体位：患者仰卧位；医者坐在患者头端。

（2）**推拿腹部**：用掌指按关元、神阙穴，每穴约 2 分钟；用指摩脐；用掌根推肾经，自下而上，以透热为度。

（3）**推拿下肢**：用拇指按水泉、太溪、三阴交穴，每穴 1 分钟；再指推揉涌泉穴，至足心透热为度。此步手法能补肾益精。

体位：以上患者仰卧位；医者站在患者患侧。

（4）**推拿背俞穴**：用拇指按揉命门、肾俞、关元俞穴，每穴 1 分钟；用大鱼际揉膀胱经两侧背俞穴约 3 分钟；按揉命门、肾俞、关元俞能益精补肾，从而达到治疗眩晕之功。

体位：患者俯卧位；医者站在患者患侧。

4. 痰浊中阻

治则：健脾化痰，通阳止晕。

手法：按、揉、推、运。

选穴：下脘、巨阙、膻中、中枢、神道、风府、百会、太阳、头维、丰隆、脾俞、三焦俞。

操作：

（1）腹部推拿：用掌指按下脘穴约 4 分钟；再按巨阙穴约 4 分钟；两手掌拱手揉脘腹约 4 分钟；用拇指按丰隆穴 1~2 分钟。此步手法能健运脾胃、化痰降浊。

体位：患者仰卧位；医者站在患者患侧。

（2）头部推拿：用拇指按揉风府、百会、太阳、头维穴，每穴 1 分钟；指运印堂至太阳穴，反复操作 3~5 遍。此步手法能疏通头部经络而止晕。

体位：患者仰卧位；医者坐在患者头端。

（3）按揉背部：用拇指按揉中枢、神道、脾俞、胃俞、三焦俞穴，每穴约 1~2 分钟。此步手法能健运脾胃。

体位：患者仰卧位；医者站在患者患侧。

方法二

治则：平肝潜阳，补益气血。

手法：推、拨、揉、敲、按、揉、拿。

选穴：关元、气海、梁门、天枢、中极、极泉、气冲、太冲、太溪、三阴交、大椎、中脘、丰隆、合谷、解溪、足三里、神阙、肾俞、照海、悬钟、八髎、命门。

操作：

（1）推拿头颈：从前发际开始至后发际沿督脉、足太阳、足少阳五经循行路线施以一指禅推法，治疗 3~5 遍；以拇指拨揉 C_6 棘突旁约 2 寸的血压点约 2 分钟；施以敲法作用于头部诸穴，手法宜轻。

体位：患者坐位；医者站在患者患侧。

（2）腹部推拿：在关元、气海穴施以腹部掌按法各 2 分钟，以腹部温热为度；指按梁门、天枢、中极穴各 1 分钟，以得气为度。

（3）推拿四肢：以拿法、揉法分别在四肢部由远端向近端治疗，以及经脉的循环处为治疗重点，时间约 10 分钟；分别点按极泉、气冲穴，以四肢发热为度。

体位：以上患者仰卧位；医者站在患者患侧。

（4）辨证治疗：①肝阳上亢型，加按太冲、太溪、三阴交穴，每穴各操作1分钟；②气血亏虚型，加按足三里、神阙穴各1分钟，并逆时针摩腹300次；③肾精不足型，加按肾俞、照海、悬钟穴各1分钟，擦八髎、命门穴以感觉发热为度；④痰浊中阻型，加按大椎、中脘、丰隆、合谷、解溪穴，每穴各操作1分钟。

注意事项

（1）避免激烈的运动。

（2）可视引起头晕目眩的原因不同而配合不同的中药治疗。

第五节　无脉症

无脉症是由于动脉及其分支狭窄或闭塞，引起病变动脉供血组织的缺血性临床表现，主要表现为患部疼痛、麻木、乏力，动脉搏动微弱以致难以扪及，血压下降或测量不到等，属临床较常见的疑难病，以青年女性居多。无脉症可见于手太阴肺经及手少阴心经之是动病的"臂厥"症及足阳明胃经是动病的"骭厥"症。

病因病机

风寒湿邪侵犯经脉，致使经脉气血运行不畅，其循行部位失于气血之温煦濡养所致。

临床证候

1. 臂厥

可见一侧或双侧，寸口脉微弱或消失，上肢无力，厥冷，指掌变黄，甚则心悸、盗汗、头眩。

2. 骭厥

气街脉、太溪脉、解溪脉、趺阳脉微弱或消失，双下肢无力，足趾厥冷、变黄，甚至伏兔肌、胫外廉肌肉萎缩。

鉴别诊断

（1）血栓闭塞性脉管炎：临床特点为患肢缺血、疼痛，间歇性跛行，足背动脉搏动减弱或消失，及游走性表浅静脉炎，严重者有肢端溃疡和坏死。

（2）动脉粥样硬化：此类患者常伴有高血压、冠状动脉粥样硬化性心脏病、糖尿病或高脂血症。常为大、中动脉受累，两下肢同时发病，病程发展快，坏疽发生较早而广泛。

推拿治疗

1. 臂厥

治则：益气强心，疏通经脉。

手法：揉、按、拨、推。

选穴：人迎、太渊、极泉、尺泽、臂中、风池、睛明、攒竹、内关、心俞、厥阴俞。

操作：

（1）头面推拿：用双手中指勾揉风池穴1~2分钟，以头部有胀感为度；用双手拇指按攒竹、睛明穴，每穴1~2分钟，运眼眶。

（2）揉拨上肢：用拇指分别按揉人迎、太渊、尺泽、臂中穴，每穴1~2分钟；指拨极泉穴3~5遍，以上肢窜麻为度。此法可疏通经脉。

体位：以上患者仰卧位；医者坐在患者头端。

（3）禅推腧穴：用拇指禅推法推内关、心俞、厥阴俞穴，每穴2~3分钟。此法可益气强心。

体位：患者俯卧位；医者站在患者患侧。

2. 骭厥

治则：益气养血，疏通经脉。

手法：按、揉、运、推。

选穴：气冲、人迎、解溪、附阳、伏兔、血海、梁丘、足三里、中脘。

操作：

（1）腹部推拿：用掌指关节按中脘穴5分钟，然后缓缓抬手，以热下为度；再以拱手揉脘腹5分钟；掌运脘腹5分钟。此法可益气养血。

体位：患者仰卧位；医者站在患者患侧。

（2）指按腧穴：以拇指按气冲穴 1~2 分钟，以热下为度；然后以拇指按人迎、伏兔、血海、梁丘穴，每穴 1~2 分钟；按附阳、足三里穴，每穴 1~2 分钟。此法可疏经通脉。

体位：患者仰卧位；医者站在患者患侧。

注意事项

（1）注意饮食调补。

（2）可配合中药治疗。

第六节　头痛

头痛是以患者自觉头部疼痛为主症的常见病症，也是一个常见症状，许多急慢性疾病均可引起头痛，可见于西医的高血压、偏头痛、丛集性头痛、紧张性头痛、感染性发热、脑外伤及五官科等疾病中。

病因病机

中医学认为，头为诸阳之会，又为髓海之所在。只有经络、血脉通畅，气血供应充足，髓海满盈，头得以濡养，清阳上升，浊阴下降，才能维持正常的生理功能。反之，经络、血脉痹阻不通或气血逆乱，髓海空虚，头失所养，则引起头痛。

（1）风寒头痛：风寒袭表，邪客太阳经脉，循经上犯，寒凝血涩，发为头痛。

（2）风热头痛：风热袭表，邪气上扰清窍，发为头痛。

（3）风湿头痛：湿为阴霾之邪，其性重浊，风湿袭来，上蒙清阳，发为头痛。

（4）气虚头痛：气虚，清阳不升，清窍失养，发为头痛。

（5）血虚头痛：血虚，脉道空虚，头部经脉失于濡养，发为头痛。

（6）血瘀头痛：外伤跌仆，头部络脉瘀阻，不通则痛；或头痛经久不愈，久病入络，血瘀络痹，发为头痛。

（7）痰浊中阻头痛：脾失健运，聚湿生痰，痰浊中阻，清阳不得舒展，上扰清窍，发为头痛。

（8）肝阳上亢头痛：肝阴不足，肝阳偏亢，上扰清窍；或肾阴不足，水不涵木，风阳上扰，发为头痛。

（9）肾虚头痛：肾精不足，髓海空虚，脑失所养，发为头痛。

临床证候

1. 风寒头痛

头痛连及项背，每遇风寒则痛甚，恶风寒，喜裹头，口不渴，舌苔薄白，脉浮或紧。

2. 风热头痛

头痛且胀，甚则如裂，发热恶风，口渴，舌苔薄黄，脉浮数。

3. 风湿头痛

头痛如裹，肢体困重，胸闷纳呆，小便不利，大便溏薄，苔白腻，脉濡。

4. 气虚头痛

头痛，痛势绵绵，时发时止，遇劳加剧，倦怠无力，虚寒少气，口淡乏味，胃纳不佳，苔薄，脉大无力。

5. 血虚头痛

头痛而晕，面色少华，心悸怔忡，舌质淡，苔薄，脉细。

6. 血瘀头痛

头痛如锥如刺，痛处固定不移，经久不愈，舌有瘀斑，脉细或细涩。

7. 痰浊中阻头痛

头痛昏蒙，胸脘痞闷，纳呆呕恶，舌苔白腻，脉滑或弦滑。

8. 肝阳上亢头痛

头痛，烦躁易怒，失眠多梦，面红口干，舌红少苔或苔黄，脉弦。

9. 肾虚头痛

头部空痛，耳聋耳鸣，腰膝酸软，遗精，带下，舌淡且胖嫩，脉沉细无力。

鉴别诊断

（1）颅脑肿瘤引起的头痛：颅脑肿瘤的头痛开始时表现为阵发性，以早晨及晚间较多，部位多数在额部及两颞。剧烈头痛时多伴有恶心、呕吐，还伴有视力减退。

（2）脑血管病引起的头痛：脑血管病多表现为剧烈头痛，伴有眩晕、呕吐和偏瘫。

推拿治疗

方法一

1. 风寒头痛

治则：疏风散寒，通络止痛。

手法：推、按、捏、拿。

选穴：攒竹、天柱、风府、风池、肩井。

（1）禅推头部：用拇指禅推法自攒竹穴沿足太阳膀胱经走行推至天柱穴，反复操作 8~10 遍，约 5 分钟。具有疏散风寒之功，通过疏通足太阳经脉而止头痛。

（2）推拿颈肩：用拇指按风府、风池，每穴 1 分钟，以使患者头部出现轻松感觉为度；用捏法在颈部两侧足太阳膀胱经走行部位推拿 8~10 遍，并在风池、肩井穴施用拿法 3~5 遍，约 5 分钟。可疏通头部经脉，疏风散寒。

体位：以上患者坐位；医者站在患者身后。

2. 风热头痛

治则：疏风清热，通络止痛。

手法：推、抹、揉、按。

选穴：印堂、神庭、太阳、风府、风池、大椎穴。

操作：

（1）推拿头面：用拇指禅推法自印堂沿督脉走行推至神庭穴，反复操作

5~8 遍，约 3 分钟；用双拇指抹法自印堂穴沿前额分别向两侧抹至太阳穴，反复操作 5~8 遍，约 3 分钟；用拇指沿顺时针方向按揉太阳穴 1~2 分钟。以活络止痛。

体位：患者坐位；医者站在患者对面。

（2）**按揉颈部**：用拇指按揉风府、风池、大椎穴，约 5 分钟。以疏风清热。

体位：患者坐位；医者站在患者身后。

3. 风湿头痛

治则：祛风胜湿，活络止痛。

手法：按、推、揉、擦。

选穴：风池、太阳、攒竹、百会、中脘、丰隆、三阴交。

操作：

（1）**推拿头颈**：用双手中指勾揉双侧风池穴 2 分钟，以头部有轻松感为度；用双手拇指按双侧攒竹穴 1 分钟；用双手拇指分推攒竹至太阳，反复操作 5~8 遍；用双手拇指按揉两侧太阳穴约 2 分钟；用拇指按百会穴 1 分钟；用双手五指擦头皮约 1~2 分钟。可除湿祛风而止头痛。

体位：患者仰卧位；医者坐在患者头端。

（2）**腹部推拿**：用掌指关节按中脘穴 10 分钟，以热下为度；用掌揉脘腹约 5 分钟。

（3）**按揉下肢**：用指按揉丰隆、三阴交穴，每穴约 2 分钟。

体位：以上患者仰卧位；医者站在患者左侧。

4. 气虚头痛

治则；益气升阳，健脑止痛。

手法：按、揉、推、擦、运。

选穴：风池、印堂、太阳、百会、中脘、气海、足三里。

操作：

（1）**推拿头面**：用双手中指按风池穴约 1~2 分钟；双手中指勾揉风池穴 1~2 分钟，以头部有轻松感为度；用拇指按百会穴 2 分钟；用拇指分别按揉印堂、太阳穴，每穴 1~2 分钟；用拇指分推法推印堂至太阳，反复操作 5~8 遍；用手掌擦头皮。

体位：患者仰卧位；医者坐在患者头端。

（2）腹部推拿：用掌指关节按中脘穴，约5分钟，以热下为度；用掌指关节按气海穴，约5分钟，以热下为度；双手掌拱手揉脘腹5分钟；掌运脘腹5分钟。

（3）按揉足三里：用双手拇指按揉足三里穴2分钟。

体位：以上患者仰卧位；医者站在患者左侧。

5. 血虚头痛

治则：滋阴养血，活络止痛。

手法：按、揉、抹、运。

选穴：太阳、百会、风池、中脘、膻中、三阴交、太溪、心俞、脾俞、膈俞。

操作：

（1）推拿头颈：用双拇指按揉两侧太阳穴，约2分钟；拇指按百会穴1~2分钟；用双手中指先按两侧风池穴1~2分钟，再勾揉2分钟，以头部有轻松感为度；用双手掌抹前额。

体位：患者仰卧位；医者坐在患者头端。

（2）腹部推拿：用拇指按膻中穴，约1~2分钟；用掌指关节按中脘穴，约5分钟；用双手掌拱手揉脘腹5分钟；掌运脘腹约5分钟。

（3）按揉下肢：用拇指分别按揉三阴交、太溪穴，每穴1~2分钟。

体位：以上患者仰卧位；医者站在患者左侧。

（4）按揉背俞穴：用拇指分别按揉心俞、脾俞、膈俞，每穴2分钟。

体位：患者俯卧位；医者站在患者右侧。

6. 血瘀头痛

治则：活血化瘀，通络止痛。

手法：按、揉、推。

选穴：风池、太阳、率谷、头维、血海、三阴交穴。

操作：

（1）推拿头颈：用双手中指按揉两侧风池穴，约3~5分钟，以头部清爽为度；用双手拇指按揉两侧太阳穴，约1~2分钟；用拇指禅推法推头维至率谷，反复操作5~8遍。

体位：患者仰卧位；医者坐在患者头端。

（2）推拿下肢：用拇指分别按揉两侧血海、三阴交穴，每穴1~2分钟；

用掌直推法推血海至三阴交，反复操作 5~8 遍。

体位：患者仰卧位；医者站在患者左侧。

7. 痰浊中阻头痛

治则：化痰降浊，通窍止痛。

手法：按、揉、推、运。

选穴：太阳、上星、百会、中脘、阴陵泉、丰隆。

操作：

（1）推拿头面：用双手拇指按揉两侧太阳穴，约 3~5 分钟；用拇指禅推法沿督脉循行推上星至百会穴，反复操作 5~8 遍，以头部清爽为度。

体位：患者仰卧位；医者坐在患者头端。

（2）腹部推拿：用掌指关节按中脘穴，约 10 分钟，以热下为度；掌运脘腹，约 5 分钟。

（3）按揉下肢：用拇指分别按揉两侧阴陵泉、丰隆穴，每穴 1~2 分钟。

体位：以上患者仰卧位；医者站在患者左侧。

8. 肝阳上亢头痛

治则：平肝潜阳，通络止痛。

手法：按、推、揉、拿。

选穴：神门、太冲、太溪、肝俞、肾俞、印堂、百会、太阳。

操作：

（1）指按背俞穴：用拇指按两侧肝俞、肾俞穴，每穴 1~2 分钟。

体位：患者俯卧位；医者站在患者右侧。

（2）指按腧穴：用拇指分别按神门、太冲、太溪穴，每穴 l~2 分钟。

体位：患者仰卧位；医者站在患者左侧。

（3）推按头面：用拇指禅推法自印堂推至百会穴，反复操作 5~8 遍，约 3 分钟；用双拇指按太阳穴 1 分钟，再揉 1 分钟；用拇指分推印堂至太阳穴，反复操作 5~8 遍，约 1~2 分钟；用五指拿头皮。

体位：患者仰卧位；医者坐在患者头端。

9. 肾虚头痛

治则：补肾填精，活络止痛。

手法：按、擦、揉、抹、摩。

选穴：肾俞、涌泉、命门、足三里、太溪、气海、关元、风池、攒竹、太阳。

操作：

（1）推拿背部：用拇指按两侧肾俞穴，1~2 分钟；用小鱼际擦肾俞、命门穴，约 1~2 分钟，以透热为度。

体位：患者俯卧位；医者站在患者右侧。

（2）指按下肢：用拇指按两侧足三里、太溪、涌泉穴，每穴 1 分钟。

（3）腹部推拿：用掌摩法以气海、关元为重点，摩腹约 5~8 分钟。

体位：以上患者仰卧位；医者站在患者左侧。

（4）推拿头颈：用双中指勾揉风池穴，约 1~2 分钟；用示、中、无名、小指揉颈部两侧膀胱经走行部位，约 3~5 分钟；用拇指抹攒竹至太阳穴，反复操作 5~8 遍，约 1~2 分钟。

体位：患者仰卧位；医者坐在患者头端。

方法二

治则：通经络，和气血。

手法：掐、按、点、揉。

选穴：鱼际、合谷、阳溪、少泽、前谷、后溪、头痛点、脑点、关冲、头穴、头区点、肝区点、至阴、解溪、中脉、京骨、照海、行间、太冲、太溪、侠溪。

操作：

（1）掐按腧穴：掐按手部掌侧鱼际，背侧合谷、阳溪、少泽、前谷、后溪及头痛点、脑点、关冲及第 2 掌骨桡侧的头穴。

体位：患者仰卧位；医者站在患者左侧。

（2）点揉腧穴：点揉足底头区点、肝区点、足背侧至阴、解溪、中脉、京骨、照海、行间、太冲、太溪、侠溪。此法适用于临床各种类型的头痛。

体位：患者仰卧位；医者站在患者足端。

注意事项

（1）手法宜轻、宜柔，渗透力要强。

（2）虚性头痛宜配合药物治疗。

第七节　感冒

感冒又称伤风、冒风，是风邪侵袭人体而致的一种外感疾病，主要表现为发热恶寒、头痛、鼻塞、流涕、咳嗽以及全身不适等。相当于西医学的上呼吸道感染、流行性感冒。

病因病机

（1）风寒感冒：风寒袭于皮表，毛窍闭塞，肺系失利，发为感冒。

（2）风热感冒：风热犯于皮表，邪热蒸发于表，毛窍松弛，热邪伤津，发为感冒。

（3）暑湿感冒：夏季乘凉饮冷，感受寒湿，卫外阳气为阴邪所遏，发为感冒。

临床证候

1. 风寒感冒

恶寒重，发热轻，无汗，头痛，鼻塞流涕，声重，喉痒咳嗽，痰稀，四肢酸痛，苔薄白而润，脉浮。

2. 风热感冒

发热重，恶寒轻，咽红肿痛，咳嗽痰黄，口干欲饮，身热有汗，苔白而燥，脉浮数。

3. 暑湿感冒

发热较高，头晕且胀，心中烦热，身倦无汗，口渴喜饮，时有呕恶，小便短黄，舌苔黄腻，脉濡数。

鉴别诊断

发热性疾病：许多种疾病常伴有发热，要通过实验室检查等确诊原发病，加以鉴别。

推拿治疗

方法一

1. 风寒感冒

治则：发散风寒，宣肺解表。

手法：推、按、揉、擦。

选穴：风池、风门、列缺、合谷、大杼、肺俞穴。

操作：

（1）禅推头颈：用一指禅推法作用于风池、风门穴，约 2~3 分钟。

体位：患者仰卧位；医者坐在患者头端。

（2）按揉上肢：用双拇指按揉双侧合谷、列缺穴 2~3 分钟。

体位：患者仰卧位；医者站在患者身侧。

（3）推拿背部：用拇指按揉大杼、肺俞穴 3~5 分钟，以加强解表散寒之功；以掌根揉法和擦法交替反复施术于背部膀胱经循行部位，操作约 10 分钟，以祛风散寒。

体位：患者俯卧位；医者站在患者右侧。

2. 风热感冒

治则：发散风热，宣肺清热。

手法：按、拨、揉、擦。

选穴：风池、风府、大椎、曲池、合谷、上廉泉。

操作：

（1）按拨头颈：用拇指按拨风池、风府、大椎穴，每穴 2 分钟，以清热除风。

体位：患者坐位；医者站在患者身后。

（2）按揉上肢：用拇指按揉曲池、合谷、上廉泉穴，每穴 2 分钟，以清解风热表邪，利咽。

体位：患者坐位；医者坐在患者对面。

（3）揉擦背部：用大鱼际揉法、擦法交替反复施术于背部足太阳膀胱经循行部位，操作 10 分钟，以祛风散热。

体位：患者俯卧位；医者站在患者右侧。

3. 暑湿感冒

治则：清暑解表，化浊除湿。

手法：按、揉、推、擦、拿。

选穴：风池、百会、太阳、印堂、肩井、曲池、合谷、足三里。

操作：

（1）推拿头颈：用双中指按揉风池穴 2 分钟，以头部有松适感为度；用一指禅推法自印堂推至百会穴，反复操作 5~8 遍；用双拇指按揉太阳穴 2 分钟。以清暑解表。

体位：患者仰卧位；医者坐在患者头端。

（2）按揉腧穴：用拇指按揉双侧曲池、合谷、足三里穴，每穴 2 分钟。以清暑除湿。

体位：患者仰卧位；医者站在患者身侧。

（3）推拿背部：用掌根揉法、手背擦法施术于背部两侧足太阳膀胱经循行部位，约 10 分钟；然后拿肩井穴 3 遍。以清暑解表。

体位：患者俯卧位；医者站在患者右侧。

方法二

治则：疏风解表。

手法：压、推、捏、挤。

选穴：中脘、背部膀胱经沿线、大椎。

操作：

（1）腹部推拿：以左手第 2 掌指关节处置于中脘处，右手重叠于左手之上辅助，施于全掌压法 5~10 分钟；沿腹胁两侧施以双手推法，手法宜重。

体位：患者仰卧位；医者站在患者左侧。

（2）捏脊：沿患者脊柱两侧膀胱经施捏脊法 3~5 遍，以患者微微汗出为宜，最后在大椎上施以捏挤法，以皮肤红紫为度。此方法适用于临床各种类型感冒。

体位：患者俯卧位；医者站在患者右侧。

注意事项

（1）宜进食清淡易消化的食物。

（2）多饮水，多休息。

第八节 咳嗽

咳嗽是六淫袭肺或脏腑阴阳失调，导致肺气不清、失于宣肃，以咳嗽、咯痰为主症的肺系病症。"咳"指有声无痰，"嗽"指有痰无声，二者通常并见，故并称咳嗽。

病因病机

根据其发病原因，可分为外感和内伤两大类。

（1）风寒咳嗽：外感风寒，邪郁肌表，内袭于肺，肺气上逆，发为咳嗽。

（2）风热咳嗽：外感风热，从口鼻皮毛而入，肺气宣肃失常，上逆而发为咳嗽。

（3）痰湿壅肺：脾失健运，痰湿内生，上贮于肺，壅塞肺气，肺失宣降，发为咳嗽。

（4）肝火犯肺：肝气郁结而化火，上犯于肺，肺受火灼，气失宣降，发为咳嗽。

（5）肺阴亏虚：肺病日久，气阴虚亏，清肃无权，肺气上逆，发为咳嗽。

临床证候

1. 风寒咳嗽

咳嗽声重，咯痰稀薄色白，伴头痛鼻塞，恶寒发热，无汗，舌苔薄白，脉浮或浮紧。

2. 风热咳嗽

咳嗽声粗，频繁剧烈，咯痰不爽，痰黄而稠，伴头痛身热，汗出恶风，舌苔薄黄，脉浮数。

3. 痰湿壅肺

咳嗽，痰多色白黏稠，多于晨起及食后加重，伴胸闷脘痞，食少体倦，舌苔白腻，脉濡滑。

4. 肝火犯肺

咳嗽阵作，气逆而咳，痰少质黏，咳时胸胁引痛，口苦咽干，舌尖红，苔干少津，脉浮数。

5. 肺阴亏虚

干咳少痰，痰白而黏或痰中带血，口燥咽干或午后潮热，神疲体瘦，舌红少苔，脉细或细数。

鉴别诊断

（1）支气管扩张：症见痰多呈脓性，反复咯血，肺部有持续的湿啰音。

（2）支气管哮喘：呈发作性喘气与哮鸣，常幼年发病。

推拿治疗

方法一

1. 风寒咳嗽

治则：疏风散寒，宣肺止咳。

手法：按、揉、推。

选穴：风池、风府、合谷、列缺、肺俞。

操作：

（1）指按颈部：用双中指按风池穴 2 分钟，然后勾揉 2 分钟；用拇指按风府穴 2 分钟，以头部清爽为度。

（2）禅推腧穴：用拇指禅推法推合谷、列缺穴，每穴 2 分钟。此法可散寒、疏风、止咳。

体位：以上患者仰卧位；医者坐在患者头端。

（3）按揉肺俞穴：用双拇指按揉两侧肺俞穴 5 分钟，以宣肺止咳。

体位：患者俯卧位；医者站在患者右侧。

2. 风热咳嗽

治则：疏风清热，宣肺化痰。

手法：按、揉、推。

选穴：风池、大椎、尺泽、曲池、肺俞。

操作：

（1）指按颈部：用双中指按风池穴 2 分钟，再勾揉 2 分钟；用拇指按大椎穴 2 分钟。

（2）禅推腧穴：用拇指禅推法推尺泽、曲池穴，每穴 2 分钟。此法可疏风、清肺、止咳。

体位：以上患者仰卧位；医者坐在患者头端。

（2）按揉肺俞穴：用双拇指按揉肺俞穴 5 分钟，以宣肺化痰。

体位：患者俯卧位；医者站在患者右侧。

3. 痰湿壅肺

治则：健脾化湿，祛痰止咳。

手法：按、揉、推。

选穴：中脘、足三里、丰隆、肺俞、脾俞。

操作：

（1）腹部推拿：用掌指关节按法按中脘穴 5 分钟，以热下为度；然后拱手揉脘腹 5 分钟。

（2）禅推下肢腧穴：用拇指禅推法推足三里、丰隆穴，每穴 2 分钟。此法可健脾化痰。

体位：以上患者仰卧位；医者站在患者左侧。

（3）按揉背俞穴：用双拇指按揉肺俞、脾俞穴，每穴 5 分钟。以宣肺止咳。

体位：患者俯卧位；医者站在患者右侧。

4. 肝火犯肺

治则：平肝降火，清肺止咳。

手法：按、揉、推。

选穴：阳陵泉、太冲、曲池、尺泽、肺俞、肝俞。

操作：

（1）按揉下肢：用拇指按揉阳陵泉、太冲穴，每穴 2 分钟。

（2）推两胁：双手推两胁，操作 5~8 遍。

（3）禅推上肢：用拇指禅推法推尺泽、曲池穴，每穴 2 分钟。此法可以平肝、宣肺、止咳。

体位：以上患者仰卧位；医者站在患者左侧。

（4）按揉背俞穴：用拇指按揉肺俞、肝俞穴，每穴 5 分钟，以平肝宣肺。

体位：患者俯卧位；医者站在患者右侧。

5.肺阴亏虚

治则：滋阴润肺，止咳化痰。

手法：按、揉、推。

选穴：曲池、尺泽、足三里、三阴交、太溪、肺俞、脾俞、胃俞。

操作：

（1）按揉上肢：用拇指按揉曲池、尺泽穴，每穴 2 分钟。

（2）禅推下肢：用拇指禅推法推足三里、三阴交、太溪穴，每穴 2 分钟。此法可滋阴、润肺、止咳。

体位：以上患者仰卧位；医者站在患者左侧。

（3）揉背俞穴：用大鱼际揉法揉肺俞、脾俞、胃俞穴，约 10 分钟，以润肺止咳。

体位：患者俯卧位；医者站在患者右侧。

方法二

治则：降气止咳。

手法：敲、擦、按、拨。

选穴：心俞、肺俞、厥阴俞、肾俞、中脘、内关、间使、神门、郄门、公孙、丰隆。

操作：

（1）敲背俞穴：轻敲心俞、肺俞、厥阴俞各 1~2 分钟，以激发经气。

（2）擦肾俞：以擦法作用于肾俞 3~5 分钟，以纳气。

体位：以上患者俯卧位；医者站在患者右侧。

（3）按中脘：按中脘 3~5 分钟，以温中和胃，下气止咳。

（4）指拨腧穴：指拨中府、天府、尺泽、列缺、鱼际、丰隆各 1~2 分钟，以化痰利肺止咳。此法可使用于临床各型。

体位：以上患者仰卧位；医者站在患者左侧。

注意事项

（1）外感咳嗽应避免寒冷的刺激。

（2）肺虚咳嗽可配合药物治疗。

第九节　哮证

哮证是由于外邪引触宿痰，导致痰阻气道、肺失肃降，发作时呼吸急促，喉中哮鸣有声，甚至张口抬肩，难以平卧为主要表现的病症。"哮"以喉中痰鸣有声为特点。

病因病机

哮证发作时，痰随气升，气因痰阻，相互搏结，阻塞气道，肺气升降不利，因而产生痰鸣，成为哮证。

（1）寒痰渍肺：寒痰留伏于肺，阻遏气道，痰气相搏，胸中阳气不宣，寒饮逆阻，肺气升降不利，发为哮证。

（2）热痰犯肺：热痰留伏于肺，痰气相搏，痰热交阻，肺失清肃，气反上逆，发为哮证。

临床证候

1. 寒痰渍肺

喘息频作，喉中哮鸣，咳痰清稀，呈泡沫状，胸膈满闷，面青肢冷，口不渴，或渴喜热饮，舌淡，苔白滑，脉浮紧。

2. 热痰犯肺

呼吸急促，气粗撷胸，喉中哮鸣，咳呛阵作，痰黄稠黏，口渴喜饮，胸膈烦闷，溲黄便秘，舌苔黄腻，脉滑数。

鉴别诊断

（1）过敏性肺炎：症见乏力，咳嗽，低热或夜间阵发性气急。X线检查有片状浸润。

（2）支气管肺癌：癌肿导致支气管狭窄，继发感染时可有气急、哮鸣、咳嗽、痰中带血。经痰脱落细胞培养、纤维支气管镜、组织活检可以诊断。

推拿治疗

方法一

1. 寒痰渍肺

治则：温肺散寒，豁痰利窍。

手法：揉、拨、搓、运、按。

选穴：风池、头临泣、华佗夹脊穴、肺俞、心俞、列缺、太渊、天突、膻中、丰隆。

操作：

（1）**推拿头颈**：以中指勾揉风池穴 1~2 分钟；以拇指偏峰指拨头临泣穴 2~3 分钟，以胸膈有畅快感为度，可温肺散寒。

体位：患者坐位；医者站在患者对面。

（2）**推拿背部**：以右掌小鱼际搓、运华佗夹脊穴 3~5 遍；以拇指按揉肺俞、心俞穴，每穴 1~2 分钟。此法可温肺祛痰。

体位：患者坐位；医者站在患者背后。

（3）**按、揉下肢**：以拇指按列缺、太渊、天突、膻中穴，每穴 1~2 分钟；以拇指按揉丰隆穴 2~3 分钟，出现酸胀感后加拨法 3~5 遍。此法可豁痰利窍。

体位：患者仰卧位；医者站在患者身侧。

2. 热痰犯肺

治则：宣肺清热，化痰降逆。

手法：按、拨、拿、推、揉。

选穴：百会、大椎、肩井、膻中、肺俞、曲池、合谷、丰隆、复溜、太冲、行间。

操作：

（1）**按、拨头颈**：以拇指按百会穴 1~2 分钟；指拨大椎穴 1~2 分钟。此法可以清热宣肺。

（2）**拿五经**：五指拿法作用于头部督脉、胆经、膀胱经，5~8 遍。

（3）**拿肩井**：拿肩井穴 5~8 遍，以清热降逆。

体位：以上患者坐位；医者站在患者身后。

（4）**按、推胸部**：用拇指按膻中穴 1~2 分钟，出现酸胀感后，用掌根推法向鸠尾方向推 5~8 遍，以降逆平哮。

体位：患者仰卧位；医者站在患者左侧。

（4）推拿四肢腧穴：用拇指按揉肺俞、曲池、合谷穴每穴 1~2 分钟；指拨丰隆穴 1 分钟；拇指禅推法推复溜、太冲、行间穴，每穴 1~2 分钟。此法可降逆化痰。

体位：患者俯卧位；医者站在患者右侧。

方法二

治则：行气化痰，扶正祛邪。

手法：推、扫散、拿、擦、搓、抖、一指禅推、按、揉、摩、擦法。

选穴：桥弓、大椎至长强、肺俞、膈俞、大椎、曲池、合谷。

操作：

（1）横擦胸部：横擦前胸部，沿锁骨下缘开始到十二肋，往返 2~3 遍。

体位：患者仰卧位；医者站在患者左侧。

（2）擦背腰：横擦肩、背、腰部，以肩背部开始到腰骶部往返 2~3 遍；以大椎至长强沿督脉循行路线施以直擦法治疗 2~3 遍。

体位：患者俯卧位；医者站在患者右侧。

（3）推拿头颈：以拇指推双侧桥弓穴，自上而下推 20~30 遍；自额至下颌用分推法向左右两侧操作，往返 2~3 遍；以扫散法在双侧头部胆经循行区域，自前上方向后下方操作 10 余次；后头顶部至枕部用五指拿法，自枕部到顶部转为 3 指拿法，重复治疗 3~4 遍。

（4）推拿上肢：以擦法直擦患者上肢内外两侧；以拿法自肩部拿至腕部；理手指；搓抖上肢。

体位：以上患者坐位；医者站在患者对面。

（5）辨证治疗：①寒痰渍肺者，直擦患者背部膀胱经，以透热为度；再以一指禅推法或按、揉法在背部两侧肺俞、膈俞治疗，每穴约 2 分钟。②热痰犯肺者，直擦患者背部膀胱经，以湿热为度；用三指拿法及揉、按法施于颈椎两则，往返 5~6 遍；并重按大椎、曲池、合谷。

注意事项

（1）忌食生冷、肥腻、辛辣食物，忌烟、酒。

（2）避免寒冷刺激。

第十节　喘证

喘证是由于外邪侵袭、痰浊内蕴、情志失调，导致肺气上逆、失于宣降，发作时呼吸急促、困难，伴哮鸣音，甚至张口抬肩，难以平卧为主要临床表现的病症。"喘"以气短不足以吸为特征。

病因病机

（1）风寒袭肺：风寒袭表，内合于肺，邪实气壅，寒痰内阻，肺气不宣，发为喘证。

（2）痰浊壅肺：脾失健运，水湿内停，凝聚为痰，痰浊上渍于肺，肺气不得宣降，发为喘证。

（3）肺肾亏虚：肺肾亏虚，肺虚则气无所主，肾虚则下元不固，失于摄纳，气不得续，发为喘证。

临床证候

1. 风寒袭肺

喘急胸闷，咳嗽痰白，稀薄起沫，初起兼恶寒，头痛，无汗，舌苔薄白，脉浮而紧。

2. 痰浊壅肺

喘促咳嗽，痰多而黏腻，咯吐不爽，胸中满闷，食减消瘦，或见恶心呕吐，甚则心悸不眠，舌苔白腻，脉滑或濡。

3. 肺肾亏虚

喘促日久，语言无力，咳声低微，呼多吸少，气不得续，动则喘息加重，自汗尿频，肢冷面青，舌淡，脉沉细无力。

鉴别诊断

（1）心源性哮喘：此为高血压、冠心病、风湿性心脏病左心衰竭的表现，通过查体明确诊断原发病。

（2）支气管肺癌：癌肿导致支气管狭窄，继发感染时可有气急、哮鸣、咳嗽、痰中带血。经痰脱落细胞培养、纤维支气管镜、组织活检可以诊断。

推拿治疗

方法一

1. 风寒袭肺

治则：疏散风寒，宣畅气机。

手法：按、揉、推。

选穴：风池、百会、膻中、曲池、合谷、天突、太阳、肺俞。

操作：

（1）按揉头颈：用拇指按百会穴 1~2 分钟；用双手中指揉风池穴 2~3 分钟，以头部清爽为度、此法可以疏散风寒。

（2）按揉腧穴：用双手拇指按揉太阳穴 1~2 分钟；用拇指按揉天突穴 1~2 分钟；用拇指按揉曲池、合谷穴，每穴 1~2 分钟。

（3）禅推膻中：用拇指禅推法推膻中穴 1~2 分钟，此法可宣通肺气以平喘。

体位：以上患者坐位；医者站在患者对面。

（4）按揉肺俞：用拇指按揉肺俞穴 2~3 分钟，以宣畅气机，利肺平喘。

体位：患者坐位；医者站在患者身后。

2. 痰浊壅肺

治则：降逆化痰，利气平喘。

手法：按、揉、推。

选穴：中脘、膻中、足三里、丰隆、内关、肺俞、脾俞。

操作：

（1）推拿胸腹：用掌指关节按法按中脘穴 5 分钟，以热下为度；拱手揉脘腹 5 分钟；用拇指禅推法推膻中穴 1~2 分钟，以胸中有舒畅感为度。

（2）按揉腧穴：以拇指分别按揉内关、足三里、丰隆穴，每穴 1~2 分钟。此法可降逆化痰、平喘。

体位：以上患者仰卧位；医者站在患者左侧。

（3）按揉背俞穴：用拇指按揉脾俞、肺俞穴，每穴 2~3 分钟，以健肺化痰，利气。

体位：患者坐位；医者站在患者身后。

3. 肺肾亏虚

治则：宣通肺气，摄纳肺肾。

手法：揉、擦、拿、按、推、拨。

选穴：风池、大椎、大杼、定喘、中府、天突、肺俞、膏肓、膻中、孔最、尺泽、内关、肾俞、命门、气海、丰隆、太溪。

操作：

发作期

（1）揉拨颈背：以中指勾揉风池穴1分钟；以拇指分别揉大椎、大杼、定喘穴，每穴1分钟，出现酸胀感后每穴横拨半分钟。此法可宣通肺气。

体位：患者坐位；医者站在患者身后。

（2）推拿胸部：以右手五指及小鱼际擦中府穴3~5遍；拿胸小肌3~5遍；以拇指按天突穴1分钟。此法可利肺平喘。

体位：患者仰卧位；医者站在患者身侧。

缓解期

（1）推胸部：以小鱼际向鸠尾方向推膻中穴2~3分钟。

（2）腹部推按：以拇指按气海穴1~2分钟。

（3）揉拨腧穴：以拇指按揉孔最、尺泽穴，每穴1分钟；指拨内关穴1分钟，此法可宣肺利气；以拇指按揉太溪、丰隆穴，每穴1分钟，出现酸胀感后轻拨1分钟。

体位：以上患者仰卧位；医者站在患者身侧。

（4）按揉腧穴：以拇指按揉肺俞、膏肓穴，每穴1分钟。

（5）横擦背部：以小鱼际横擦肾俞、命门穴，每穴2~3分钟，以有热感为度。此法可摄纳肺气，温补下元。

体位：以上患者俯卧位；医者站在患者身侧。

方法二

治则：化痰利肺，纳气平喘。

手法：一指禅推、捏、按、揉、拍、掐。

选穴：肺俞、脾俞、肾俞、三焦俞、定喘、天突至曲骨、风池、风府、太阳、肩井、第2掌骨桡侧的肺区、脾区、肾区。

操作：

（1）禅推背部：分别沿背部督脉及足太阳经循行路线由上至下施以一指禅推法治疗，重点在肺俞、脾俞、肾俞、三焦俞、定喘穴，往返操作数次继而沿同路线施以捏法治疗，以皮肤潮红，患者微汗出为度。

体位：患者俯卧位；医者站在患者右侧。

（2）禅推任脉：自天突穴开始至曲骨穴沿任脉循行路线，由上至下施以一指禅推法治疗，重点在天突、膻中穴。往返治疗数次。

（3）腹部推拿：以腹部掌按法于中脘、关元穴，以腹部及双下肢温热为度；施以腹部掌揉法，顺、逆时针操作各50次。

体位：以上患者仰卧位；医者站在患者左侧。

（5）拍背：施以拍法于背部治疗，方向自下至上，力量由轻至重。

（6）按揉腧穴：重按风池、风府、太阳、肩井穴，以头部微汗出为度；掐揉第2掌骨桡侧的肺区、脾区、肾区（全息穴）各2分钟。本法适用于临床各型喘证缓解期。

体位：以上患者坐位；医者站在患者身侧。

注意事项

（1）慎风寒，节饮食，戒烟酒。

（2）平素加强身体锻炼。

第十一节　胃下垂

胃下垂是指由于饮食不节或情志劳倦失宜，导致中气下陷、升举无力的一种胃腑下垂的病症。西医学认为，胃下垂主要是由于胃膈韧带和胃肝韧带无力或腹壁肌肉松弛所致，胃小弯最低点下降至髂嵴连线以下，或十二指肠球部向左偏移。

病因病机

（1）饮食不节：饮食失于节制，暴饮暴食，以致损伤脾胃，中气下陷，升举无力，胃腑难以维持原有位置而下垂。

（2）内伤七情：思虑过度为七情所伤，肝气郁结，横逆犯胃，日久脾胃虚弱，气陷不举。

（3）劳倦失宜：劳累过度，气血耗损，元气未复。脾胃虚弱，升举无力而形成本病。

临床证候

身体消瘦，精神倦怠，面色萎黄，不思饮食，食后脘腹痞满、胀痛，可伴有头晕、乏力、心悸，舌淡苔薄腻，脉弱或濡。

鉴别诊断

胃脘痛：胃下垂与胃脘痛均见胃痛，脘腹痞满，但胃下垂主要表现为坠痛，其脘腹痞满则多出现于饭后，并可兼有胀急疼痛。

推拿治疗

方法一

治则：升举中气，健脾和胃。

手法：按、揉、运、托、捏脊。

选穴：中脘、气海、脾俞、胃俞、足三里。

操作：

（1）腹部推拿：揉运腹部3遍；以掌按法施于中脘、气海穴各5分钟，以得气为度；再用托法自下而上施术5分钟。

体位：患者仰卧位；医者站在患者左侧。

（2）按揉腧穴：用拇指按揉脾俞、胃俞各1分钟；捏脊3遍；按揉足三里穴1分钟。

体位：患者俯卧位；医者站在患者左侧。

方法二

治则：健脾益气，升阳举陷。

手法：拿、推、颤、摩、搓、揉、运、点、按。

选穴：中脘、关元、气海、脾俞、胃俞、肝俞、上脘、下脘、幽门、章门、期门、梁门、足三里、天枢。

操作：

（1）搂揉背部：用轻柔的搂法沿脊柱两侧的膀胱经治疗，重点在 T_6~T_{12} 两侧腧穴；在脾俞、胃俞、肝俞用较轻的手法按揉，时间约 10 分钟。

体位：患者俯卧位；医者站在患者右侧。

（2）腹部推拿：患者双腿屈曲。医者先用双手揉拿腹部半分钟，以中脘、关元、气海为重点；用手掌于腹部自下而上做推颤法数次；用摩法在腹部以逆时针方向操作 15 分钟左右，手法应以轻柔上推为主。

（3）点三脘开四门法：以示指、中指、无名指三指分别对准上脘、中脘、下脘，点而按之；以示指、中指、无名指、小指四指分别对准幽门、章门、期门、梁门，点而按之，操作时持续用力，左右相对点按。

（4）按腹部：按气海、关元、足三里、天枢穴，每穴 1 分钟，以酸胀为度。

体位：以上患者仰卧位；医者站在患者左侧。

注意事项

（1）禁止暴饮暴食，宜少食多餐。

（2）适当进行体育锻炼，增强腹部肌肉。

第十二节　胃脘痛

胃脘痛是以上腹部及胃脘部疼痛为主要表现的病症，常因饮食不节或精神、寒冷刺激而诱发。可见于西医急慢性胃炎、消化性溃疡、胃痉挛、胃扭转、胃神经官能症等病。

病因病机

胃脘痛常因肝气犯胃、饮食不节、脾胃虚弱所致。

（1）肝气犯胃：肝主疏泄条达，若忧思恼怒伤肝，肝气横逆犯胃，气血凝滞而不行，不通则痛。

（2）饮食不节：暴饮暴食，饥饱无常，损伤脾胃，若过食生冷，寒积胃脘，气血凝滞不通，则胃寒作痛。

（3）脾胃虚弱：内伤劳倦，久病不愈损伤脾胃，中阳不振，不能温煦脾阳，寒自内生则为虚寒胃痛。

临床证候

1. 肝气犯胃

胃脘胀闷，攻痛连胁，嗳气频出，每因情志不遂而痛甚或兼有嗳腐吞酸，口干口苦，舌多薄白，脉弦。

2. 寒邪犯胃

胃痛暴作，疼痛剧烈，畏寒喜暖，得热则痛减，喜热饮，口不渴，舌苔白，脉弦紧或弦涩。

3. 脾胃虚弱

胃痛隐隐，泛吐清水，喜暖喜按，得食则痛减，手足不温，纳少，神疲乏力，大便溏薄，舌淡苔薄，脉细弱。

鉴别诊断

（1）心痛：心痛病位在胸中，其疼痛表现为胸痛彻背，背痛彻心，发作时常伴有心悸憋闷等症状。

（2）腹痛：腹痛与胃脘痛疼痛部位都在腹部，腹痛主要表现在脐以下的部位，包括胁腹、大腹、小腹等部位。

推拿治疗

方法一

1. 肝气犯胃

治则：疏肝理气，和胃止痛。

手法：按、揉、推、掐、搓摩。

选穴：中脘、期门、太冲、肝俞、胆俞、胃俞、脾俞、胁肋。

操作：

（1）腹部推拿：用双掌揉法施于胃脘部反复数遍；以腹部掌按法于中脘

穴，持续按压 5 分钟，缓缓抬手达到调畅气机之功。

（2）**推拿肝经**：用双掌搓摩胁肋及期门穴往返数次，以疏肝理气止痛；掐太冲穴 1 分钟，以疏泄肝气之条达。

体位：以上患者仰卧位；医者站在患者左侧。

（3）**按揉背俞穴**：以拇指按揉肝俞、胆俞、脾俞、胃俞各 1 分钟，以得气为度。

体位：患者俯卧位；医者站在患者左侧。

2. 寒邪犯胃

治则：温中散寒止痛。

手法：按、揉、推、擦。

选穴：中脘、神阙、内关、脾俞、胃俞。

操作：

（1）**推拿胸部**：以揉法沿肋弓自右向左，以神阙穴为中心，反复操作约 3 分钟；以分推法由剑突至中极反复数遍。

（2）**腹部推拿**：用腹部掌按法施于中脘、神阙各 5 分钟以得气为度。

（3）**点按内关**：点按内关 1 分钟以止痛。

体位：以上患者仰卧位；医者站在患者左侧。

（4）**横擦背俞穴**：横擦脾俞、胃俞约 3 分钟。

体位：患者俯卧位；医者站在患者左侧。

3. 脾胃虚弱

治则：健脾和胃，温中止痛。

手法：按、摩、揉、运、擦。

选穴：中脘、关元、足三里、脾俞、胃俞、三焦俞。

操作：

（1）**腹部推拿**：用揉运法施胃脘部，反复操作数遍；以团摩法施于上腹部以健脾和胃；用腹部掌按法于中脘、关元各操作 5 分钟。

（2）**点按足三里**：点按足三里 1 分钟，以温中止痛。

体位：以上患者仰卧位；医者站在患者左侧。

（3）**背部推拿**：擦足太阳膀胱经，重点脾俞、胃俞、三焦俞，以透热为度，助温中止痛之功。

体位：患者俯卧位；医者站在患者左侧。

方法二

治则：理气散寒，和胃止痛。

手法：一指禅推、揉、摩、按、擦。

选穴：中脘、章门、期门、内关、足三里、公孙、太冲、肝俞、胆俞、脾俞、胃俞。

操作：

（1）腹部推拿：患者双下肢屈曲。医者用一指禅推法在中脘穴施术5分钟；再用揉摩法于胃脘部治疗15分钟。

（2）禅推肋间：沿着肋间隙用一指禅推法治疗，由上而下一个一个肋间隙治疗，从正中线开始，先推左侧，再推右侧，时间约5分钟。

（3）按揉腧穴：用拇指按揉法分别按揉左右章门、期门、内关、足三里、公孙、太冲穴，每穴各1分钟。

体位：以上患者仰卧位；医者站在患者左侧。

（4）背部推拿：用一指禅推法或拇指按揉法分别施治于肝俞、胆俞、脾俞、胃俞穴，每穴各1分钟；用小鱼际擦法擦热诸俞穴，结束治疗。本法适用于临床各型患者。

体位：患者俯卧位；医者站在患者右侧。

注意事项

（1）注意精神与饮食的调摄，切忌暴饮暴食。

（2）对胃痛持续不能缓解者，应采取积极的对症治疗方法。

（3）胃及十二指肠球部溃疡出血期，则禁用推拿手法治疗。

第十三节　呕吐

呕吐是指胃失和降，气逆于上，致使胃内容物从口中冲逆而出的一种病症。通常有物有声称为"呕"，有物无声称为"吐"，无物有声称为"干呕"。

病因病机

呕吐多由外邪犯胃，饮食所伤，或情志不遂，脾胃虚弱等导致胃失和降，胃气上逆而发呕吐。

（1）外邪犯胃：外感六淫之邪，直中胃腑，胃失和降，胃气上逆而致呕吐。

（2）饮食所伤：饮食不节，暴饮暴食，饮食停滞于胃，胃失和降，胃气上逆而致呕吐。

（3）肝气犯胃：情志失调，肝气横逆犯胃，胃气上逆而致呕吐。

（4）脾胃虚弱：脾胃虚寒，胃阳不足，胃之经气上逆而致呕吐。

临床证候

1. 外邪犯胃

恶心呕吐，起病较急，头痛，恶心，无汗，苔薄白，脉浮。

2. 饮食所伤

呕吐酸腐，嗳气，脘腹胀满，吐后反觉舒适，大便溏或秘，苔厚腻，脉滑或实。

3. 肝气犯胃

呕吐吞酸，胸胁胀痛，嗳气频作，舌边红，苔薄腻，脉弦。

4. 脾胃虚弱

饥不欲食，食多即吐，面色㿠白，四肢不温，脉弱。

鉴别诊断

（1）反胃：反胃表现以食后脘腹胀满、朝食暮吐、暮食朝吐、宿食不化为特征。而呕吐大多起病较急，食入即吐或不食即吐。

（2）霍乱：呕吐多不伴有腹泻之症。霍乱发病急骤，来势凶险，上吐下泻，腹痛，泻下米泔。应紧急处理。

推拿治疗

方法一

1. 外邪犯胃

症状：恶心呕吐，起病较急，头痛，恶心，无汗，苔薄白，脉浮。

治则：解表，和胃降逆。

手法：按、揉、拿、推、掐。

选穴：中府、中脘、内关、大椎、风池。

操作：

（1）拿颈部：拿风池、大椎，反复 3~5 次。

（2）按揉中府：用拇指按揉中府 1 分钟。

体位：以上患者坐位；医者站在患者侧后方。

（3）腹部推拿：揉腹 3~5 遍；掌按中脘 5 分钟，以得气为度。

（4）掐内关：用拇指指甲切按内关 1 分钟。

体位：以上患者仰卧位；医者站在患者左侧。

2. 饮食所伤

治则：消食导滞，降逆止呕。

手法：按、揉、梳、捏脊。

选穴：下脘、内关、足三里、天枢。

操作：

（1）推拿胸腹：揉腹 3 遍；掌按下脘、天枢各 5 分钟；自胸胁至腹部用梳法，反复操作 3 遍。

（2）按揉腧穴：拇指按揉内关、足三里各 1 分钟。

体位：以上患者仰卧位；医者站在患者左侧。

（3）捏脊：自腰骶部至大椎沿脊柱两侧捏脊 3 遍。

体位：患者俯卧位；医者站在患者左侧。

3. 肝气犯胃

治则：疏肝和胃。

手法：按、揉、运、拿、搓摩。

选穴：上脘、内关、膻中、足三里、太冲。

操作：

（1）**推拿胸腹**：揉运腹部 3 遍；掌按上脘 5 分钟；搓摩胁肋 3~5 遍；拇指按膻中 1 分钟，以得气为度。

（2）**按压腧穴**：按内关、足三里、太冲各 1 分钟。

体位：以上患者仰卧位；医者站在患者左侧。

4. 脾胃虚弱

治则：健脾和胃，降逆止呕。

手法：按、揉、运、擦、捏。

选穴：中脘、关元、脾俞、胃俞。

操作：

（1）**腹部推拿**：以揉运法施于腹部 3~5 遍；掌按中脘、关元各 5 分钟，以得气为度。

体位：患者仰卧位；医者站在患者身侧。

（2）**背部推拿**：点按脾俞、胃俞各 1 分钟；捏脊 3 遍；擦背、腰部 3~5 遍。

体位：患者俯卧位；医者站在患者身侧。

方法二

治则：理气、和胃、降逆。

手法：推、抖法。

选穴：不容到气冲。

操作：

（1）**推胃经**：用双手拇指末节桡侧偏峰，对置地着实在腹部两侧不容穴，双手其余手指贴附在一侧或两侧起固定作用，当患者呼气时，拇指着力顺胃经循行分布推至天枢或气冲穴；在患者吸气时，医者将手收回原位，待患者进行第 2 次呼气时，医者再进行第 2 次推动，如此反复操作 5~7 遍。

（2）**拿腹**：用一手或双手拇指和其余手指对置在上腹部着力持取后，并作上下轻轻抖动 5~7 次，操作可在病变局部进行。

体位：以上患者仰卧位；医者站在患者身侧。

注意事项

（1）注意气候变化时的自我调适，避免精神刺激。

（2）注意饮食调节；呕吐发作后，宜食清淡易消化食物。

第十四节　便秘

便秘是指排便时间延长，或大便秘结、排出艰难，或欲大便而艰涩不畅的病症。以老年人多发。

病因病机

便秘主要是由脾胃运化失常，大肠传导失司所引起。

（1）虚秘：劳倦内伤或病后体虚，年老气血不足，导致气虚大肠传送无力。血虚津枯，不能濡润大肠以致便秘。亦有因阳虚，寒自内生，阳气不通，津液不行，肠道艰于传送，故而引起便秘。

（2）实秘：素体阳盛，嗜食肥甘辛辣，以致胃肠积热，大便干结，排出困难，或因情志不遂，肝气郁结，肝木克脾，中焦升降失司。糟粕内停，而成便秘。

临床证候

1.虚秘

大便干结，临厕努挣，艰涩难下，便后汗出，少气懒言，面白少华，心悸，形体消瘦，腰膝酸软或见大便如羊屎状，舌淡苔薄白，脉细。

2.实秘

大便秘结，口臭溲赤，面红身热，或胸胁胀痛，嗳气频作，苔黄燥，脉滑数或弦。

鉴别诊断

癥瘕：便秘日久者在腹部可扪及包块，经治疗可自行消失。若虽经治疗而后无消失者，应考虑癥瘕。

推拿治疗

方法一

1. 虚秘

治则：健脾补气，养血润燥。

手法：按、揉、推、擦、捏脊。

选穴：中脘、关元、足三里、脾俞、胃俞、八髎。

操作：

（1）腹部推拿：揉腹3遍~5遍；掌按中脘，关元各5分钟；分推腹部3分钟。

体位：患者仰卧位；医者站在患者身侧。

（2）背部推拿：捏脊3遍；一指禅推脾俞、胃俞3分钟；擦八髎3分钟。

（3）按揉足三里：用拇指按揉足三里1分钟。

体位：以上患者俯卧位；医者站在患者身侧。

2. 实秘

治则：清热润燥，顺气导滞。

手法：按、推、揉、擦、搓摩胁肋。

选穴：中脘、左水道、大椎、曲池、大肠俞、八髎。

操作：

（1）腹部推拿：揉腹3遍；掌按中脘、左水道，以得气为度；由胸部开始向下搓摩胁肋，反复3~5遍。

体位：患者仰卧位；医者站在患者身侧。

（2）按揉腧穴：用拇指按揉大椎、曲池，以酸胀为度。

（3）背部推拿：一指禅推大肠俞1分钟，直擦八髎穴3~5次。

体位：以上患者俯卧位；医者站在患者身侧。

方法二

治则：调理肠胃，润肠通便。

手法：摩、挼、按、揉、一指禅推、推、擦。

选穴：中脘、天枢、大横、关元、肝俞、脾俞、胃俞、肾俞、大肠俞、八髎、长强、足三里、曲池、中府、云门、膻中、章门、期门、肺俞、胆俞、照海、合谷、膈俞、三焦俞、大巨、水道、支沟、气海。

操作：

（1）腹部推拿：以轻快的一指禅推法于中枢、天枢、关元、大横各操作1分钟；顺时针摩腹8分钟。这是本病的操作关键，手法可偏重，以腹部出现畅快感为度。

体位：患者仰卧位；医者站在患者身侧。

（2）背部推拿：以轻快的一指禅推法或擦沿脊柱两侧从肝俞、脾俞到八髎往返治疗，时间约5分钟；用轻柔的按揉法在肾俞、大肠俞、八髎，长强穴治疗，往返2~3遍。

体位：患者俯卧位；医者站在患者身侧。

（3）辨证治疗：①实秘者，横擦八髎以透热为度；按揉足三里、曲池，以酸胀为度；按揉胸胁部的中府、云门、膻中、章门、期门，背部的肺俞、肝俞、膈俞，均以酸胀为度，不宜刺激太重；横擦胸肋，以透热为度。②虚秘者，横擦胸肋部、左侧背部及八髎穴，均以透热为度；按揉足三里、支沟各1分钟；横擦腰骶部，直擦背部督脉，以透热为度。

注意事项

（1）忌食辛辣、酒类之品，多食蔬菜及粗粮。

（2）便秘患者不要滥用泻下药物。

（3）操作擦法时应在患者皮肤涂润滑剂以防擦伤皮肤。

第十五节　泄泻

泄泻是以排便次数增多，粪质稀薄或完谷不化，甚至泻出如水样为特征的病症。本病可见于任何年龄，但以青壮年最多见，男稍多于女。

病因病机

（1）湿邪困脾：由湿邪兼夹寒、暑、热邪侵犯中焦，湿困脾阳，脾失健运，清浊不分，水走大肠而成泄泻。

（2）饮食失节：饮食不节，过食生冷，损伤脾胃，水湿内停，变生污浊而成泄泻。

（3）情志失调：恼怒伤肝，肝气郁结，横逆犯脾，或忧思伤脾，脾胃气机升降失调，水湿不运而成泄泻。

（4）脾肾阳虚：素体阳虚或久病伤及脾肾，肾虚则气化失司，脾阳不振，运化失职，水谷停滞，并入大肠而成泄泻。

临床证候

1. 湿邪困脾

大便稀薄或夹黏液，腹痛肠鸣，肢体沉重，苔白腻或黄腻，脉濡或滑数。

2. 饮食失节

腹痛肠鸣，泻下粪便臭秽如败卵，泻后痛减，嗳腐酸臭，苔垢浊，脉滑数。

3. 情志失调

胸肋痞满，烦闷易怒，每以精神刺激而泻，肠鸣腹痛，嗳气食少，苔薄，脉弦。

4. 脾肾阳虚

黎明前脐腹作痛，肠鸣即泻，泻后痛减，腰酸冷痛，舌淡苔薄白，脉弦细。

鉴别诊断

（1）痢疾：痢疾虽大便次数增多，但临床以腹痛、里急后重、痢下赤白脓血为主症。

（2）霍乱：霍乱起病急，变化迅速，病情凶险，主要表现为上吐下泻，吐泻交作，吐泻后易出现汗出肢冷。

推拿治疗

方法一

1. 湿邪困脾

治则：健脾利湿。

手法：按、摩、揉、拿。

选穴：中脘、神阙、足三里、肚角、大肠俞、脾俞。

操作：

（1）腹部推拿：摩腹3分钟；揉腹3遍；掌按中脘、神阙各5分钟。

体位：患者仰卧位；医者站在患者身侧。

（2）推拿背俞穴：点按脾俞1分钟；按揉大肠俞1分钟。

（3）按揉足三里：用拇指按揉足三里1分钟。

体位：以上患者俯卧位；医者站在患者身侧。

2. 饮食失节

治则：消食导滞。

手法：推、摩、捏脊、按。

选穴：天枢、足三里、脾俞、胃俞。

操作：

（1）腹部推拿：摩腹3~5遍；掌按天枢5分钟；由剑突至耻骨联合用推法反复3~5遍。

体位：患者仰卧位；医者站在患者身侧。

（2）推拿背部：捏脊3~5遍；点按脾俞、胃俞各1分钟。

（3）点按足三里：用拇指点按足三里1分钟。

体位：以上患者俯卧位；医者站在患者身侧。

3. 情志失调

治则：疏肝理气，健脾止泻。

手法：团摩、梳、按、运。

选穴：期门、章门、中脘、肝俞、胆俞、太冲。

操作：

（1）腹部推拿：运腹3遍；用团摩法施上腹部3遍；掌按中脘穴5分钟；指按章门、期门各1分钟；用梳法沿两胁自上而下反复操作3~5遍。

（2）点按太冲：用拇指点按太冲1分钟。

体位：以上患者仰卧位；医者站在患者身侧。

（3）点按背俞穴：点按肝俞、胆俞各1分钟。

体位：患者俯卧位；医者站在患者身侧。

4. 脾肾阳虚

治则：温肾壮阳，固涩止泻。

手法：按、揉、擦、捏脊。

选穴：气海、关元、足三里、肾俞、命门。

操作：

（1）腹部推拿：揉腹3~5遍；掌按气海、关元各5分钟。

（2）点按足三里：用拇指点按足三里1分钟。

体位：以上患者仰卧位；医者站在患者身侧。

（3）推拿背部：捏脊3遍；横擦肾俞、命门5分钟。

体位：患者俯卧位；医者站在患者身侧。

方法二

治则：健脾和胃，行气止痛。

手法：摩法、一指禅推法、按法、揉法、搓法、拿法、擦法和搓法等。

选穴：中脘、气海、关元、天枢、章门、期门、背部夹脊穴、八髎、内关、支沟、足三里、阳陵泉、太冲、脾俞、胃俞、大肠俞、上巨虚、太溪、阴谷、命门、肾俞、气海俞等。

操作：

（1）腹部推拿：用右手示、中、无名指分别置于脐旁即天枢穴，做按揉法，约2分钟；用右手掌摩法摩腹4分钟，在摩腹过程中，用指尖重点刺激中脘、关元、气海诸穴，摩腹压力宜轻柔，再拿两侧肚角3~5遍。

（2）按揉腧穴：用拇指按揉法施治于内关、支沟、足三里、阴陵泉、太冲等，每穴1分钟。

体位：以上患者仰卧位；医者站在患者左侧。

（3）背部推拿：用一指禅推法或搓法循两侧膀胱经操作3遍（自膈俞至大肠俞），然后用按法重点刺激膈俞、膏肓、脾俞、胃俞、大肠俞，每穴1分钟；用小鱼际擦法横擦脾俞、胃俞、命门及八髎穴；并擦督脉，以发热为度。

体位：患者俯卧位；医者站在患者右侧。

（4）推拿胁肋部：用双手示、中、无名指同时按揉双侧章门、期门穴，每穴1分钟；最后自上而下搓胁肋部3~5遍，结束治疗。

体位：患者坐位；医者站在患者身后。

（1）暴泻后应给予盐汤、米粥类以养胃气。

（2）泄泻期间，要吃流质或半流质食物，忌食辛热和肥甘厚味。

（3）注意保暖，属虚寒型泄泻者可调以姜汤以温脾阳，调和胃气。

第十六节 手术后肠粘连

手术后肠粘连是指由于手术后腹膜与肠管、肠管与肠管之间不正常的黏附所引起的病症，是腹部手术后常见并发后遗症之一。本症属中医"血瘀腹痛"的范畴。

病因病机

手术后肠受损伤，气血瘀滞，传化失司，通降失调，肠管瘀滞黏结，日久则积聚成形。

临床证候

腹痛胀闷，痛有定处，拒按，纳少呃逆，口渴不欲饮，舌暗有瘀点，苔白或黄，脉沉或弦。

鉴别诊断

（1）胆囊炎：突然发作右上腹剧痛或绞痛，伴有恶心呕吐，墨菲征阳性。血常规与腹部 B 超检查可协助诊断。可引起特别剧烈的腹绞痛，通常由饮食不良引起，疼痛常位于左肋区，常伴有右背部和右肩部放射痛。

（2）急性胃炎：该病可由弥漫性压痛发展成胃区明显疼痛，进食可使不适加重，呕吐常可使症状减轻。

（3）急性胰腺炎：早期出现持续性剑突下疼痛，季肋部和背部放射性疼痛，常能耐受腹部压痛。血淀粉酶先升高后正常。CT 检查和超声检查可发现早期胰腺炎重要征象。

推拿治疗

方法一

治则：行气活血，散瘀止痛。

手法：揉、运、推、擦、按。

选穴：中脘、天枢、内关、足三里、大肠俞、小肠俞。

操作：

（1）**腹部推拿**：揉运腹部 3~5 遍；用推法从中脘推至脐下，揉运腹部 3~5 遍；用推法从中脘推至脐下，再从天枢推至脐下反复操作 5~7 遍。

（2）**按压腧穴**：按压内关、足三里各 1 分钟。

体位：以上患者仰卧位；医者站在患者左侧。

（3）**擦背俞穴**：擦大肠俞、小肠俞以透热为度。

体位：患者俯卧位；医者站在患者右侧。

方法二

治则：扶脾调气，疏肝理气。

手法：一指禅推、摩、按、揉、擦、搓。

选穴：膻中、章门、期门、肝俞、胆俞、脾俞、胃俞、八髎穴、上脘、中脘、下脘、天枢、大横、气海、关元、大肠俞、小肠俞、手三里、合谷、足三里、阴陵泉、上巨虚、下巨虚、三阴交、太冲、行间等。

操作：

（1）**腹部推拿**：用右手示、中、无名指分别置于脐旁即天枢穴、大横穴，做按揉法，约 2 分钟；用右手掌摩法摩腹 5 分钟，在摩腹过程中，用指尖重点刺激上脘、中脘、下脘、关元、气海诸穴，摩腹压力宜轻柔，再拿两侧肚角 3~5 遍。

（2）**按揉腧穴**：用拇指按揉法施治于手三里、合谷、足三里、阴陵泉、上巨虚、下巨虚、三阴交、太冲、行间等，每穴 1 分钟。

体位：以上患者仰卧位；医者站在患者左侧。

（3）**背部推拿**：用一指禅推法或搓法循两侧膀胱经（自膈俞至大肠俞）操作 3 遍；用按法重点刺激肝俞、胆俞、脾俞、胃俞、大肠俞、小肠俞，每穴 1 分钟；用小鱼际擦法横擦脾俞、胃俞、命门及八髎穴，并擦督脉，以发热为度。

体位：患者俯卧位；医者站在患者右侧。

（4）推拿胁肋部：用双手示、中、无名指同时按揉双侧的章门、期门穴，每穴1分钟；自上而下搓胁肋部3~5遍，结束治疗。

体位：患者坐位；医者站在患者身后。

注意事项

（1）首先要明确诊断，对于急性胰腺炎、急性胃炎等急腹症应转入急诊治疗。

（2）患病期间避免暴饮暴食，忌食刺激性食物。

（3）对于手术后肠梗阻者亦可参照本法治疗。但对绞窄性肠梗阻，不宜作推拿手法治疗。

第十七节　尿潴留

尿潴留是指各种原因引起膀胱内尿液无法排出，主要表现为小腹胀满感，小便点滴而出或点滴全无的一系列症状。各种原因引起的尿潴留，不仅可继发尿路感染，而且压力上传可引起肾盂积液、肾实质受压和缺血，甚至坏死，导致梗阻性肾病和肾功能不全。本症在中医学中属"癃闭"范畴。

病因病机

肾气受损，肾阴不足，膀胱气机不畅，湿热下注，至膀胱气化功能失职，开合失度而发病。

临床证候

小便点滴而下或点滴全无，少腹胀满，口渴不欲饮，或兼有浮肿、恶心呕吐、头晕、心悸等症。

鉴别诊断

肾脏疾患所致的尿少、无尿：该类疾病一般均有肾损害，可通过肾功能检查、尿常规检查协助诊断。

推拿治疗

方法一

治则：疏利气机，通调水道。

手法：按、揉、推、擦。

选穴：气海、关元、中极、三焦俞、膀胱俞、八髎。

操作：

（1）腹部推拿：揉腹3分钟以通腑气；掌按气海、关元、中极各5分钟，以疏利气机。

体位：患者仰卧位；医者站在患者身侧。

（2）背部推拿：按揉三焦俞、膀胱俞各1分钟；推膀胱经两侧反复3遍；擦八髎，以透热为度。诸法合用，共奏通调水道之功。

体位：患者侧卧位；医者站在患者身侧。

方法二

治则：清热利水，补中益气，温补肾阳，通利小便。

手法：推、按、揉、擦、摩、搓。

选穴：中极、归来、水道、水分、天突、膻中、三焦俞、膀胱俞、气海、关元、石门、利尿穴（位于神阙至耻骨联合连线的中点）、髋关、阴交、委阳、三阴交、阴陵泉、肺俞、脾俞、肾俞、次髎穴、带脉、大肠俞、小肠俞、期门、章门、行间、建里、中脘、梁门、百会、大椎、神阙、五里等。

操作：指压任脉：依据充盈膀胱上界的不同位置，相应地用手指按压关元、石门、气海穴；按压时，医者应顺着患者的呼气，由浅入深的徐徐向耻骨联合、脊柱方向按压，按压程度应以患者耐受为度；当患者下腹部出现剧烈的坠胀感时，不再继续向下深压，应维持0.5~2分钟，尿即可排出。当尿排出时，不要抬指，应随着膀胱充盈程度的降低，继续缓缓向深部按压，直至膀胱空虚，尿完全排尽，方可将指缓缓抬起，结束操作。

体位：患者仰卧位，双下肢微屈；医者站在患者左侧。

注意事项

（1）明确诊断，对于继发性尿潴留应首先治疗原发病。

（2）在下腹部膀胱体表投影位置进行推拿治疗时，力量要柔和、由轻及重缓慢加力。如患者不耐受应马上停止治疗，以免推拿压力超出膀胱张力负荷造成医源性损伤。

第十八节　腰痛

腰痛是指因气血运行失常、脉络绌急、腰府失养所致的以腰部疼痛为主要症状的一类病症。中医认为腰痛与肾关系密切，所谓"腰为肾之府，转摇不能，肾将惫矣"。西医学认为肾、心、肝脏等多种脏器的病变均可引起本症，如感冒发热、肾炎、风湿病、腰椎间盘突出症、腰肌劳损等。

病因病机

（1）感受湿邪：久居湿地，或身热汗出触冒寒湿，涉水当风皆可外感湿邪。湿性黏着，故腰腿经脉受损，气血运行不畅，故发腰痛。《金匮要略·五脏风寒积聚病》曰："身劳汗出，衣里冷湿，久久得之，腰以下冷痛，腹重如带五千钱。"

（2）肾虚亏损：久病体虚或年老体衰，房事过度或先天禀赋不足，以致肝肾亏虚，精血虚损，无以濡养筋脉而发腰痛。

临床证候

1. 感受寒湿

腰部坠重疼痛，行动不利，遇寒、阴、雨天症状加重，舌淡苔腻，脉沉细或数。

2. 肝肾亏虚

腰膝酸软少力，疼痛不甚，喜按揉活动。但过力劳累后症状加重，休息则减，舌淡苔薄，脉沉细。

鉴别诊断

转移癌性腰痛：前列腺癌、胰腺癌、结肠癌等癌症的晚期患者常出现腰痛，经 X 光及 CT 扫描可见腰椎骨质破坏，病理检查可见与原发病灶性质相同的癌肿种植。此种情况时，患者身体多出现恶病质，骨质破坏严重，承受力下降，用推拿治疗常引起病理性骨折，故应视为推拿禁忌证。

推拿治疗

方法一

1. 感受湿邪

治则：祛湿定痛，舒筋通络。

手法：揉、擦、拿、推、擦、扳、一指禅推等。

选穴：命门、腰阳关、肾俞、气海俞、大肠俞、关元俞、小肠俞等。

操作：

（1）**揉擦腰背**：以揉法自上而下揉腰背部，往复 3~5 遍；以擦法擦腰背患侧，往复 3~5 遍。

（2）**推背俞穴**：以一指禅推双侧肾俞至小肠俞，往复 3~5 遍；推患侧骶棘肌 3 遍；拿捏肾俞（封腰）1 次。

（3）**擦腰部**：擦命门、阳关及双侧肾俞至小肠俞自上而下 3 遍。

（4）**腰部斜扳**：行斜扳法左右各 1 次；再以揉背腰结束。

体位：以上患者俯卧位；医者站在患者身侧。

2. 肝肾亏虚

治则：补益肝肾，舒筋通络。

手法：摩、擦、揉、拿、擦、推、扳、一指禅推等。

选穴：双侧肾俞至小肠俞、命门、腰阳关、上脘、中脘、下脘、神阙、气海、关元、三阴交等。

操作：手法操作同"感受湿邪"型。加指揉三阴交半分钟；施摩法，以神阙为中心，由内向外，由右向左，往复 3~5 遍结束。

方法二

1. 感受湿邪

治则：行气活血止痛。

手法：擦、点、搓、擦、拍等。

选穴：肾俞、环跳、秩边、委中等。

操作：

（1）背部推拿：以滚法施于腰部、臀部；点肾俞、环跳、秩边等穴（体弱者宜用推、按法）；一手按患者肩部向上抬，一手在患者腰部运用滚法。

（2）主动活动：嘱患者做屈膝与伸膝动作；拿委中 3~5 遍。

（3）以擦法循膀胱经往返治疗半分钟；配合背部拍法。

（4）患者两足分开，两手扶护栏上，医者用双手按腰部两侧，嘱患者做腰部左右旋转；以搓法结束治疗。

2. 肝肾亏虚

治则：补益肝肾。

手法：推、滚、按、拿、揉、摩、擦。

选穴：脾俞、胃俞、肾俞、命门、八髎、中脘、气海、太溪、足三里、涌泉等。

操作：

（1）腹部推拿：推摩中脘、气海 1 分钟。

（2）推拿下肢：按足三里、太溪 1 分钟；擦涌泉，以透热为度。

（3）腰背推拿：以轻柔的推法，推脾俞、胃俞、肾俞、命门、八髎 3 分钟；用滚法施于腰部 3 分钟；用两拇指按脾俞、胃俞、肾俞穴，每穴各半分钟；一手按于腰部，一手托起双下肢做左右旋转 3~5 遍。

（4）擦腰部：用擦法循膀胱经擦腰部，手法需柔软。

注意事项

（1）避免患处过力，以免加重病情。

（2）注意患处保暖，以免感受寒湿风热之邪。

（3）加强腰部功能锻炼，日常生活注意用力姿势正确。

第十九节　遗精

遗精是指不因性生活而精液遗泄。遗精有生理性和病理性之分，一般健康男子每月遗精数次属正常现象；但若遗精频繁，或伴全身症状如乏力腰酸，或伴其他性功能障碍者，则为病理性遗精。

病因病机

遗精多因肾虚不能固摄而来，因"肾封藏之本，精之处也"。《灵枢·本神》曰："心怵惕思虑则伤神，神伤则恐惧，流淫而不止。"由此可见，遗精病机重点在于心肾。《明医杂著·梦遗精滑》曰："此证多属脾胃，饮食厚味，痰火湿热之人多有之。"由此可见，遗精病机又关乎脾胃。

（1）阴虚火旺，心肾不交：情志不舒，劳心太过则心阳独亢于上，心阴被灼，夜寐则神不守舍而致梦遗。心火旺动，伤及肾水，水不济火，以致精室被扰，而致梦遗。

（2）肾虚滑精，精关不固：患者先天不足或遗精日久，房事不节，手淫过度等，日久皆可损伤肾精，肾虚不藏，无以摄精而致遗精。

（3）湿热下注：久食膏粱厚味则湿浊内生，日久蕴而生热，流注于下，热扰精室而致病。

（4）心脾两虚，气不摄精：劳心太过，思虑过度，情志失调，日久耗伤心脾，加之患者因有中气不足之证，气不摄精而致病。

临床证候

1. 心肾不交

夜寐不宁，梦遗，心中烦热，头晕目眩，精神萎靡，身倦乏力，心悸怔忡，口干溲赤，舌红苔干，脉细数。

2. 肾虚不固

梦遗滑精频作，腰膝酸软，口干，五心烦热，耳鸣耳聋，头晕目眩，健忘失眠，形瘦盗汗低热，舌红苔干，脉细数。或形寒肢冷，阳痿早泄，溲清，面色㿠白少华，身倦乏力等，舌淡胖有齿痕，苔滑白，脉沉细。

3. 湿热困扰

遗精频作，溲赤秽浊，便溏黏秽臭，滑腻不爽，口苦口渴，心烦少寐，脘腹痞满，呕恶，舌红苔黄腻，脉滑数。

4. 气不摄精

劳则遗精，心悸怔忡，面色萎黄，少气懒言乏力，失眠健忘，脘腹虚胀便溏，舌淡苔薄，脉弱。

鉴别诊断

（1）早泄：早泄是指性交时不能持久，一触即泄，病机与遗精有相似之处，但症状不同。

（2）淋病：早期尿道口痒、红、肿，轻度刺痛，尿道口有稀薄黏液排出。后期，尿道内有脓性分泌物排出，镜检可见淋病双球菌，必需施以抗炎治疗。

推拿治疗

方法一

1. 心肾不交

治则：滋阴清热，宁心安神。

手法：按、摩、一指禅、弹拨、揉、擦等。

选穴：肾俞、八髎、中脘、神阙、气海、关元、三阴交、神门等。

操作：

（1）腹部推拿：以小鱼际按中脘 1~3 分钟，以患者腰骶及双下肢温热为度，以泻君火；以神阙为中心，自右向左行摩法，往复 5~7 遍。

（2）推拿腧穴：以一指禅推神门、三阴交穴各 2 分钟；弹拨神门穴半分钟。

体位：以上患者仰卧位；医者站在患者身侧。

（3）推拿背部：揉肾俞周围骶棘肌 3 分钟；掌根擦八髎，以局部潮红微汗出为佳。

体位：患者俯卧位；医者站在患者身侧。

2.肾虚不固

治则：补益肝肾，滋阴壮阳。

手法：摩、擦、揉、一指禅推、弹拨等。

选穴：中脘、神阙、气海、关元、肾俞、八髎、三阴交、太冲等。

操作：

（1）摩腹：双掌交叠于神阙，以其为中心，经过中脘、气海、关元等穴，自内向外行摩腹法。

体位：患者仰卧位；医者站在患者身侧。

（2）背部推拿：以掌根擦肾俞、三阴交穴各1分钟；揉肾俞周围骶棘肌往复3~5遍。

（3）推拨太冲：一指禅推太冲1分钟。最后以弹拨太冲半分钟结束。

体位：以上患者俯卧位；医者站在患者身侧。

3.湿热困扰

治则：清热利湿固精。

手法：揉、擦、一指禅推、擦、弹拨、点按等。

选穴：曲池、合谷、行间、太冲、阳陵泉、足三里等。

操作：

（1）点按腧穴：点按行间、太冲、足三里、阳陵泉、曲池、合谷各穴1分钟，以酸胀为度。

（2）禅推腧穴：一指禅推足三里、太冲穴各2分钟。

（3）弹拨阳陵泉：用拇指弹拨阳陵泉半分钟。

体位：以上患者仰卧位；医者站在患者身侧。

（4）推拿腰骶：施揉擦于肾俞至八髎穴周围；施以掌擦八髎穴5~7遍结束。

体位：患者俯卧位；医者站在患者身侧。

4.气不摄精

治则：益气健脾，固精宁神。

手法：摩、一指禅推、揉、擦、点按等。

选穴：中脘、神阙、气海、关元、心俞至八髎、百会、三阴交、太冲等。

213

操作：手法操作同"肾虚不固"型。加揉心俞至肾俞；一指禅推百会穴3分钟。

方法二

1. 心肾不交

治则：清心泻火，益肾固精。

手法：颤、推、拿、按、一指禅推。

选穴：曲骨、内关、太溪、心俞、肾俞。

操作：

（1）**腹部颤法**：以右掌及掌指稍施压力于少腹部，力贯于腕部，以腕连同臂部做左右急骤而细微的颤动，施以颤法，颤动速度要快，幅度要小，此法是本方法治疗的关键，手法宜轻柔缓和，使施治部位产生温热、舒适、松弛的感觉为度，以1分钟为宜。

（2）**推拿胸腹部**：用推法施于胸腹部3~5遍；指按曲骨穴1~2分钟；点按内关2分钟。

（3）**拿太溪**：拿太溪穴1~2分钟，以患者产生酸、胀、痛，上传入两股为度。

体位：以上患者仰卧位；医者站在患者左侧。

（4）**推拿背俞穴**：以拇指点按肾俞、心俞约1~2分钟；以双拇指偏峰自心俞穴向肾俞穴方向推3~5遍，以皮肤发红为度。

体位：患者俯卧位；医者站在患者右侧。

2. 肾虚不固

治则：补肾固精。

手法：揉、按、擦。

选穴：心俞、肾俞、八髎、气海、关元。

操作：

（1）**推拿背俞穴**：以掌根揉法施于膀胱经背俞诸穴3~5遍；以双拇指按揉心俞、肾俞、志室各1分钟，出现酸胀感，得气感直达脏腑。

（2）**擦腰骶**：以大小鱼际垂直贴附在八髎穴，施以擦法，以局部皮肤微红温热为度，本法要浮而不沉，滑而不滞。

体位：以上患者俯卧位；医者站在患者右侧。

（3）以右掌小鱼际按在气海、关元穴，随患者呼吸缓缓向会阴按压，以腹部有发热感为度；右手小鱼际叠压在左手示指端，以左手示指端持续按压气海、关元穴，至少5分钟，待患者双下肢出现温热感后，医者缓缓抬手。

体位：患者仰卧位；医者站在患者左侧。

3. 湿热困扰

治则：清利湿热。

手法：按、揉、摩。

选穴：肾俞、三焦俞、膀胱俞、天枢、关元。

操作：

（1）按揉背俞穴：按揉肾俞、三焦俞、膀胱俞，每穴1~3分钟，以出现酸胀感为度。

体位：患者俯卧位；医者站在患者右侧。

（2）摩腹：从左季肋始经剑突至右季肋，顺时针从左腹至右腹施以摩法，反复操作100~200次，此法是本方法治疗的关键，手法宜轻柔，以腹部有畅快感为度。

（3）掌按腹部：以掌按天枢、关元各5分钟；拿足三里1~2分钟。

体位：以上患者仰卧位；医者站在患者左侧。

注意事项

（1）患者平时应加强体育锻炼，尤其加强腰部运动同时注意精神调养。

（2）穿宽松裤子和内裤，睡眠时被子应松软，以免压迫、摩擦阴茎。

（3）治疗期间，节制房事。

第二十节　阳痿

阳痿是指因虚损、惊恐或湿热等原因，致使宗筋弛纵、阴茎痿软不举或举而不坚的病证。《灵枢·邪气脏腑病形》中又称为"阴痿"。西医学认为，前列腺病变、生殖器周围血管、神经疾病及各种心理疾病的长期困扰皆可导致阳痿。

病因病机

（1）**肝肾亏损**：年老体衰，或大病久病之后，或房事不节，或少年屡犯手淫，或惊恐不已等，日久伤及肝肾，以致精血亏损，命门火衰，无以温阳。

（2）**心脾两虚**：情志不舒，思虑过度，损伤心脾，致气血两虚，精血生化无源，运化无权，造成阳痿。《景岳全书·阳痿》篇中说："凡思虑焦劳忧郁太过者，多致阳痿。"

临床证候

1. 肝肾亏损

阳痿，面色㿠白，头晕目眩，精神萎顿，身倦乏力，腰膝酸软，舌淡苔白，脉沉细。

2. 心脾两虚

阳痿，精神萎靡，少气懒言，面色无华，夜寐不宁，舌淡苔薄，脉细弱。

鉴别诊断

早泄：该病指性交时间过短即发生射精的现象，虽然此病与阳痿在病因病机上有很多相同之处，但早泄患者多不伴阴茎不勃起的症状。

推拿治疗

方法一

1. 肝肾亏损

治则：补益肝肾，滋阴壮阳。

手法：点、揉、擦、按、拨、摩等。

选穴：肾俞、命门、八髎、关元、气海、中极、神阙、足三里、三阴交等。

操作：

（1）**摩腹**：以气海为中心向外往复摩腹5~10遍，经过神阙、关元、中极等穴，以局部发热，少腹至阴部热胀为佳。

（2）**指拨下肢**：指拨足三里、三阴交，每穴3~5遍。

体位：以上患者仰卧位；医者站在患者身侧。

（3）**推拿腰骶**：点按肾俞、命门1分钟；揉肾俞、命门穴周骶棘肌1分钟；以掌根擦八髎3分钟，使热透少腹。

体位：患者俯卧位；医者站在患者身侧。

2.心脾两虚

治则：补益心脾，滋阴壮阳。

手法：搓、揉、擦、点按、拨、摩等。

选穴：心俞至八髎、上脘、中脘、下脘、神阙、气海、足三里、三阴交、神门等。

操作：

（1）**摩腹**：以神阙为中心，自内向外，往复摩腹5~10遍，以少腹及会阴热胀为佳。

（2）**弹拨腧穴**：弹拨足三里、三阴交、神门穴3~5遍。

体位：以上患者仰卧位；医者站在患者身侧。

（3）**推拿腰骶**：以搓法、揉法施于心俞至八髎穴周围；点按肾俞、命门、心俞、脾俞各1分钟；掌根擦八髎，以热透少腹为佳。

体位：患者俯卧位；医者站在患者身侧。

方法二

治则：养心健脾，补益肝肾。

手法：按、揉、拿、搓、捻、擦、一指禅推、抹、摩、拨、推。

选穴：命门、肾俞、关元、八髎、腰阳关、内关、百会、脾俞、足三里、神门、心俞、脾俞、三焦俞、神阙、气海、中极、曲泉、肝俞、膀胱俞、太溪、三阴交、阴陵泉、丰隆穴。

操作：

（1）**推拿腰骶**：用手掌按揉腰骶部20~30次，以发热为宜；用双拇指点按命门、肾俞、三阴交、八髎、腰阳关、心俞、脾俞穴。此法是本方法的治疗关键，手法宜轻柔缓和，以得气为宜，每穴约0.5~1分钟。

体位：患者俯卧位；医者站在患者右侧。

（2）**摩腹**：用手掌顺时针揉小腹20~30次。

（3）点按腧穴：点按百会、内关、足三里、神门、关元穴各1分钟。

（4）辨证治疗：①肝肾亏虚型点按肾俞、命门、腰阳关等穴，横擦上述各穴，每穴1分钟，以透热为度；点按曲泉、肝俞，每穴1分钟，以酸胀感放射至下肢为宜。②心脾两虚型点按三阴交、心俞、脾俞、神门、足三里等穴，以推、拨法施于上述各穴，每穴1分钟，以透热为度。

体位：以上患者仰卧位；医者站在患者左侧。

注意事项

（1）阳痿患者功能性者居多，心理负担常影响本病疗效，故精神放松也是一种治疗。

（2）治疗过程中，忌辛辣厚味及烟、酒等刺激性食品，应节制房事。

（3）长期服用钙离子拮抗剂等药物者，可导致或加重阳痿症状，可能影响到推拿疗效。

第二十一节　糖尿病

糖尿病是由于机体胰岛素相对或绝对分泌不足，引起糖代谢紊乱而致血糖增高和排出糖尿的一种慢性疾病。早期可无症状，至病状期才有多食、多饮、多尿、烦渴、善饥、消瘦、疲乏无力等症群，久患病者常伴发心血管、肾、眼及神经等病变，并发症有酮症酸中毒、肾及视网膜微血管病变及神经病变等。我国糖尿病发病率占人口1%以下，城市居民患病率明显高于农村，男性略高于女性，半数以上在40~60岁，15岁以下儿童少见。本病在中医学属于"消渴"的范围。

病因病机

（1）饮食不节：多食辛辣肥腻煎炸之物，壅滞中焦，脾胃不能运化，酿生内热，内热蕴结化燥，耗伤阴液不能滋润肺肾，发为本病。

（2）情志因素：因气郁化火，灼烁津液，以致阴虚火旺而成本病。

临床证候

1. 上消（燥热伤肺）

烦渴多饮，口干咽燥，多食易饥，小便量多，大便干结。舌质红，舌苔薄黄，脉数。

2. 中消（胃燥津伤）

消谷善饥，大便秘结，口干欲饮，形体消瘦。舌质红，舌苔黄，脉滑有力。

3. 下消（肾阴亏损）

尿频量多，浓如脂膏，头晕目眩，耳鸣，视物模糊，口干唇燥，失眠心烦。舌质红，无苔，脉弦细数。

鉴别诊断

（1）小便不禁：糖尿病和小便不禁虽都有小便频数的症状，但小便不禁表现为小便滴沥不断，虽知而不能自行控制，其多因肺脾气虚和肾气虚弱造成，不能约束小便。而糖尿病以三多症状（多饮、多食、多尿）为特点，实验室检查可协助诊断。

（2）甲状腺功能亢进：该病以情绪激动、食欲增加、心悸汗出、眼突、甲状腺肿大、日渐消瘦等为特征，是甲状腺分泌过盛所致。

推拿治疗

方法一

治则：清肺泻火，清胃养阴、补肾固精。

手法：揉、推、摩、点、按、拿捏等。

选穴：膻中、中脘、关元、中极、肺俞、膈俞、肝俞、胆俞、脾俞、胃俞、肾俞、三阴交、照海、陷谷等。

操作：

（1）腹部推拿：用掌揉法顺时针揉膻中、中脘、关元，每穴各 3 分钟，使局部有温热感；用掌根推法自中极穴向上直推至天突穴，反复 6~9 次，以清泻三焦之热；用掌摩法摩膻中、中脘、关元穴各 3 分钟。

体位：患者仰卧位；医者站在患者左侧。

（2）点按背俞穴：用拇指点按肺俞、膈俞、肝俞、胆俞、脾俞、胃俞、肾俞等穴各 1 分钟，要有渗透力。

（3）**推拿下肢**：拿捏下肢三阴经经脉，反复 6~9 次；点揉双侧三阴交、照海、陷谷穴各 1 分钟。

体位：以上患者俯卧位；医者站在患者左侧。

（4）**辨证施治**：①上消者加按揉中府、云门、库房穴，直擦膻中以透热为度。②中消者加按揉建里、期门、章门、中脘，擦胁肋，以透热为度。③下消者加按揉然谷、涌泉、太溪，擦复溜、交信，以透热为度。

方法二

治则：清热化燥、养阴生津。

手法：揉、拨、擦、拿、点、推。

选穴：胰俞、肝俞、胃俞、肾俞、地机、三阴交、涌泉、期门、中脘、下脘、梁门、行间。

操作：

（1）**推拿腰背**：分别用手掌、拇指、肘前臂沿患者脊柱两侧膀胱经第 1、2 侧线，自第 8 胸椎至第 2 腰椎施揉法、拨揉法和揉点法，反复操作 10 分钟左右，以胰俞、肝肾、胃俞至肾俞为施术重点。

（2）**推拿下肢**：用多指沿小腿三阴经从踝部至膝部来回轻拿、轻揉；用拇指点地机、三阴交；然后顺经推、点揉涌泉穴，共 5 分钟。

体位：以上患者俯卧位；医者站在患者右侧。

（3）**腹部推拿**：用多指拿揉腹部，自上而下，反复多次；用拇指点按期门、中脘、下脘、梁门、伏兔、行间穴约 5 分钟。

体位：以上患者仰卧位；医者站在患者左侧。

（4）**辨证施治**：①上消者应重点点揉大椎、肺俞、中府、鱼际等穴；②中消者应点揉中脘、建里、膈俞、脾俞、胃俞、肾俞，由中脘穴上推至天突穴数次；③下消者点揉中极。

注意事项

（1）患者应树立长期治疗、战胜疾病的信心；定期复查空腹尿糖和血糖，密切观察病情变化。

（2）轻、中度患者应该吃低糖高蛋白饮食；坚持适当的体育锻炼和轻体力劳动，对本病有积极的治疗作用。

（3）重症患者不应采用按摩疗法，而应采取综合治疗。

第二十二节　痿证

痿证是指肢体筋脉弛缓、软弱无力、肌肉萎缩，甚至不能随意运动的一种病证，临床上以下肢痿弱多见，故又称"痿躄"。痿证多见于西医学多发性神经根神经炎、肌营养不良、重症肌无力、运动神经元病等。

病因病机

（1）肺热伤津：感受温热毒邪，高热不退，或病后余热灼伤津气，皆令肺热叶焦，不能布送津液以润泽五脏，遂致四肢筋脉失养，痿弱不用。

（2）湿热浸淫：久处湿地，冒雨涉水，邪侵经脉，营卫运行受阻，郁遏生热，久则气血运行失畅，筋脉肌肉失养而弛纵不收；或饮食不节，过食肥甘，多食辛辣，饮酒失度，损伤脾胃，内生湿热，阻碍运化，脾失健运，筋脉肌肉失于濡养，成为痿证。

（3）脾胃亏虚：素体脾胃虚弱，或饮食失调，思虑过度，久病成虚，中气受损，则受纳、运化、输布功能减弱，气血津液化源不足，无以濡养五脏，运行气血，以致筋骨肌肉失养，关节不利，肌肉瘦削，导致肢体痿弱麻木不用。

（4）肝肾亏损：肝肾不适，房事太过，精损难复；或劳累过度，疲极伤本，阴精亏损，以致髓枯筋痿，形成痿证。

临床证候

1. 肺热伤津

起病较急，病起发热，或热后突然出现肢体软弱无力，皮肤枯燥，心烦口渴，咳呛少痰，咽干，小便黄少，大便秘结，舌红苔黄，脉细数。

2. 湿热浸淫

四肢痿软，身体困重，或麻木、微肿，尤以下肢为甚，或有发热，胸痞脘闷，小便短赤，大便泻下不畅，舌红苔黄腻，脉滑数。

3.脾胃亏虚

肢体痿软，麻木无力，甚则瘫痪，神疲气短，食少便溏，腹胀肢冷，舌淡苔薄白或白腻，脉细。

4.肝肾亏损

肢体痿软麻木，下肢尤甚，腰膝酸软，甚则步履全废，肌肉萎缩；伴有头晕耳鸣，遗精遗尿，舌红少苔，脉细数。

鉴别诊断

痹证：痹证后期因肢体关节疼痛，不能运动，肢体长期废用，有类似痿证的症状，但痿证肢体关节一般不痛，痹证均有疼痛。

推拿治疗

方法一

1.肺热伤津

治则：清宣肺气，泻热通便。

手法：按、揉、搓、拿、推等。

选穴：大椎、曲池、合谷、外关、鱼际、肺俞、足三里、气冲等。

操作：

（1）按揉腧穴：按揉大椎、肺俞、尺泽3分钟以清宣肺热；按揉曲池、合谷、外关、鱼际2分钟以清肺气，泻肺火，疏散在表阳邪以解热。

体位：患者坐位；医者站在患者患侧。

（2）腹部推拿：施按、揉、摩法于下腹部，顺时针操作，约5分钟，以泻热通便，以治肺移热于大肠。

体位：患者仰卧位；医者站在患者左侧。

（3）推拿四肢：在痿软麻木的肌肉局部施搓、按、揉、推、拿等法；按揉肩髃、手三里、髀关、足三里、阳陵泉、气冲等穴，时间约10分钟，以达到舒筋通络、行气活血之功。

体位：患者仰卧位；医者站在患者患侧。

2.湿热浸淫

治则：清热利湿，舒筋通络。

手法：按、揉、擦、推、拿等。

选穴：曲池、合谷、阴陵泉、中脘、足三里、丰隆、气冲、脾俞等。

操作：

（1）推拿四肢：按揉曲池、合谷、丰隆、阴陵泉、足三里5分钟，以清热、健脾、化湿；在痿软麻木的肌肉局部施擦、按、揉、推、拿等法8分钟，以舒筋活血，疏经通络。

（2）腹部推拿：施按揉法、一指禅推法于腹部，以中脘、天枢为主；顺时针摩腹，时间约5分钟，以达到健脾助运、利湿清热之功；按双侧气冲，以热量传至足趾为度。

体位：以上患者仰卧位；医者站在患者患侧。

（3）按揉背俞穴：按揉脾俞、胃俞、三焦俞等穴约2分钟，以健脾和胃，行气通经。

体位：患者俯卧位；医者站在患者左侧。

3. 脾胃亏虚

治则：益气健脾，行气活血。

手法：按、揉、擦、推、拿等。

选穴：脾俞、胃俞、足三里、血海、内关、气海、中脘、天枢、神阙、阳陵泉、气冲等。

操作：

（1）推拿背俞穴：用一指禅推法由膀胱经肺俞开始缓慢向下推至膀胱俞，往返进行，重点按揉脾俞、胃俞，并捏脊6遍，时间约5分钟，以调阴阳、理脏腑、和气血。

体位：患者俯卧位；医者站在患者身侧。

（2）腹部推拿：施一指禅推法、按揉法于腹部，以中脘、神阙、天枢、气海为重点；逆时针方向摩腹，时间约10分钟，以益气健脾。

（3）推拿四肢：按揉内关、合谷、手三里、足三里、血海、阳陵泉、气冲等穴约5分钟，以行气活血；在痿软麻木的肌肉局部施按、揉、擦、推、拿等法约10分钟，以舒筋通络，活血通经。

体位：以上患者仰卧位；医者站在患者身侧。

4. 肝肾亏损

治则：补益肝肾，强筋健骨。

手法：按、揉、擦、推、拿等。

选穴：肝俞、肾俞、命门、八髎、神阙、关元、气海、曲池、合谷、期门、气冲、阳陵泉、委中、太冲、涌泉、悬钟、三阴交等。

操作：

（1）**推拿背俞穴**：用一指禅推法由膀胱经肺俞开始缓慢向下推至膀胱俞，往返进行，时间约3分钟；按揉肝俞、肾俞及督脉等穴，每穴半分钟；捏脊9遍；擦热八髎、命门，时间约1分钟，以调阴阳，补肝肾，强筋骨。

体位：患者俯卧位；医者站在患者身侧。

（2）**腹部推拿**：施一指禅推法、按揉法于腹部，以关元、神阙、气海为重点；逆时针方向摩腹，时间约5分钟，以理脏腑，益气血。

（3）**推拿四肢**：按揉期门、委中、三阴交、太冲、涌泉、悬钟、阳陵泉等穴，约5分钟，以活血舒筋，滋水涵木，育阴清热；在痿软麻木的肌肉局部施按、揉、擦、推、拿等法约10分钟，以舒筋通络，活血通经。

体位：以上患者仰卧位；医者站在患者身侧。

（4）**擦两胁**：斜擦两胁，以透热为度，达到疏肝理气的目的。

体位：患者坐位；医者站在患者身后。

方法二

治则：补益脾胃，调肝益肾，滋阴润燥，清利湿热。

手法：推、揉、拿、搓、捏、擦、擦、一指禅推法。

选穴：足三里、血海、阳陵泉、丰隆、气冲、内关、合谷、太冲、涌泉、委中、阳陵泉、三阴交、期门、曲池、手三里、解溪、风门、中府、少商、肝俞、脾俞、肾俞、髀关、伏兔、悬钟等。

操作：

（1）**腹部推拿**：施掌揉法于中脘、关元穴，每穴半分钟，然后持续按压，待腹部、腰背部及双下肢出现热感；施用摩法在腹部逆时针治疗，以腹部出现畅快感为度；掌按腹部时不可让患者出现胸闷、憋气等任何不适感。

（2）**推拿下肢**：施擦法或拿法于下肢的前侧、外侧及足背，以小腿为重点，配合足的背伸和跖屈，时间约5分钟；按揉足三里、阳陵泉、解溪穴，每穴半分钟；被动活动膝关节，拿委中、承山各1分钟，各穴均以得气为度；搓双侧下肢，自上而下3~5次；捏太溪1分钟，以酸胀为度。

体位：以上患者仰卧位；医者站在患者身侧。

（3）推拿背部：以掌根揉法、拨法施于背部双侧膀胱经循行路线，往返3~5遍；以掌根横擦肾俞、腰阳关各1分钟，以透热为度；拿肩井1分钟，以酸胀为度；再施拿法、指揉法、弹拨法于瘫痪肢体。

体位：患者俯卧位；医者站在患者身侧。

（4）推拿头面：以一指禅推法或按揉法施于印堂、太阳、颊车、下关、迎香、地仓等穴，约3分钟，以得气为度；施大鱼际揉法于额部、面颊等部位约3分钟，以得气为度。

（5）推拿上肢：施㨰法或拿法于上肢前侧和外侧，以前臂为重点，时间约3~5分钟；按揉曲池、手三里、合谷、内关等穴，每穴半分钟；按揉腕部、手掌、手背和手指，配合腕部和手指的屈伸搓上肢，自上而下3~5次；捻手指，每指5~10次。

体位：以上患者坐位；医者站或坐在患者对面。

注意事项

（1）本病宜尽早诊治，否则神经损害将不可逆转。

（2）本病疗程较长，需耐心施治。

（3）患者应在医生指导下，进行适量针对性的功能锻炼，具有重要意义。

第二十三节　半身不遂

半身不遂是指以一侧肢体瘫痪、口眼歪斜、舌强语涩为主症的疾患，属中风后遗症。半身不遂多见于西医学脑出血、蛛网膜下腔出血、脑血栓形成、脑栓塞等脑血管病的后遗症。

病因病机

本病常因患者平素气血亏虚，心、肝、肾三脏阴阳失调，加之忧思恼怒，或饮酒饱食，或房室劳累，或外邪侵袭等诱因，以致气血运行受阻，肌肤筋脉失于濡养；或阴亏于下，肝阳暴张，阳化风动，血随气逆，挟痰挟火，横窜经隧，蒙蔽清窍，发为中风，而致半身不遂。

单侧肢体瘫痪无力，口眼歪斜，舌强语謇，或肢体强直挛急，伴肢体麻木，面色萎黄，或暗淡无华，舌淡紫，苔薄白，或舌体不正，脉细涩无力。亦可见头痛头晕，面赤耳鸣，舌红，苔薄黄，脉弦。

鉴别诊断

脑肿瘤：可引起半身不遂，发病较缓慢，症状渐进性加重，常伴头痛、眼眶痛，眼睑下垂，眼球外视，不能内转，瞳孔散大及对光调节消失等症，亦可伴全身或局限性癫痫发作。颅脑 MRI 或 CT 均可协助诊断。

推拿治疗

方法一

治则： 醒脑开窍，活血通经。

手法： 按、揉、擦、搓、抹、拿等。

选穴： 印堂、睛明、太阳、角孙、风池、风府、肩井、天宗、尺泽、曲池、手三里、合谷、肝俞、胆俞、膈俞、肾俞、环跳、委中、风市、伏兔、阳陵泉、昆仑、太冲、承山等。

操作：

（1）**推拿头颈：** 用一指禅推法自印堂、阳白、睛明、四白、迎香、下关、颊车、地仓穴往返治疗 4~6 次；用抹法自印堂至太阳往返 4~6 次；按揉上述诸穴及百会、风池、风府、角孙、头维等穴约 6 分钟，以醒脑开窍，活血行气；用扫散法在头两侧胆经循行部位自前上方向后下方操作约 1 分钟，以活血通络；按揉颈项两侧 2 分钟以活血舒筋。

体位： 患者仰卧位；医者坐在患者头端。

（2）**推拿上肢：** 按揉肩髃、曲池、尺泽、手三里、合谷、内关等穴约 3 分钟，以舒经通络；用擦、按、揉、拿法施于上肢部，约 3 分钟，以活血舒筋；在肩、肘、腕、掌指关节部作摇法，指间关节部作屈伸法 4~6 次，以被动活动关节、滑利关节；用搓法自肩部至腕部往返操作 3~4 次，以活血通络。

（3）**推拿下肢：** 按揉髀关、伏兔、风市、阳陵泉、三阴交、解溪、昆仑、太冲，并拿委中、承山等穴约 5 分钟，以行气活血，泻火化痰，舒经通络；

用㨰、拿、揉等法自髂前上棘向下至足部治疗 3 分钟，以舒筋通络；被动活动髋、膝、踝等关节并内旋患侧下肢约 2 分钟，以滑利关节；用搓法施于下肢约 4~6 次，以行气通络；气冲穴，以热量达到足趾为佳。

体位：以上患者仰卧位；医者站在患者患侧。

（4）按揉秩边、环跳、委中、承山、绝骨、丰隆等穴约 3 分钟，以通经行气；用拿、㨰、揉等法自患侧臀部沿大腿外侧经膝部至小腿后外侧治疗 3 分钟，以舒筋活血。

体位：患者健侧卧位；医者站在患者身后。

（5）**推拿背腰：**用一指禅推法自大杼至白环俞往返 4~6 次，重点在心俞、肝俞、胆俞、脾俞、肾俞、膈俞，从而调整阴阳，调整脏腑，益气和血；施按、揉、㨰法于脊柱两侧，并向下至臀部、股后部、小腿后部，以舒筋活血；配合腰及患侧髋关节后伸运动，以利关节活动；最后拿肩井，时间约 5 分钟。

体位：患者俯卧位；医者站在患者患侧。

方法二

治则：舒筋通络，行气活血。

手法：㨰、按、揉、搓、擦、捻、摇、抹、扫散、拿。

选穴：大宗、肝俞、胆俞、膈俞、肾俞、环跳、阳陵泉、委中、承山、风市、伏兔、膝眼、解溪、尺泽、曲池、手三里、合谷、印堂、睛明、太阳、角孙、风池、风府、肩井。

操作：

（1）**推拿背腰：**施按法于背部脊柱两侧，自上而下 2~3 次，重点在天宗、肝俞、胆俞、膈俞、肾俞；在脊柱两侧用㨰法治疗，并向下至臀部、股后部、小腿后部；以腰椎两侧、环跳、委中、承山及跟腱部为重点治疗部位，同时配合腰后伸和患侧髋后伸的被动活动，时间约 5 分钟。

体位：患者俯卧位；医者站在患者身侧。

（2）**推拿下肢：**自患侧臀部沿大腿外侧经膝部至小腿外侧用㨰法治疗，以髋关节和膝关节作为重点治疗部位，时间约 3 分钟。

体位：患者健侧卧位；医者站在患者身后。

（3）**推拿下肢：**用㨰法在患侧下肢，自髂前上棘向下沿大腿前面，向下至踝关节及足背部治疗，重点在伏兔、膝眼、解溪，同时配合髋关节、膝关节、踝关节的被动伸屈活动和整个下肢内旋动作，时间约10分钟；用拿法施于患侧下肢，拿委中、承山，以大腿内侧中部及膝部周围为重点治疗，按揉风市、膝眼、阳陵泉、解溪，时间约5分钟；用搓法施于下肢，时间约3分钟。

（4）推拿上肢：用㨰法自患侧上臂内侧至前臂进行治疗，肘关节及其周围为重点治疗部位，同时配合患肢外展和肘关节伸屈的被动活动，时间约5分钟；按揉尺泽、曲池、手三里、合谷，在患侧胸部、手掌和手指用㨰法治疗，同时配合腕关节及指间关节伸屈的被动活动，手指关节可配合捻法，时间约5分钟。

体位：以上患者仰卧位；医者站在患者身侧。

（5）推拿肩臂：用㨰法施于患侧肩胛周围及颈项两侧，配合患肢向背后回旋上举及肩关节外展内收的被动活动，时间约3分钟；用拿法自肩部拿至腕部，往返3~4次，配合活动肩、肘、腕关节，做肩、肘、腕部摇法，用搓法自肩部搓至胸部往返2~3次，时间约3分钟；按、揉颈项两侧，按风府、拿风池、肩井，时间约2分钟。

体位：患者坐位；医者站在患者身后。

（6）用抹法自印堂至太阳往返4~5次，同时配合按揉睛明、太阳，时间约2分钟；用扫散法在头侧胆经循行部位自前上方向后下方操作，每侧20~30次，配合按、揉角孙，时间约2分钟。

体位：患者坐位；医者站在患者对面。

注意事项

（1）手法治疗前应保证患者的基础生命体征平稳；患者情绪应保持稳定，不宜激动；手法以早期治疗为宜。

（2）生活要有规律，注意饮食结构，保持低盐低脂饮食，并保持大便通畅；适当进行肢体活动锻炼；卧床不起者应注意防止发生压疮及继发感染。

第十章

妇科病症

第一节　月经不调

月经不调是指以月经周期的异常为主，伴有经量、经色、经质异常的一种妇科常见疾病。根据周期改变的不同，临床上分为月经先期、月经后期、月经先后不定期；根据经量改变的不同，分为月经过多、月经过少。类似于西医学的功能性子宫出血、黄体功能不全、子宫内膜增生、子宫内膜异位症、月经稀发、月经过少等疾病。月经不调多为功能性病变，亦可因子宫器质性病变引起，临床主要以推拿治疗功能性病变者。

病因病机

月经不调的病机主要是由于情志所伤或外感六淫之邪，或先天肾气不足，多产房劳，劳倦过度，使脏气受损，肾、肝、脾功能失常，气血失调，冲、任二脉损伤所致。临床上将月经不调的病因病机分为寒凝胞宫、瘀阻胞脉、肝气郁结、肾阴亏虚、肾阳不足、脾失统血等。

（1）寒凝胞宫：经行产后，冒雨涉水，坐卧湿地，外感寒邪或恣食生冷，寒搏于血，血为寒凝，客于冲任，运行不畅，血海不能如期满溢，导致月经延后或量少。

（2）瘀阻胞脉：经行产后，瘀血未净，若瘀血阻于冲任，瘀血不去，新血不得归经，则导致经量过多；若瘀血积于胞脉，血行不畅，则导致月经量少。

（3）肝气郁结：素多抑郁或恼怒伤肝，肝气郁而不舒，则肝失疏泄，冲任气血失调，血海蓄溢失常，导致月经周期错乱。

（4）肾阴亏虚：素体肾阴亏虚，加之房劳过度，或失血伤阴或久病阴亏，阴虚血少，血海空虚，导致经量过少；若阴虚阳亢，热扰冲任，迫血妄行，导致月经先期而量少。

（5）肾阳不足：素体阳虚，或久病伤及致肾阳不足，阳虚阴盛，冲任胞宫失于温煦，血海不能按时满溢，导致月经延期。

（6）脾失统血：饮食失调或忧思伤脾，或劳倦过度，脾气被伤，不能固摄冲任，经血失统，血不归经，导致月经先期而量多。

临床证候

1. 寒凝胞宫

经行后期，量少，色暗红，经质稀薄挟有血块，下腹冷痛拒按，得热稍减，畏寒肢冷，舌质暗，苔白，脉沉紧。

2. 瘀阻胞脉

经行量多，淋漓不尽，或经行量少，色紫暗有块，小腹疼痛拒按，块下痛减，舌质紫暗或有瘀斑，脉沉细涩。

3. 肝气郁结

月经周期先后不定，经量或多或少，色紫红有块，经行不畅，或有胸胁、乳房、少腹胀痛，或脘闷不舒，嗳气少食，或精神郁闷，善太息，舌苔薄白或薄黄，脉弦。

4. 肾阴亏虚

月经先期或先后不定期，经量或多或少，色红，质稠，或腰脊酸软，或头晕耳鸣，或两颧潮红，手足心热，舌红少苔，脉细数。

5. 肾阳不足

月经后期，经行量少，色淡红，质稀薄，小腹隐痛，喜温喜按，腰膝酸软，溲清便溏，舌淡，苔白，脉沉细弱。

6. 脾失统血

月经先期，经行量多，色淡红，质清稀，兼见面色㿠白少华，气短懒言，神疲肢倦，心悸怔忡，小腹空坠，纳呆便溏等，舌质淡，苔薄白，脉虚弱。

鉴别诊断

（1）**月经先期与经间期出血**：月经先期是指以月经周期提前7天以上为主症的病症，可伴有经色、经质、经量的异常。经间期出血多发生在月经周期的第12~16天，出血较少，少见达到经血量者，持续时间较短约1~2天，多伴有一侧下腹疼痛，而月经先期者一月两潮，不限于排卵期，且月经量较正常。

（2）**月经后期与妊娠**：月经后期是指月经周期延后超过7天，并且连续出现两个月经周期以上为主症的病症。妊娠的表现主要是月经不潮，亦可见轻微头晕、厌食、呕吐、疲倦等，可通过尿妊娠试验加以鉴别。

（3）**月经先后不定期与崩漏**：月经先后不定期指月经周期紊乱为主症的病症，一般经期及经量较正常。崩漏则指月经不以时下而妄行，出血或泪泪如注，或淋漓不尽，甚至数月不绝，月经的周期及量发生严重紊乱的病症。

（4）**月经过多与崩漏**：月经过多指经量明显增多，而月经周期和经期正常的病症。较易与崩漏鉴别。

（5）**月经过少与胎漏**：月经过少指经量明显减少，甚则点滴即净，月经周期基本正常的病症。胎漏指妊娠期阴道少量出血，时下时止并伴有早孕反应，多为堕胎小产的先兆，可通过尿妊娠试验与月经过少相鉴别。

推拿治疗

方法一

1. 寒凝胞宫

治则：温经散寒，活血调经。

手法：按、揉、推、擦、摩等。

选穴：神阙、气海、三阴交、膈俞、肝俞、肾俞、命门等。

操作：

（1）**腹部推拿**：施腹部掌按法于神阙、气海穴，每穴持续按压5分钟，使患者下腹部出现温热感，以温通冲任；施腹部掌揉法或掌团摩法于神阙、气海穴及全腹，反复揉动或摩动，操作2分钟，以活血散寒。

（2）**推拿三阴交**：施拇指按、揉法或禅推法于三阴交穴，操作1分钟，得气为度，以调补脾、肝、肾三经之气。

体位：以上患者仰卧位；医者站在患者左侧。

（3）推拿背俞穴：施拇指按、揉法或禅推法于膈俞、肝俞、脾俞、肾俞，每穴操作1分钟，得气为度，以调节脏腑气机。

（4）掌擦命门：施掌擦法于命门穴，反复摩擦2分钟，透热为度，以温经散寒。

体位：以上患者俯卧位；医者站在患者右侧。

2. 瘀阻胞脉

治则：活血化瘀，理气调经。

手法：按、揉、推、拿、摩等。

选穴：中极、血海、行间、膈俞、肝俞、脾俞、三焦俞、关元、三阴交、曲泉、地机等。

操作：

（1）腹部推拿：施腹部掌按法于中极穴，持续按压5分钟，使患者下腹部有温热感，以调理冲任；施腹部掌揉法或掌团摩法于下腹部反复揉动或摩动，操作2分钟，使患者下腹部有温热感，以活血通经。

（2）推拿下肢：施拇指按揉法或禅推法于血海、行间穴，每穴操作1分钟，得气为度，以调理肝脾气血，行气化瘀。

体位：以上患者仰卧位；医者站在患者左侧。

（3）推拿背俞穴：施拇指按、揉法或禅推法于膈俞、肝俞、脾俞、三焦俞穴，每穴操作1分钟，以调理脏腑气机，活血化瘀。

体位：患者俯卧位；医者站在患者右侧。

（4）辨证施治：①经行量多者，施腹部掌按法于关元穴，持续按压5分钟，热透小腹为度；施拇指禅推法于三阴交穴，操作1分钟，得气为度，以调理肝、脾、肾及冲任二脉，固摄气血。②经行量少者，用拇指按、揉法或禅推法于曲泉、地机穴，每穴操作1分钟，得气为度，以活血祛瘀通经。

3. 肝气郁结

治则：疏肝解郁，活血调经。

手法：按、揉、推、擦等。

选穴：中极、气海、太冲、三阴交、膈俞、肝俞、章门、期门、气海俞等。

操作：

（1）**腹部推拿**：施腹部掌按法于气海、中极穴，每穴持续按压5分钟，使患者下腹部有温热感，以活血理气调经；施腹部掌揉法于下腹部，反复揉动，操作约2分钟，以行气活血；施拇指按、揉法或禅推法于章门、期门穴，每穴操作1分钟，得气为度，以疏肝理气。

（2）**推拿三阴交**：施拇指按、揉法或禅推法于三阴交穴，每穴操作1分钟，得气为度，以调太冲、脾、肝、肾三经的气机。

体位：以上患者仰卧位；医者站在患者左侧。

（3）**推拿背俞穴**：施拇指按、揉法或禅推法于膈俞、肝俞、气海俞穴，每穴操作1分钟，以调节脏腑气机。

体位：患者俯卧位；医者站在患者右侧。

4. 肾阴亏虚

治则：滋阴补肾，调固冲任。

手法：按、揉、推、擦等。

选穴：关元、涌泉、太溪、三阴交、血海、膈俞、肾俞、命门、白环俞、八髎等。

操作：

（1）**腹部推拿**：施腹部掌按法于关元穴，持续按压约5分钟，使患者有温热感深透下腹，以扶肾培补元气；施腹部掌揉法于全腹，反复揉动约5分钟，使患者全腹有温热感，以调理经血。

（2）**推拿足底**：施拇指按、揉法于两侧涌泉穴，持续操作1分钟；沿足底纵轴用掌擦法，操作2分钟，透热为度，以滋阴补肾。

（3）**推拿下肢**：施拇指按、揉法或禅推法于太溪、三阴交、血海穴，每穴操作1分钟，得气为度，以补肾调经。

体位：以上患者仰卧位；医者站在患者左侧。

（4）**推拿背腰**：施拇指按、揉法或禅推法于膈俞、肾俞、命门、白环俞，操作约5分钟，得气为度，以调节脏腑气机，补肾固冲；施掌擦法于肾俞、命门、白环俞、八髎穴，透热为度，以滋补肾阴。

体位：患者俯卧位；医者站在患者右侧。

5. 肾阳不足

治则：补肾助阳调经。

手法：按、揉、推、擦等。

选穴：神阙、太溪、阴谷、肾俞、命门、气海俞、白环俞等。

操作：

（1）腹部推拿：施腹部掌按法于神阙穴，持续按压约 5 分钟，使患者热透丹田，以温补肾阳；施腹部掌揉法于全腹，反复揉动，操作 2 分钟，使患者全腹有温热感，以调理经血。

（2）推拿下肢：施拇指按、揉法或禅推法于太溪、阴谷穴，每穴操作 1 分钟；继用掌擦法自太溪穴沿足少阴肾经擦至阴谷穴，反复操作 2 分钟，以局部皮肤潮红，透热为度，以补肾助阳。

体位：以上患者仰卧位；医者站在患者左侧。

（3）推拿背部：施掌根擦法于背部督脉和足太阳膀胱经，反复擦动 2 分钟；施掌横擦法于气海俞、肾俞、命门、白环俞穴，反复操作 2 分钟，透热为度，以调节脏腑气机，温补肾阳。

体位：患者俯卧位；医者站在患者右侧。

6. 脾失统血

治则：益气补脾，摄血调经。

手法：按、揉、推、擦等。

取穴：中脘、气海、足三里、三阴交、脾俞、胃俞等。

操作：

（1）腹部推拿：施腹部掌按法于中脘、气海穴，每穴持续按压约 5 分钟，使患者腹部有温热感，以益气补中；施腹部掌揉法于胃脘部，反复揉动，操作约 5 分钟，使患者胃脘部有温热感，以温补中阳。

（2）推拿下肢：施拇指按、揉法或禅推法于足三里、三阴交穴，每穴操作 1 分钟，得气为度，以使脾气健旺。

体位：以上患者仰卧位；医者站在患者左侧。

（3）背部推拿：施拇指按、揉法或禅推法于脾俞、胃俞穴，每穴操作 1 分钟，得气为度，以调节脾胃运化，培补中气；施掌擦法于脾俞、胃俞穴，操作 2 分钟，透热为度，以调节脾胃运化，培补中气。

体位：患者俯卧位；医者位于患者右侧。

方法二

治则：调冲任，和气血，复经期。

手法：擦、捏脊、摩、振等。

选穴：肾俞、命门、天枢、中极、归来、八髎、三阴交、太冲等。

操作：

（1）背部推拿：用擦法在督脉及两侧膀胱经治疗2分钟，以透热为度；以捏脊法沿督脉反复治疗3~5遍。

体位：患者俯卧位；医者站在患者身侧。

（2）腹部推拿：在小腹部施以摩法治疗10分钟，以透热为度；用振法在腹部治疗5分钟，以下腹部热感为度，结束治疗。

体位：患者仰卧位；医者站在患者身侧。

（3）辨证施治：用按揉法选取穴位各治疗1分钟。①寒凝胞宫者取天枢、中极、归来等；②瘀阻胞脉者取血海、膈俞、三阴交等；③肝气郁结者取期门、肝俞、脾俞、太冲等；④肾阴亏虚者取八髎、太溪、三阴交等；⑤脾失统血者取足三里、脾俞、胃俞等；⑥肾阳不足者取肾俞、命门、三焦俞等。

注意事项

（1）注意调节饮食，忌食生冷及肥甘厚味，避免暴饮暴食，饥饱无度；注意气候变化，适时增减衣被；注意情绪安定，避免情志刺激；注意节制房事，避免多生多育。

（2）经期适当休息并注意经期卫生。

（3）治疗前可作必要的妇科检查，以排除有原发病变者。

第二节　痛经

痛经是指妇女在经期或经行前后，小腹或腰骶部周期性疼痛，甚至痛致厥者的临床疾病。痛经分为原发性和继发性两种。原发性指不伴盆腔病理情况，多见于初潮后6~12个月内；继发性常发于初潮后两年，且并发子宫内膜异位症、子宫肌瘤、子宫肌腺病等疾病。临床上主要是用推拿治疗原发性痛经。

病因病机

　　痛经的病机主要是在经期或经期前后受到致病因素的影响；导致寒凝经脉或冲任瘀阻，气机不利，血因气滞，阻于胞宫，经血流通不畅，以致"不通则痛"；或胞宫及冲任二脉失于濡养，"不荣而痛"。临床上将痛经的病因病机分为气滞血瘀、寒湿凝滞、气血虚弱等。

　　（1）气滞血瘀：素多抑郁，复伤情志，肝郁气滞，气机不利，经血流行不畅滞于胞中，以致发生痛经。

　　（2）寒湿凝滞：经期冒雨涉水或恣食生冷或坐卧湿地，寒湿客于冲任、胞宫，经血为寒湿所凝而运行不畅，致发生痛经。

　　（3）气血虚弱：脾胃虚弱，化源不足或病后气血俱虚，胞脉气虚而无力行血，冲任血虚而无以濡养，则发生痛经。

临床证候

1. 气滞血瘀

　　经前或经期小腹胀痛，拒按，经色暗紫有块，经行不畅，排下血块后痛减，常伴有胸胁胀闷，乳房胀痛，舌紫暗，脉弦。

2. 寒湿凝滞

　　经前或经期小腹冷痛，得热则舒，按之痛甚，经行量少，色暗黑有块，畏寒身痛，舌苔白腻，脉沉紧。

3. 气血虚弱

　　经期或经后小腹隐痛，或小腹及会阴部空坠，喜揉喜按，经行量少，色淡质稀，或见倦怠乏力，纳少便溏，面色无华，舌质淡，苔薄白，脉细弱。

鉴别诊断

　　（1）膀胱炎：膀胱炎除表现为下腹正中部疼痛外，还有尿频、尿急、尿痛、终末血尿、脓尿及低热、尿道分泌物增多等症状，较易与腹部疼痛并随月经周期发作的痛经相鉴别。

　　（2）慢性阑尾炎：慢性阑尾炎主要表现为右下腹疼痛，并有麦氏点压痛及反跳痛，其疼痛不随月经周期发作。

（3）生殖系统肿瘤：生殖系统肿瘤所引起的疼痛无周期性，经特殊检查可有阳性发现。

推拿治疗

方法一

1.气滞血瘀

治则：疏肝理气，活血化瘀。

手法：按、揉、推、运、擦、摩等。

选穴：气海、中极、归来、太冲、蠡沟、血海、肝俞、膈俞等。

操作：

（1）**推拿胸腹**：施腹部掌按法于气海穴、中极穴，持续按压，每穴按压3分钟，使患者腹部、腰部、会阴、两股内侧出现温热感，以调和气机；施掌揉法、运法于小腹部揉运，操作2分钟，以调和气血；用掌擦法摩擦两胁部，反复操作3分钟，以疏肝理气。

（2）**推拿下肢**：施拇指按、揉法或禅推法于太冲、蠡沟、血海穴，每穴操作1分钟，得气为度，以活血祛瘀。

体位：以上患者仰卧位；医者站在患者左侧。

（3）**推拿背俞穴**：施拇指按、揉法或禅推法于膈俞、肝俞，操作5分钟，以调节脏腑气机，达到疏肝理气、活血化瘀之目的。

体位：患者俯卧位；医者站在患者右侧。

2.寒湿凝滞

治则：散寒除湿，温经止痛。

手法：按、摩、揉、推等。

选穴：神阙、中极、地机、血海、膈俞、肝俞、脾俞、三焦俞、肾俞、膀胱俞、八髎等。

操作：

（1）**腹部推拿**：施腹部掌按法于神阙穴，持续按压5分钟，以患者下腹部温热为度，以温通冲任，散寒除湿；施腹部掌团摩法于脐周部，反复团摩3分钟，以行气活血，散寒止痛。

（2）**推拿下肢**：施拇指按法或揉法于地机、血海穴，每穴操作2分钟，以活血祛瘀止痛。

体位：以上患者仰卧位；医者站在患者左侧。

（3）推拿背俞穴：施拇指按、揉法或禅推法于肝俞、膈俞、脾俞、三焦俞、肾俞、膀胱俞、八髎穴，操作约5分钟，以调节脏腑气机达到散寒除湿、温经止痛之目的。

体位：患者俯卧位；医者站在患者右侧。

3.气血虚弱

治则：益气养血，温经散寒。

手法：按、推、揉、摩、擦等。

取穴：中脘、气海、关元、足三里、三阴交、膈俞、肝俞、脾俞、胃俞、八髎等。

操作：

（1）腹部推拿：施腹部掌按法于中脘、气海、关元穴，每穴持续按压5分钟，以患者腹部有温热感为度，以调理脾胃，温补气血；施掌揉法及掌团摩法于全腹部，重点施法于胃脘部，反复揉摩2分钟，腹部发热为度，以调和气血。

（2）推拿下肢：用拇指按法、揉法或禅推法于足三里、气海、三阴交穴，每穴操作1分钟，得气为度，以助脾胃气机运化。

体位：以上患者仰卧位；医者站在患者左侧。

（3）施拇指按、揉法或禅推法于膈俞、肝俞、脾俞、胃俞穴，操作5分钟。再用擦法于背部膀胱经及八髎穴，透热为度，以调理脏腑，达到益气养血之目的。

体位：患者俯卧位；医者站在患者右侧。

方法二

治则：益气养血止痛。

手法：揉、拿、点、扳、擦、拍等。

选穴：肾俞、命门、阴陵泉、三阴交、太溪、肝俞、足三里、胃俞等。

操作：

（1）提拿腹部：用提拿法施治于腹部肌肉并轻轻抖动，反复治疗2分钟。

（2）推拿下肢：点按阴陵泉、三阴交、太溪等穴各1分钟；以掌根擦法在两大腿内侧各施治2分钟，以透热为度。

体位：以上患者仰卧位；医者站在患者左侧。

（3）推拿背部：用掌根揉法在背部及腰骶膀胱经治疗5分钟；用两掌根相对置于腰椎各间隙两侧，嘱患者呼气时，用力相对搓动，以整复腰椎小关节；用轻拍法在腰骶部施治25~30次，以活血化瘀止痛，结束治疗。

体位：患者俯卧位；医者站在患者右侧。

（4）辨证施治：①气滞血瘀者，取肝俞、膈俞、太冲；②寒湿凝滞者，取肾俞、命门、膀胱俞；③气血虚弱者，取脾俞、胃俞、中脘、足三里；④对于第4腰椎或骶髂关节有压痛者，用腰部侧扳法调整腰椎和骶髂关节。

注意事项

（1）在月经期前1周开始治疗，效果最佳；推拿治疗痛经，手法宜轻柔和缓，切忌暴力手法。

（2）经期注意保暖，适当休息，避免情志刺激，注意经期卫生。

（3）治疗前应做必要的妇科检查，以排除继发性痛经有原发病变者。

第三节　闭经

闭经是指女子年满16岁，月经尚未来潮，或来潮后又停经6个月以上并除外妊娠、哺乳期者，称为闭经。前者称为原发性闭经，后者称继发性闭经。古代又称"经水不通""女子不月""月事不来"。

病因病机

闭经的病因病机虽较复杂，但不外虚实两方面。虚者多因先天禀赋不足或后天损伤致肝肾不足或气血亏虚，以致阴血亏少，血海空虚，无血可行。实者多为气滞血瘀或邪气阻隔，致脉道不通，经血不得下行而发为本病。临床上将闭经的病因病机分为肝肾不足、气血虚弱、气滞血瘀等。

（1）肝肾不足：先天禀赋不足，肾气不充，天癸不能以时泌至，冲任失于充养，无以化为经血，而致闭经，或因房劳过度，屡屡堕胎，致肾精亏耗，损伤冲任而致闭经。

（2）气血虚弱：脾胃素弱或饮食劳倦，忧思过度，损伤心脾，或产后出血，或大病久病，伤及气血，以致冲任受损，血海空虚，无血可下，而成闭经。

（3）气滞血瘀：七情内伤，肝气郁结，失于疏泄，气结而血瘀，或经期产后感受寒邪，或内伤生冷，寒血相搏，瘀阻冲任，经血阻隔不行，发为闭经。

临床证候

1. 肝肾不足

年满 18 岁，尚未初潮，或月经后期，经量过少，经色暗淡质稀，渐至闭经，体质虚弱，腰膝酸软，头晕耳鸣，舌淡红，少苔，脉沉细。

2. 气血虚弱

月经后期，经量少，色淡质薄，渐至闭经，或头晕眼花，或心悸气短，或食欲不振或神疲肢倦，面色苍白或萎黄，唇舌淡而无华，苔薄白，脉细弱无力。

3. 气滞血瘀

既往经行正常而骤然停闭，精神抑郁，烦躁易怒，胸胁胀满，乳房胀痛，少腹疼痛拒按，舌紫暗或有瘀斑，脉沉弦或沉涩。

鉴别诊断

（1）生理性闭经：女性于妊娠期、哺乳期、绝经期以后出现的停经，属正常的生理现象。较易与病理性闭经相鉴别。

（2）隐性闭经：隐性闭经又称假性闭经，指患者已有月经，但因生殖器的先天缺陷或后天损伤，造成闭锁，使经血不能排出者，如先天性无子宫、阴道闭锁等。可通过妇科检查及 B 超检查加以鉴别。

推拿治疗

方法一

1. 肝肾不足

治则：补益肝肾，养血调经。

手法：按、揉、摩、擦等。

选穴：关元、血海、三阴交、气冲、膈俞、肝俞、脾俞、胃俞、肾俞、八髎等。

操作：

（1）**腹部推拿**：施腹部掌按法于关元穴，持续按压 5 分钟，以补益元气；施腹部掌揉法或掌团摩法于腹部，反复揉动或摩动，操作 2 分钟，使患者腹部出现温热感，以调补冲任；施拇指按法于两侧气冲穴，持续按压 1 分钟，松手后使患者双下肢有热流直达足心感觉，以补益冲任，引血下行。

（2）**推拿下肢**：施拇指按、揉法或禅推法于血海、三阴交穴，每穴操作 1 分钟，得气为度，以平补三阴，养血调经。

体位：以上患者仰卧位；医者站在患者左侧。

（3）**推拿背俞穴**：施拇指按、揉法或禅推法于膈俞、肝俞、脾俞、胃俞、肾俞，每穴操作 1 分钟，得气为度，以调节脏腑气机，养血调经；施掌根擦法于肾俞、八髎穴，操作 3 分钟，透热为度，以补益肝肾。

体位：患者俯卧位；医者站在患者右侧。

2. 气血虚弱

治则：补气养血调经。

手法：按、揉、推、擦、摩等。

取穴：中脘、足三里、血海、三阴交、膈俞、肝俞、脾俞、胃俞、肾俞、气海俞等。

操作：

（1）**腹部推拿**：施腹部掌按法于中脘穴，持续按压 5 分钟，使患者腹部有温热感，以温补脾胃，化生气血；施腹部掌揉法或掌团摩法于腹部，反复揉动或摩动，操作 2 分钟，使患者腹部有热感，以调理冲任。

（2）**推拿下肢**：施拇指按、揉法或禅推法于足三里、血海、三阴交穴，每穴操作 1 分钟，得气为度，以健运脾胃，养血通经。

体位：以上患者仰卧位；医者站在患者左侧。

（3）**推拿背俞穴**：施拇指按、揉法或禅推法于膈俞、肝俞、脾俞、胃俞、肾俞、气海俞，每穴操作 1 分钟，得气为度，以调节脏腑气机，温通冲任，养血调经。

（4）**掌擦背部**：施掌擦法于左侧背部脾胃区操作 2 分钟，透热为度，以健脾胃，培补后天之本。

体位：以上患者俯卧位；医者站在患者右侧。

3.气滞血瘀

治则：理气活血，祛瘀通经。

手法：按、揉、推、擦等。

选穴：阴交、太冲、血海、期门、章门、膈俞、肝俞、脾俞、三焦俞等。

操作：

（1）推拿胸腹：施腹部掌按法于阴交穴，持续按压5分钟，使患者下腹部有温热感，以通调冲任气机；施掌揉法于下腹部，反复揉动，操作2分钟，使患者下腹部及会阴部有温热感，以祛瘀活血；施掌擦法于两胁部，反复操作2分钟，以疏泄肝气，引血下行。

（2）推拿腧穴：用拇指按、揉法或禅推法于期门、章门、太冲、气海穴，每穴操作1分钟，得气为度，以理气活血。

体位：以上患者仰卧位；医者站在患者左侧。

（3）推拿背俞穴：施拇指按、揉法或禅推法于膈俞、肝俞、脾俞、三焦俞穴，每穴操作1分钟，以调节脏腑气机，活血通经。

体位：患者俯卧位；医者站在患者右侧。

方法二

治则：补肝益肾养血，理气活血祛瘀。

手法：按、推、拿、揉、擦等。

取穴：气海、血海、足三里、地机、三阴交、绝骨、太溪、命门、肾俞、白环俞、八髎穴等。

操作：

（1）腹部推拿：用掌根按法分别在中脘、神阙穴各持续按压3分钟，以患者腹部产生温热感为度；继用掌揉法在上腹部逆时针揉动5~7遍；用小鱼际推运法在任脉膻中至关元穴上，由上至下操作3分钟，以调冲任。

（2）推拿下肢：用拿揉法在下肢操作3遍；用拇指按揉法在气海、血海、曲泉、地机、足三里、三阴交、绝骨、太溪穴各施治半分钟，以得气为度。

体位：以上患者仰卧位；医者站在患者左侧。

（3）推拿背腰：自上而下推督脉和膀胱经的内、外侧线各3遍；点按命门、肾俞、白环俞、八髎穴各 1 分钟，以得气为度；以掌横擦法在八髎穴操作 3 分钟，以皮肤透热为度，结束治疗。

体位：患者俯卧位；医者站在患者右侧。

注意事项

（1）推拿疗法对功能失调性闭经有明显疗效，但经血复通后仍需坚持治疗，以巩固疗效。

（2）经期前后及产后应注意保暖，避免感受寒湿。经期忌食生冷之物，以免损伤脾胃，保持良好情绪，避免情志刺激。

（3）做好避孕，减少或避免流产及手术损伤。

第四节　崩漏

崩漏是指经血非时而下，阴道突然大量出血或下血淋漓不止。前者称"崩中"，后者称"漏下"，经期延长超过 2 周亦属崩漏范畴。相当于西医功能失调性子宫出血。

病因病机

崩漏的发病机制主要是冲任损伤，不能固摄经血所致。其病因包括气虚、血热、血瘀三个方面。临床上将崩漏的病因病机分为气不摄血、血热妄行、气滞血瘀等。

（1）气不摄血：饮食劳倦或思虑过度，伤及脾胃，致脾虚气弱，中气虚衰，以致统摄无权，冲任不固，则经血妄下而成崩漏。

（2）血热妄行：若素体阳盛，或过食辛辣，或七情过极，五志化火，热极于内，损伤冲任，迫血妄行，而致崩漏。若素体阴虚，或久病伤阴，阴精不足，虚火内炽，扰动血海，冲任失约，经血非时妄行而成崩漏。

（3）气滞血瘀：七情内伤，肝气郁结，气滞则血瘀；或经期、产后余血未尽而复感外邪，血为邪滞；或经期、产后不禁房事，污物与血相搏而成瘀，瘀阻冲任，血不归经，非时暴下而成崩漏。

临床证候

1. 气不摄血

阴道出血量多或淋漓不止，血色淡，质稀，可伴有下腹坠胀、疼痛，神疲肢倦，气短懒言，面色㿠白，纳少便溏，舌质淡，脉细弱。

2. 血热妄行

阴道出血量多或淋漓不尽，血色深红，质黏稠，夹有血块，面赤口干，渴喜冷饮，或心烦不寐，大便秘结，舌红苔黄，脉大而数。

3. 气滞血瘀

阴道出血量多或淋漓不断，经血色暗质稠，夹有瘀块，小腹疼痛拒按，血块下则痛减，舌质紫暗，脉沉弦或沉涩。

鉴别诊断

（1）赤带：赤带指挟血性的黏液见于未行经时，而月经的周期和经量正常，可通过月经周期和经量的不同与崩漏鉴别。

（2）胎漏：胎漏亦表现为阴道出血，但出血量较少，有停经史或早孕反应，可通过妊娠试验与崩漏鉴别。

（3）产后恶露不绝：产后恶露不绝指产后阴道淋漓出血，可从病史及发病时间上与崩漏鉴别。

推拿治疗

方法一

1. 气不摄血

治则：益气健脾，调补冲任。

手法：按、揉、推、摩、擦等。

取穴：中脘、关元、气海、足三里、三阴交、膈俞、脾俞、胃俞等。

操作：

（1）腹部推拿：施腹部掌按法于中脘、关元、气海穴，每穴持续按压3分钟，使患者腹部有温热感，以益气补中，调养冲任；施腹部掌揉法或掌团摩法于胃脘部，有温热感，以补脾益气。

（2）**推拿下肢**：施拇指按、揉法或禅推法于足三里、三阴交穴，每穴操作1分钟，得气为度；反复揉动或摩动胃脘部，操作2分钟，使患者脾气健旺。

体位：以上患者仰卧位；医者站在患者左侧。

（3）**推拿背俞穴**：施拇指按、揉法或禅推法于膈俞、脾俞、胃俞穴，每穴操作1分钟，以使得气为度，以健运脾胃，培补中气；用掌根擦法于脾俞、胃俞穴，操作2分钟，透热为度，以调补脾胃，益气固冲。

体位：患者俯卧位；医者站在患者右侧。

2. 血热妄行

治则：清热凉血，止血固冲。

手法：按、揉、推、拿等。

取穴：关元、太冲、大敦、行间、解溪、三阴交、隐白、血海、脾俞、胃俞等。

操作：

（1）**掌按关元**：施腹部掌按法于关元穴，持续按压5分钟，以调补冲任。

（2）**推拿下肢**：施拇指按、揉法或禅推法于太冲、大敦、行间、解溪穴，每穴操作1分钟，手法力度应稍大，以患者能耐受为度，以清泄肝胃之热；施拇指按法或拿法于三阴交、隐白、血海穴，每穴操作1分钟，手法力度应稍大，以患者能耐受为度，以泻三阴之热。

体位：以上患者仰卧位；医者站在患者左侧。

（3）**推拿背俞穴**：施拇指按、揉法或禅推法于脾俞、胃俞穴，每穴操作1分钟，得气为度，以补气引血归经。

体位：患者俯卧位；医者站在患者右侧。

3. 气滞血瘀

治则：活血化瘀，止血调经。

手法：按、揉、推、拿、摩等。

选穴：关元、中极、血海、行间、三阴交、膈俞、肝俞、脾俞、三焦俞等穴。

操作：

（1）**腹部推拿**：施腹部掌按法于关元、中极穴，每穴持续按压5分钟，使患者下腹部有温热感，以调理冲任；施腹部掌揉法或掌团摩法于下腹部，反复揉动或摩动，操作 2 分钟，使患者下腹部有温热感，以活血化瘀。

（2）推拿下肢：施拇指按、揉法或禅推法于血海、行间、三阴交穴，每穴操作 1 分钟，得气为度，以调理肝脾肾三经气血，行气化瘀，止血调经。

体位：以上患者仰卧位；医者站在患者左侧。

（3）推拿背俞穴：施拇指按、揉法或禅推法于膈俞、肝俞、脾俞、三焦俞穴，每穴操作 1 分钟，以调理脏腑气机，活血化瘀。

体位：患者俯卧位；医者站在患者右侧。

方法二

治则：益气健脾，清热凉血，活血化瘀，调理冲任。

手法：摩、拿、按、掐、揉等。

取穴：中脘、神阙、阴交、气海、关元、子宫、阴陵泉、隐白、大敦、断红、脾俞、志室、命门、腰阳关、地机、三阴交、阿是穴。

操作：

（1）腹部推拿：用掌摩法在全腹，操作 3 分钟，使热透全腹为度；以掌按法在中脘、神阙、阴交、气海、关元、子宫各穴持续约 1 分钟，以得气为度。

（2）推拿下肢前面：拿揉下肢 1~2 遍；点按阴陵泉、隐白、大敦穴各 1 分钟，以得气为度。

（3）推拿腧穴：以掐法施治于断红穴（示、中指指蹼间赤白肉迹），以患者耐受为度。

体位：以上患者仰卧位；医者站在患者左侧。

（4）推拿背腰：用手掌按揉腰骶部，反复操作 2~3 遍；以拇指揉点脾俞、志室、命门、腰阳关穴各 1 分钟。

（5）推拿下肢后面：拿揉下肢 1~2 遍；点按地机、三阴交、足底阿是穴各 1 分钟，以得气为度，结束治疗。

体位：以上患者俯卧位；医者站在患者右侧。

注意事项

（1）推拿治疗对功能失调性子宫出血有明显疗效，但疗程较长，血止后仍需坚持治疗，以巩固疗效。

（2）经期前后及产后注意保暖、饮食卫生及精神调适，避免房事过度。

（3）对于阴道下血量多势急者，应以"急则治标，缓则治本"为原则，先行止血。

第五节　绝经前后诸证

绝经前后诸证是指妇女在绝经前后，出现月经紊乱，潮热汗出，烦躁易怒，失眠健忘，精神倦怠，头晕目眩，耳鸣心悸，腰背酸痛，面浮肢肿，手足心热及情志不宁等一系列症状，又称"经断前后诸证"。

病因病机

绝经前后诸证的发病机制主要是妇女绝经前后，由于肾精不足或肾气不充，导致冲任虚衰，脏腑功能失调，机体阴阳失于平衡而变生诸症，临床上将本病的病因病机分为肾阴不足和肾阳虚衰两方面。

（1）肾阴不足：女子素本阴虚之体，或亡血失血，精亏血少，加之天癸将竭。阴虚而阳亢，肝失濡养则肝阳上亢。心火偏旺则心肾不交，导致诸症发生。

（2）肾阳亏虚：女子素体阳虚阴盛或肾气渐衰，命火不足，虚寒内盛，致冲任不固，脏腑气机失调，而发诸症。

临床证候

1. 肾阴不足

头晕耳鸣，烘热汗出，或五心烦热，口苦咽干，或烦躁易怒，情志失常，经期或先或后，经量或多或少，经色鲜红，舌红少苔，脉细数。

2. 肾阳亏虚

面色晦暗，腰脊冷痛，形寒肢冷，或倦怠无力，纳呆便溏，或面浮肢肿，小便不利，经量多而色淡质稀，舌淡胖，苔白，脉沉无力。

鉴别诊断

绝经前后诸症的临床表现较为复杂多样，极易与眩晕、心悸、汗证、水肿、癫狂、月经不调等相混淆。但本症的发生多见于45~55岁的妇女，并有月经规律的改变。

推拿治疗

方法一

1. 肾阴不足

治则：滋阴补肾，调理冲任。

手法：按、揉、推、擦、摩等。

选穴：关元、三阴交、内关、神门、太冲、行间、太溪、心俞、肝俞、肾俞、八髎穴等。

操作：

（1）**腹部推拿**：施腹部掌按法于关元穴，持续按压5分钟，待患者下腹部有温热感，以培补元气；施腹部掌揉法或掌团摩法于腹部，反复揉动或摩动，操作2分钟，使患者腹部有温热感，以调理冲任。

（2）**推拿下肢**：施拇指按、揉法或禅推法于三阴交、内关、神门、太冲、行间、太溪穴，每穴操作1分钟，得气为度，以滋阴补肾，平肝潜阳，交通心肾。

体位：以上患者仰卧位；医者站在患者左侧。

（3）**推拿背俞穴**：施拇指按、揉法或禅推法于心俞、肝俞、胃俞，每穴操作1分钟，得气为度，以调节脏腑气机；施掌根擦法于肾俞、八髎穴，操作3分钟。透热为度，以滋补肾阴。

体位：患者俯卧位；医者站在患者右侧。

2. 肾阳亏虚

治则：补肾助阳，调理冲任。

手法：按、揉、推、擦等。

选穴：神阙、气海、太溪、阴谷、足三里、肾俞、命门、气海俞、脾俞、胃俞等。

操作：

（1）**腹部推拿**：施腹部掌按法于神阙、气海穴，每穴持续按压5分钟，使患者腹部有温热感，以温补肾阳；施腹部掌揉法于全腹，反复揉动，操作

2 分钟，使患者热透全腹，以调理冲任。

（2）推拿下肢：施拇指按、揉法或禅推法于太溪、阴谷、足三里穴，每穴操作 1 分钟，得气为度，以补肾助阳。

体位：以上患者仰卧位；医者站在患者左侧。

（3）推拿背部：施拇指按、揉法或禅推法于脾俞、胃俞、肾俞、命门、气海穴，操作 5 分钟，得气为度；施掌根擦法于背部督脉和足太阳经，操作 2 分钟，透热为度，以调节脏腑气机，温补肾阳。

体位：患者俯卧位；医者站在患者右侧。

方法二

治则：补肾安神，调和阴阳。

手法：揉、拿、振、抹、按、扫散等。

取穴：厥阴俞、膈俞、肝俞、脾俞、肾俞、命门、次髎、中极、太溪、照海、关元、气海、中脘、冲门、血海、三阴交、百会、印堂、太阳、神庭、涌泉、风池、大椎、内关、合谷。

操作：

（1）推拿背部：施按揉法在脊柱两侧膀胱经操作 2~3 遍；以按揉法在厥阴俞、膈俞、肝俞、脾俞、肾俞、命门、次髎穴各操作半分钟。

体位：患者俯卧位；医者站在患者身侧。

（2）揉腹：用掌揉法在全腹顺时针操作 10 分钟，以腹部温热感为度。

（3）推拿下肢：拿揉下肢大腿内侧 3 遍；点按冲门、血海、三阴交各半分钟，以得气为度。

体位：以上患者仰卧位；医者站在患者身侧。

（4）头部推拿：用拿揉法在风池穴及大椎穴施治 2 分钟；以抹法在印堂至神庭，印堂至太阳各推抹 5~10 遍；点按百会、印堂、太阳穴各半分钟；用扫散法在头部足少阳经施治 5~6 遍。

（5）上肢推拿：点按内关、合谷各 1 分钟；继以拿法、搓法、抖法在上肢操作 3 遍，结束治疗。

体位：以上患者坐位；医者站在患者身后。

（6）辨证施治：①肾阴不足者，点揉中极、太溪、照海半分钟；擦涌泉以透热为度。②肾阳亏虚者，点揉关元、气海、中脘各半分钟；掌振腹部 5 分钟。

（1）推拿治疗本病疗效确切，但疗程宜长，以巩固疗效。

（2）应同时对患者进行心理治疗，解除其精神压力，避免情绪波动。

第六节 带下病

带下病是指带下量明显增多或减少，色、质、气味出现异常，伴全身或局部症状的一类病证。西医妇科病症如盆腔炎、阴道炎、宫颈炎及肿瘤均可致带下量多，应先明确诊断后再以本病辨证施治。

病因病机

（1）脾失健运：饮食不节，劳倦过度，思虑过多，情志抑郁，肝气乘脾，运化失常，水湿流注下焦，伤及任、带二脉，而为带下病。

（2）肾阳不足：素体肾虚或年老体衰，或久病及肾，肾阳虚弱，相火不足，蒸腾失司，寒湿内盛，损及任、带二脉，而为带下病。

（3）肾阴亏虚：素体阴虚或年老真阴渐亏，或久病失养，肾阴亏耗，阴虚失守，虚火妄动致任、带二脉失调，而为带下病。

（4）肝郁化火：由于情志刺激，肝气内郁，日久化热化火，下注任、带二脉而致带下病。

（5）湿热下注：湿热可因脾虚生湿，郁久化热，或恣食膏粱厚味，酿生湿热，均可伤及任、带二脉，而成带下病。又有因涉水淋雨、久居湿地或受暑湿熏蒸，化为湿热，直接由外侵入任、带二脉而为带下病。

（6）湿毒内侵：经行产后，胞脉空虚，或因洗浴用具不洁，或为手术、房事所伤，湿毒之邪乘虚直犯阴器、胞宫，或因热甚化火成毒，与湿邪胶结而为湿毒，或湿热遏久成毒，湿毒损伤任、带二脉而为带下病。

临床证候

1.脾失健运

带下色白或淡黄，质稠黏，无臭味，绵绵不断，面色㿠白或萎黄，四肢不温，精神疲倦，纳少便溏，两足跗肿，舌淡苔白或腻，脉缓弱。

2. 肾阳不足

白带清冷，量多，质稀薄，终日淋漓不断，腰酸如折，小腹冷感，小便颇数清长，夜间尤甚，大便溏薄，舌质淡，苔薄白，脉沉迟。

3. 肾阴亏虚

带下赤白，质稠黏无臭味，阴部灼热，头昏目眩，或面部烘热，五心烦热，失眠多梦，便艰尿黄，舌红少苔，脉细略数。

4. 肝郁化火

带下色赤或赤白相兼，或黄绿，质稠黏，臭秽，淋漓不断，精神抑郁易怒，胸胁胀满，口苦咽干，舌质红，苔黄，脉弦数。

5. 湿热下注

带下量多，色黄或黄白，质黏腻，有臭气，胸闷口腻，纳食较差，或小腹作痛，带下色白，质黏如豆腐渣状，阴痒，小便黄少，苔黄腻或厚，脉濡数。

6. 湿热内侵

带下量多，色黄质稠，或黄绿如脓，或夹血，臭秽，阴部灼痛，或带下似米泔，或似豆渣，阴部瘙痒，或并见月经过多，经期延长，小腹疼痛拒按，烦渴不欲饮，小便短赤，大便燥结，低热，舌质红，苔黄腻，脉滑数。

鉴别诊断

（1）乳糜尿：乳糜尿是指由尿道流出的一种秽浊如米泔状液体，中医称为白浊。夹有血者为赤白浊，全血者称红浊。多随尿而下，时或有涩痛，常由腹腔结核、恶性肿瘤、丝虫病、原发性淋巴管系统疾病、胸腹创伤或手术等原因所致。但带下出于阴道，乳糜尿出于尿道，一般不难区别。

（2）阴道出血：系子宫不规则出血，淋漓不断，质不黏滑；带下之赤者，质稠黏滑而夹带血色，月经为正常。

（3）白淫：白淫是指欲念萌动、所愿不得时从阴道内流出白液，仅偶然发作，与男子遗精相类，其与带下之如涕如唾、绵绵而下者不同。

推拿治疗

方法一

1. 脾失健运

治则：健脾益气，升阳除湿。

手法：按、揉、推、摩。

选穴：气海、足三里、三阴交、丰隆、脾俞、胃俞、腹部。

操作：

（1）腹部推拿：施腹部掌按法于气海穴，持续按压约 5 分钟，使患者腹部有发热感；再施腹部掌团摩法于肚脐部，缓缓摩动，操作时间约 1 分钟，以补益元气，气足则湿邪得化。

（2）下肢推拿：施拇指按、揉法或禅推法于足三里、三阴交、丰隆穴，每穴操作 1 分钟，以健脾化湿。

体位：以上患者仰卧位；医者站在患者左侧。

（3）背部推拿：施拇指按、揉法或禅推法于脾俞、胃俞穴，每穴操作时间 1 分钟，以助健脾益气、升阳除湿之功。

体位：患者俯卧位；医者站在患者左侧。

2. 肾阳不足

治则：温肾培元，固涩止带。

手法：按、揉、擦、推。

选穴：神阙、足三里、太溪、阴谷、气海俞、肾俞、命门。

操作：

（1）腹部推拿：施腹部掌按法于神阙穴，持续按压约 5 分钟，使热觉深透丹田，以温补肾阳，温阳救逆；施腹部掌揉法于下腹部，操作时间约 3 分钟，使患者下腹部、会阴部有发热感。

（2）推拿下肢：施拇指按、揉法于足三里、太溪、阴谷穴，每穴操作时间 1 分钟，以补肾助阳。

体位：以上患者仰卧位；医者站在患者左侧。

（3）推拿背部：施拇指按、揉法或一指禅推法于气海俞、肾俞、命门穴，操作时间约 3 分钟；施擦法于背部足太阳经，顺经反复摩擦；横擦腰骶部的肾俞、命门穴，使被摩擦部位出现发热感，以助温肾培元、固涩止带之功。

体位：患者俯卧位；医者站在患者左侧。

3. 肾阴亏虚

治则：益肾滋阴，清热止带。

手法：按、揉、摩、推、擦。

选穴：关元、中极、涌泉、太溪、三阴交、脾俞、胃俞、肾俞。

操作：

（1）腹部推拿：用腹部掌按法施于关元，持续按压约 5 分钟，使腹部有发热感；施拇指按揉法于中极穴，持续按揉约 3 分钟；施腹部掌按法于小腹部，操作时间约 1 分钟；施掌团摩法于小腹部，操作时间 1 分钟。

（2）推拿下肢：施拇指按、揉法于太溪、三阴交穴，每穴操作时间 1 分钟；施擦法于足底部，重点于涌泉穴，以透热为度。

体位：以上患者仰卧位；医者站在患者左侧。

（3）推拿背俞穴：施拇指按、揉法于脾俞、胃俞、肾俞穴，操作时间约 5 分钟，以补益脾肾。

体位：患者俯卧位；医者站在患者右侧。

4. 肝郁化火

治则：疏肝解郁，清热化湿。

手法：按、揉、捋、推。

选穴：中脘、章门、期门、太冲、中都、肝俞、胆俞、大肠俞、小肠俞。

操作：

（1）推拿胸腹：施腹部掌按法于中脘穴持续按压约 5 分钟，以透热为度；施拇指按、揉法于带脉、章门、期门穴，每穴操作时间 1 分钟，以疏肝理气，导热下行；施捋法于两胁部，以透热为度。

（2）推拿下肢：施拇指按、揉法或禅推法于太冲、中都穴，每穴操作 1 分钟，以疏肝解郁。

体位：以上患者仰卧位；医者站在患者左侧。

（3）推拿背俞穴：施拇指按、揉法于肝俞、胆俞、大肠俞、小肠俞，操作时间约 2 分钟，以通调脏腑气机，达到疏肝解郁、清泻肝火、止带的目的。

体位：患者俯卧位；医者站在患者右侧。

5. 湿热下注

治则：清热利湿。

手法：按、揉、摩、推。

选穴：带脉穴、三阴交、阴陵泉、行间、肝俞、脾俞、胃俞、三焦俞、肾俞、膀胱俞。

操作：

（1）腹部推拿：施拇指按、揉法于带脉穴，操作时间 1 分钟，以利湿止带；施腹部掌团摩法于下腹部，操作时间约 1 分钟。

（2）推拿下肢：施拇指按、揉法于三阴交、阴陵泉、行间穴，每穴操作约 1 分钟，以健脾利湿，清泻肝热。

体位：以上患者仰卧位；医者站在患者左侧。

（3）推拿背俞穴：施拇指按、揉法于肝俞、脾俞、三焦俞、肾俞、膀胱俞，反复操作约 5 分钟，以调节脏腑气机，助清利湿热之功。

体位：患者俯卧位；医者站在患者左侧。

6. 湿热内侵

治则：清热，解毒，除湿。

手法：按、揉、推、运。

选穴：阴交、三阴交、阴陵泉、足三里、丰隆、行间、太冲、肝俞、脾俞、胃俞、肛俞、膀胱俞、大肠俞、小肠俞、腰阳关、八髎等。

操作：

（1）腹部推拿：施腹部掌按法于阴交穴持续按压约 5 分钟；施腹部掌揉法或掌运法于小腹部，反复揉运，操作时间约 1 分钟。

（2）推拿下肢：施拇指按、揉法于足三里、三阴交、阴陵泉、丰隆、太冲、行间穴，每穴操作 1 分钟，以健脾胃，疏肝利胆。

体位：以上患者仰卧位；医者站在患者左侧。

（3）推拿背部：施拇指按、揉或禅推法于肝俞、脾俞、胃俞、肾俞、大肠俞、小肠俞、膀胱俞、腰阳关穴，操作 3~5 分钟，以调理脏腑气机，增强清利湿毒之邪的作用；施掌擦法于腰骶部，重点擦八髎穴，待续操作 1~2 分钟，以透热为度。

体位：患者俯卧位；医者站在患者右侧。

方法二

治则：活血化瘀，行气止痛。

手法：揉、振、拨、摩、叩等。

选穴：曲骨、肓俞、横骨、水道、带脉、三阴交、隐白、行间等。

操作：

（1）**腹部推拿**：用掌揉法在腹部反复操作5分钟，以腹部有温热感为度；以提拿法在少腹部操作1分钟；用点揉法在曲骨、肓俞、横骨、水道、带脉穴各操作1分钟；用掌振法在下腹部操作3分钟，以腹部有热感为度；在下腹部寻找条索状或结节状敏感点，每一敏感点施指拨法1分钟，以出现酸胀感或轻度疼痛为度。

（2）**推拿下肢**：用摩法在大腿内侧施治2分钟；拇指点揉法在三阴交穴，操作1分钟；用拇指按揉法在隐白、行间各施治1分钟，力度偏大，以患者能耐受为度。

体位：以上患者仰卧位；医者站在左侧。

（3）**轻叩腰部**：以轻叩法在腰部脊柱两侧及骶髂部，操作1~2遍，结束治疗。

体位：患者俯卧位；医者站在患者右侧。

注意事项

（1）保持阴部的清洁卫生，经期、产褥期、流产后提倡淋浴。

（2）在性生活方面应适当节制，并注意性生活时的卫生。

（3）加强体质锻炼，长期坐位工作者，易发生便秘及由于盆腔瘀血而导致的带下增多，故宜在工作休息时，做工间操等运动。

（4）加强妇女劳动保健工作，对长期从事潮湿、寒冷、涉水、高温作业者，应具备良好的卫生保护措施。

（5）少食生冷及肥甘厚味食品，以免碍脾滋生湿浊。

第七节　妊娠呕吐

妊娠呕吐是指妇女妊娠早期，出现严重的恶心厌食，呕吐头晕，甚则食入即吐者，古又称"妊娠恶阻""子痫""阻病"。

病因病机

（1）脾胃虚弱：脾胃素虚者，受孕之后，经血停闭，血海不泻，冲脉之气较盛，冲脉隶于阳明，其气上逆犯胃，胃虚不能升降，反随逆气上冲而致呕吐。

（2）痰湿阻滞：脾为生痰之源，脾胃失运，痰湿内生。妊娠后，经血壅闭，冲脉之气上逆，痰饮随逆气上冲而致呕吐。

临床证候

1. 脾胃虚弱

妊娠早期恶心不食，呕吐清水，或时时流涎，口淡无味，神疲思睡，舌淡苔白润，脉缓滑无力。

2. 痰湿阻滞

妊娠早期，呕吐痰涎，胸闷不思饮食，口中淡腻，倦怠嗜卧，或有头晕目眩，心悸气短，舌苔腻，脉沉滑。

鉴别诊断

（1）慢性胃炎：溃疡病及肝胆系统的慢性病，均有长期患病史，有伴随症状如胃脘痛、黄疸等。呕吐时伴发热、腹肌紧张、压痛，为急腹症的表现，根据压痛的部位和影像学检查等可明确诊断。

（2）神经性呕吐：好发于青年女性，无明显诱因，突然发作，一般1~3天可自行缓解。

（3）急性中毒和痢疾：多有不洁饮食史，有呕吐、腹泻及中毒症状，血白细胞计数增高。

推拿治疗

方法一

1. 脾胃虚弱

治则：健脾和胃，降逆止呕。

手法：按、揉、运。

选穴：中脘、内关、足三里、脾俞、胃俞。

操作：

（1）**按揉下肢**：施拇指按、揉法于内关、足三里穴，每穴 2 分钟，以健脾益胃。

（2）**掌运腹部**：施掌运法于腹部，重点施于中脘穴，以补益中气，降逆止呕。

体位：以上患者仰卧位；医者站在患者左侧。

（3）**推拿背俞穴**：施拇指按、揉法于脾俞、胃俞穴，每穴 3 分钟，以助健脾和胃、降逆止呕之功。

体位：患者坐位；医者站在患者左侧。

2. 痰湿阻滞

治则：化痰除湿，降逆止呕。

手法：按、揉、摩。

选穴：中脘、下脘、内关、足三里、脾俞。

操作：

（1）**按揉下肢**：施拇指按、揉法于内关、足三里穴，每穴 2 分钟，以健脾行气化湿。

（2）**摩腹**：施腹部掌团摩法于下腹部，重点施于中脘、下脘穴，操作 3 分钟，以温阳化湿。

体位：以上患者仰卧位；医者站在患者左侧。

（3）**推拿背部**：施拇指按、揉法于脾俞；沿脊柱两侧膀胱经按揉 3 遍，以调理脏腑气机，助健脾化湿、降逆止呕之功。

体位：患者坐位；医者站在患者左侧。

方法二

治则：调冲任，和脾胃，降逆止呕。

手法：按、摩、擦等。

选穴：合谷、曲池、缺盆、膻中、中脘、气海、关元、内关、足三里、丰隆穴等。

操作：

（1）**推拿上肢**：用点按法在合谷、曲池穴各操作 1 分钟；以按揉法在缺盆穴向上肢方向施治 1 分钟。

（2）腹部推拿：以点按法在膻中、中脘、气海、关元穴各施治半分钟；施掌摩法在腹部顺时针方向操作5分钟，以透热为度。

体位：以上患者仰卧位；医者站在患者身侧。

（3）推拿胁肋：用搓擦法在两胁肋操作2分钟，以透热为度，结束治疗。

体位：患者坐位；医者站在患者身后。

（4）辨证施治：①脾胃虚弱者，用擦法在胃俞、脾俞及督脉施治5分钟，以透热为度。②痰湿阻滞者，用一指禅推法在内关、足三里、丰隆穴施治5分钟。

注意事项

（1）对于本病患者应给予安慰和鼓励，解除其思想顾虑，令其保持充分的休息和睡眠。

（2）饮食应少量多餐，宜食清淡易消化食物，禁食油炸、高脂肪及生冷食物。病情较重者，暂时禁食12~24小时后再给少量饮食，不吐时再逐渐增加摄入量，如每日饮食量和饮水量不足时，可适当静脉补液。

第八节　产后恶露不绝

产后恶露不绝是指产后血性恶露持续2周以上仍淋漓不绝者，又称"恶露不尽"。本病相当于西医晚期产后出血、产后子宫复旧不全、胎盘胎膜残留等疾病。

病因病机

产后恶露不绝的发病机制主要是产后冲任空虚，无以固摄阴血，或产后瘀血不去，阻于胞脉，新血不能归经而妄行，发为恶露不绝。临床上将本病的病因病机分为气虚和血瘀两方面。

（1）气虚：素体脾胃虚弱，生产后失血耗气，脾气益虚，累及冲任，冲任空虚，固摄无权，阴血妄行，致恶露淋漓不断。

（2）血瘀：产后胞脉空虚，寒邪侵之，寒血相搏而成血瘀，或产程劳伤气血，气血运行无力，败血留滞成瘀，瘀血不去，新血无以归经而妄行，致恶露淋漓不绝。

临床证候

1.气虚

产后恶露淋漓不绝，量多，色淡，质稀薄，无异味，小腹坠胀，神疲肢倦，面色㿠白，气短懒言，纳少便溏，舌淡红，苔薄白，脉缓弱无力。

2.血瘀

产后恶露淋漓不断，量时多时少，色紫暗，夹有血块，小腹疼痛拒按，舌质暗，有瘀点，苔薄白，脉沉涩。

鉴别诊断

产后血崩：产后血崩指产后突然大量出血，血色鲜红，发病时间较早且出血严重。而恶露不绝指产后 20 天以上败血浊液仍淋漓不断者。

推拿治疗

方法一

1.气虚

治则：益气摄血。

手法：按、揉、推、擦等。

取穴：中脘、气海、足三里、三阴交、脾俞、胃俞等。

操作：

（1）**腹部推拿：**施腹部掌按法于中脘、气海穴，每穴持续按压 5 分钟，使患者腹部有温热感，以益气补中；施腹部掌揉法于胃脘部，反复揉动，操作 3 分钟，使患者胃脘部有温热感，以温补中气。

（2）**推拿下肢：**施拇指按、揉法或禅推法于足三里、三阴交穴，每穴操作 1 分钟，得气为度，以益气摄血。

体位：以上患者仰卧位；医者站在患者左侧。

（3）**推拿背俞穴：**施拇指按、揉法或禅推法于脾俞、胃俞穴，每穴操作 1 分钟，得气为度，以调节脾胃运化，生化气血；施掌擦法于脾俞、胃俞穴，操作 2 分钟，透热为度，以益气摄血。

体位：患者俯卧位；医者站在患者右侧。

2. 血瘀

治则：活血祛瘀。

手法：按、揉、推、摩等。

选穴：中极、血海、行间、膈俞、肝俞、脾俞、三焦俞等。

操作：

（1）腹部推拿：施腹部掌按法于中极穴，持续按压5分钟，使患者下腹部有温热感，以调理胞宫、冲任；施腹部掌揉法或掌团摩法于下腹部，反复揉动或摩动，操作2分钟，使患者下腹部有温热感，以活血通络。

（2）推拿下肢：施拇指按、揉法或禅推法于血海、行间穴，每穴操作1分钟，得气为度，以调理肝脾，行气化瘀。

体位：以上患者仰卧位；医者站在患者左侧。

（3）推拿背俞穴：施拇指按、揉法或禅推法于膈俞、肝俞、脾俞、三焦俞穴，每穴操作1分钟，以调理脏腑气机，活血化瘀。

体位：患者俯卧位；医者站在患者右侧。

方法二

治则：益气摄血，活血化瘀。

手法：按、揉、一指禅推、拿等。

取穴：关元、气海、足三里、三阴交、太冲、脾俞、胃俞、血海、膈俞、肝俞、三焦俞等。

操作：

（1）掌按神阙：施掌按法在神阙穴持续按压5分钟，以小腹、会阴、两股内侧出现温热感为度。

体位：患者仰卧位；医者站在患者左侧。

（2）推拿背腰部：用一指禅推法于脾俞、胃俞穴各操作2分钟，以透热为度；以掌擦法在脾俞、胃俞穴各操作2分钟，以透热为度；以按揉法在膈俞、肝俞、三焦俞穴各操作1分钟，以得气为度，结束治疗。

体位：患者俯卧位；医者站在患者右侧。

（3）辨证施治：①气虚者，施指按揉法于关元、气海、足三里、三阴交穴各操作1分钟，以得气为度。②血瘀者，用拿法在血海穴，指按法在行间、太冲穴各操作1分钟，以得气为度。

（1）推拿治疗本病疗效较好，手法宜轻柔。

（2）加强产后护理，注意产褥卫生，避免感受风寒。

第九节　产后大便难

产后大便难是指产后饮食如常，大便艰涩难以排出，或数日不解，又称"产后大便不通"。本病类似于西医学中产后由于腹肌松弛与缺少运动而造成的大便秘结。

病因病机

产后大便难的发病机制主要是产后津液耗损，气血亏虚，肠道失于濡润，大肠输送无力，不能运行大便，而致大便秘结，艰涩难行。

临床证候

产后大便秘结，数日不行，或艰涩难下，排便时肛门疼痛，而饮食如常，无腹痛、呕吐等症，舌淡红，苔薄白，脉细涩。

鉴别诊断

痔疮、肛裂：产后大便难的特点是产后饮食如常，有便意而大便难于排出，肛门检查无异常，且无腹痛、呕吐等症。痔疮虽有排便困难，但以大便下血、痔核脱出为特点。肛裂亦可见大便干燥，但以排便时肛门剧烈疼痛伴少量出血为特点。

推拿治疗

方法一

治则：益气养血，润燥通便。

手法：按、揉、推、摩等。

选穴：中脘、神阙、气海、维道、腹哀、大横、支沟、足三里、下巨虚、三阴交、脾俞、胃俞、大肠俞等。

操作：

（1）**腹部推拿**：施腹部掌按法于中脘、神阙、气海穴，每穴持续按压 3 分钟，使患者下腹部有温热感，以益气补中，通降腑气；施腹部掌揉法或掌团摩法于全腹，依大肠形态做逆时针方向揉动或摩动，操作 3 分钟，以加强大肠蠕动，导便下行。

（2）**推拿腧穴**：施拇指按、揉法或禅推法于维道、腹哀、大横、支沟、足三里、下巨虚、三阴交等穴，每穴操作 1 分钟，得气为度，以通调脾、胃、大肠、三焦气机，理气通便。

体位：以上患者仰卧位；医者站在患者左侧。

（3）**推拿背俞穴**：施拇指按、揉法或禅推法于脾俞、胃俞、大肠俞，每穴操作 1 分钟，得气为度，以疏通腑气，达到益气养血，润燥通便之目的。

体位：患者俯卧位；医者站在患者右侧。

方法二

治则：补益气血，润肠通便。

手法：一指禅推法、擦法、按、擦等。

选穴：肝俞、脾俞、八髎穴、肾俞、大肠俞、长强、足三里、支沟等。

操作：

（1）**背部松筋**：以一指禅推法或擦法沿脊柱两侧自肝俞、脾俞至八髎穴反复操作 5 分钟；用按揉法在肾俞、大肠俞、长强穴往返施治 2~3 遍。

（2）**擦胸胁、背腰**：施横擦法在胸肋部，背部及八髎穴各操作 3 分钟，以透热为度。

（3）**按揉下肢**：按揉足三里、支沟各 1 分钟。

体位：以上患者俯卧位；医者站在患者右侧。

注意事项

（1）注意饮食调摄，多饮汤水，多进食蔬菜水果。

（2）鼓励产妇早期下床活动，以促进胃肠运动。

第十节　产后乳汁不下

产后乳汁不下是指产妇在哺乳期内，乳汁甚少或全无，不能满足婴儿需要，又称"缺乳"。类似于西医学中由于内分泌障碍、营养不良及精神因素导致的产后乳汁分泌过少或无乳。

病因病机

产后乳汁不下的病机有虚实之别。因于虚者指产妇身体素虚，产后气血不足而乳汁不下，病在脾胃二经；因于实者指肝气郁滞，络脉不通而乳汁不行，病在肝经。临床上将产后乳汁不下的病因病机分为气虚血弱和肝郁气滞两方面。

（1）气虚血弱：产妇脾胃素弱，加之分娩失血耗气，致气血亏虚，化源不足，导致乳汁乏源，发为产后缺乳之症。

（2）肝郁气滞：产妇素多抑郁，复伤于情志，致肝气郁滞，失于调达，乳络涩滞，乳汁泌而不畅，发为产后缺乳之症。

临床证候

1. 气虚血弱

产后乳汁量少清稀，或无乳，乳房柔软，无胀痛感，面色无华，神疲肢倦，头晕目眩，心悸怔忡，食少便溏，舌淡红，少苔，脉细弱。

2. 肝郁气滞

产后乳汁甚少或全无，或乳汁忽然不行，乳汁稠，乳房胀硬且痛，精神郁闷，胸胁不舒，胃脘胀满，纳少，舌红，苔薄白或薄黄，脉弦。

鉴别诊断

继发性缺乳：正常产妇乳汁的分泌或早或迟，一般产后 7 日无乳或乳少者，可诊为缺乳。若产后乳汁分泌正常，因外感六淫之邪，或发乳痈，或吐利，均可影响乳汁分泌，应与产后缺乳相鉴别，积极治疗原发病。

推拿治疗

方法一

1. 气虚血弱

治则：补益气血，生乳通乳。

手法：按、揉、推、擦等。

选穴：膻中、乳根、少泽、合谷、中脘、气海、脾俞、胃俞、足三里、三阴交等。

操作：

（1）**推拿乳周**：施拇指按、揉法或禅推法于膻中、乳根、少泽、合谷穴，每穴操作 1 分钟，得气为度；用两手掌由乳房底部两侧相对用力向乳头方向推揉，操作 3~5 分钟，以通利乳汁。

（2）**腹部推拿**：施腹部掌按法于中脘、气海穴，每穴持续按压 5 分钟，以患者腹部有温热感为度，以调理脾胃，温补气血；施掌揉法于胃脘部及全腹，反复揉动 2 分钟，以腹部发热为度，以补益气血。

（3）**推拿下肢**：施拇指按、揉法或禅推法于足三里、三阴交穴，每穴操作 1 分钟，得气为度，以调理脾胃，益气和血。

体位：以上患者仰卧位；医者站在患者左侧。

（4）**推拿背俞穴**：施拇指按、揉法或禅推法于脾俞、胃俞穴，每穴操作 1 分钟；用掌根擦法于脾俞、胃俞穴，操作 2 分钟，透热为度。以调理脾胃，滋补乳汁生化之源。

体位：患者俯卧位；医者站在患者右侧。

2. 肝郁气滞

治则：疏肝理气，通络下乳。

手法：按、揉、推、拿等。

选穴：膻中、乳根、少泽、内关、中极、气海、膈俞、肝俞、气海俞、三阴交、太冲等。

操作：

（1）**推拿乳周**：施拇指按、揉法或禅推法于膻中、乳根、少泽、内关穴，每穴操作 1 分钟，得气为度；用五指拿法于乳房底部，五指相对用力轻拿乳房，操作 3 分钟，以通利乳汁。

（2）腹部推拿：施腹部掌按法于中极、气海穴，每穴持续按压 5 分钟，使患者腹部有温热感为度以调理一身之气；施腹部掌揉法于下腹部，反复揉动，操作 2 分钟，以疏肝理气。

（3）推拿下肢：施拇指按、揉法或禅推法于三阴交、太冲穴，每穴操作 1 分钟，得气为度，以调理肝气，使之常于疏泄。

体位：以上患者仰卧位；医者站在患者左侧。

（4）推拿背俞穴：施拇指按、揉法或禅推法于膈俞、肝俞、气海俞等穴，每穴操作 1 分钟，得气为度，以调理肝气，通络下乳。

体位：患者俯卧位；医者站在患者右侧。

方法二

治则：调气和血，通脉下乳。

手法：按、揉、推、捏脊、摩等。

选穴：膻中、乳根、天宗、少泽、合谷、脾俞、胃俞、期门、章门等。

操作：

（1）推拿乳周：以一指禅推法在膻中、乳根穴各操作 2 分钟，以得气为度；以按揉法在天宗、少泽、合谷穴各操作 1 分钟，以得气为度。

体位：患者仰卧位；医者站在患者左侧。

（2）推拿背腰：用拇指推法在脾俞、胃俞穴各操作 1 分钟，继而以捏脊法沿膀胱经循行部位，自上而下施治 5 遍，以皮肤透热为度。

（3）指按内关：以拇指按法在内关穴施治 1 分钟，以得气为度，结束治疗。

体位：以上患者俯卧位；医者站在患者右侧。

（4）辨证施治：①气虚血弱者，用拇指推法在中脘、气海、足三里穴各施治 1 分钟，以得气为度。②肝郁气滞者，以指摩法在期门、章门穴各操作 1 分钟；以掌擦法在两胁部施治 2 分钟，以皮肤透热为度。

注意事项

（1）推拿治疗非乳腺器质性病变引起的产后缺乳效果较好。

（2）推拿手法宜轻柔，特别是乳房部位的操作，切忌暴力。

（3）产妇应多进食富含蛋白质的食物和新鲜蔬菜，并保证充足的睡眠，注意避免不良情志刺激。

第十一节　产后小便不通

产后小便不通是指产后小便点滴而下，甚至闭塞不通，伴小腹胀急疼痛，又称"产后小便难"。类似于西医学的产后尿潴留。

病因病机

产后小便不通的发病机制主要是产妇素体虚弱，产程中劳力伤气，失血伤阴，造成气血亏耗，致肾气不足，膀胱腑气不通，气化失权，水液内停，而发生小便不通。

临床证候

产后小便点滴难下或闭塞不通，小腹胀急疼痛，面色晦暗，神疲乏力，少气懒言，腰膝酸软，舌质淡，苔白，脉沉。

鉴别诊断

产后尿淋：产后小便不通是以产后小便点滴而下或闭塞不通为主症，且伴有小腹胀痛。产后尿淋表现为产后排尿频急，淋漓涩痛，多由下焦湿热或瘀血化热所致。

推拿治疗

方法一

治则：补益肾气，化气行水。

手法：按、揉、推、擦等。

选穴：气海、石门、关元、中极、阴陵泉、三阴交、三焦俞、肾俞、气海俞、关元俞、膀胱俞等。

操作：

（1）腹部推拿：施拇指按、揉法或禅推法于气海、石门、关元、中极穴，每穴操作1分钟，手法宜轻柔，至患者小腹憋胀，有尿意为度，以通膀胱腑气；嘱患者屈曲双下肢，前阴部置便盆，医者施掌根按法于气海、石门、关元、中极穴，随患者呼气由浅入深逐渐加力下压，至患者下腹部出现强烈坠胀感为度，维持 1~2 分钟，患者即可排尿，直至膀胱空虚，尿液排净，医者方可抬手。

（2）推拿下肢：施拇指按、揉法或禅推法于阴陵泉、三阴交穴，每穴操作 1 分钟，得气为度，以健运脾气，协同利水之功。

体位：以上患者仰卧位；医者站在患者左侧。

（3）推拿背俞穴：施拇指按、揉法或禅推法于三焦俞、肾俞、气海俞、关元俞、膀胱俞等穴，操作 5 分钟，得气为度；施掌根擦法于三焦俞至膀胱俞连线部位，操作 2 分钟，局部皮肤透热为度，以补益肾气，使膀胱气化正常。

体位：患者俯卧位；医者站在患者右侧。

方法二

治则：补益肾气，化气利水。

手法：摩、揉、按等。

选穴：中极、气海、关元、石门、利尿穴等。

操作：

（1）摩腹：以摩法在小腹顺时针方向治疗 5 分钟。

（2）揉摩下肢：以轻缓揉摩法在患者两大腿内侧治疗 2 分钟。

（3）按压腧穴：用拇指端按压利尿穴，由轻而重用力治疗 5 分钟；用中指按于中极穴上，向里向下呈 45° 徐徐用力按压治疗 1~2 分钟。

（4）按腹：以掌按法在气海、关元、石门穴治疗 0.5~2 分钟，按压时，应顺着患者的呼气，由浅入深徐徐地向耻骨联合及脊柱方向用力，结束操作。

体位：以上患者仰卧位；医者站在患者左侧。

注意事项

（1）推拿治疗本病疗效较好，常可手到病除，立即见效。

（2）嘱患者配合小腹部热敷，以缓解胀痛，并鼓励患者放松精神，自行排尿。

第十二节 乳痈

乳痈是指以乳房发生结块，肿胀疼痛，日久化脓溃烂，且伴恶寒、发热、头痛等全身症状为特征的急性化脓性疾病。本病类似于西医学的急性乳腺炎。

病因病机

乳痈的发生主要是因肝胃积热，感染邪毒，或哺乳、断乳不当，造成乳汁蓄积，蓄乳与郁热或邪毒相搏，壅塞乳络，热盛于内，肉腐酿脓而成乳痈。

临床证候

乳房胀大，硬结疼痛，拒按，排乳不畅或小儿吮吸不尽，乳房皮色不变或微红稍热，身有寒热，口渴烦躁，溺黄便结，舌红苔黄，脉弦数。

鉴别诊断

（1）乳房纤维腺瘤：乳房纤维腺瘤见于青春发育期女性，肿块表面光滑，边界清楚，与周围组织无粘连，无皮肤凹陷，长势缓慢。

（2）乳房囊性增生：乳房囊性增生多大小不等，呈坚韧结节，多双侧发病，且受月经周期影响。

推拿治疗

方法一

治则：疏通乳络，消肿止痛。

手法：按、揉、推、拿、摩、梳等。

选穴：天溪、食窦、屋翳、膺窗、乳根、中脘、章门、风池、肩井、少泽、合谷、肝俞、脾俞、胃俞等。

操作：

（1）推拿乳房：施拇指按、揉法或禅推法于天溪、食窦、屋翳、膺窗、乳根穴，每穴操作 1 分钟，得气为度；继用梳法由乳房四周向乳头方向轻轻梳理，并轻捏乳头数次，以疏通乳络，使积乳排出。

（2）推拿腧穴：施拇指按法于中脘、章门穴，每穴按压 1 分钟，得气为度，以清泻积热；施拿法于风池、肩井、少泽、合谷穴，每穴操作 1 分钟，得气为度，以清热解毒、消肿止痛。

体位：以上患者仰卧位；医者站在患者左侧。

（3）推拿背俞穴：施拇指禅推法于肝俞、脾俞、胃俞，操作 5 分钟，得气为度，以疏肝清胃，通乳散结。

体位：患者取俯卧位；医者位于患者右侧。

方法二

治则：通乳散结，通络止痛。

手法：推、揉、摩、点等。

选穴：大包、膻中、中府、中脘、期门、天枢、曲池、合谷等。

操作：

（1）推拿乳房：以一手托乳房，另一手以拇指、示指及中指轻轻捏住乳头施以揉拉、推进，反复操作数次至乳腺口内液体流出；用掌面在乳房周围施以揉按，逐渐向乳头方向靠近，反复操作 5~6 遍；点按大包、膻中、中府等乳房周围穴位 0.5 分钟，以得气为度；用手尺侧白乳房周围向乳头顺摩 5~6 遍，以蓄乳流出为度；一手捏腋前的胸大肌向外滑动，手将离开时产生弹响，乳房随之颤动，反复操作 4~5 次，

体位：患者坐位；医者坐在患者患侧。

（2）推拿胸腹：用掌揉法在腹部操作 2 分钟；以按揉法在中脘、期门、天枢穴各操作 2 分钟，以腹部有温热感为度。

（3）点按上肢：点按曲池、合谷穴各 1 分钟，以得气为度，结束治疗。

体位：以上患者仰卧位；医者站在患者左侧。

注意事项

（1）推拿治疗乳痈，疗效较好，手法宜轻柔，切忌损伤皮肤。

（2）若已化脓，宜尽早进行手术治疗。

第十三节　阴挺

阴挺是指子宫从正常位置沿阴道向下移位，甚由阴道外口完全脱出者。本病类似于西医学的子宫脱垂。

病因病机

阴挺的病因主要是气虚及肾虚。气虚则下陷而不能摄纳；肾虚则胞脉、胞络受损，冲任不固导致因虚致陷，因陷致脱，甚则滑脱不收。临床上将阴挺的病因病机分为中气不足和肾气不足两型。

（1）中气不足：分娩所伤，如临盆过早，产程过长，产中用力太过，产后操劳过早；或素体脾胃虚弱，或长期咳嗽，便秘努厕等均可致脾虚气弱，中气下陷，任带两脉失于提摄，故阴挺下脱。

（2）肾气不足：若产育过多，或房事不节，导致胞络损伤，肾气亏耗；或因先天禀赋不足，肾气虚弱，封藏失职，任、带不固；或肾阳虚衰，八脉失于温煦，至冲任不固，阴挺下脱。

临床证候

1. 中气不足

阴中有物突出，坠胀酸重，平卧则回纳，过劳则突出加重，带下量多，质稀色白，小腹下坠，四肢乏力，少气懒言，面色少华，小便频数，舌淡苔薄，脉虚细。

2. 肾气不足

阴中有物脱出阴户外，久脱不复，腰酸腿软，小便频数，夜间尤甚，小腹下坠，头晕耳鸣，舌淡红，脉沉弱。

鉴别诊断

（1）子宫黏膜下肌瘤或宫颈肌瘤：如肌瘤脱出，在肌瘤表面找不到宫颈口，阴道检查在肌瘤一侧或周围可触及宫颈边缘。

（2）**阴道壁囊肿**：阴道壁囊肿一般壁薄，边缘清楚且张力较大，不能移动或向阴道回纳。

（3）**重度膀胱膨出**：外观如子宫脱出，但宫颈仍在正常位置，用力时不随之脱出。

（4）**单纯宫颈过长**：该病的宫颈外口较低，易误诊为子宫脱垂。该病阴道检查见宫颈长，但阴道前、后壁支持力良好，无膨出，阴道穹窿及宫体均在正常位置，用力时不下降。

推拿治疗

方法一

1. 中气不足

治则：补气升提，固摄胞宫。

手法：按、揉、摩、推、拿、捏等。

选穴：百会、中脘、气海、关元、维道、子宫、足三里、三阴交、关元俞、气海俞、脾俞、胃俞、三焦俞、肾俞等。

操作：

（1）**腹部推拿**：施腹部掌按法于中脘、气海、关元穴，每穴持续按压5分钟；施拇指按法于维道、子宫穴，每穴按压1分钟，使热感深透下腹、会阴部为度，以补益中气；施腹部掌揉法于下腹部，反复施术2分钟，以热感深透丹田为度，以培补中气；施拿法于腹部，沿任脉分布自上而下反复提拿3~5遍，并做轻轻抖动。

（2）**按揉腧穴**：施拇指按揉法于百会、足三里、三阴交，每穴操作1分钟，得气为度，以益气升提。

体位：以上患者仰卧位；医者站在患者左侧。

（3）**推拿背腰**：施掌揉法于背部膀胱经，施拇指禅推法于关元俞、气海俞、肾俞、三焦俞、脾俞、胃俞，操作5分钟，以调理脏腑，益气固摄；施擦法于背部督脉，操作2分钟，热透任脉为度，以调补任督，固摄胞脉；施捏脊法于背俞穴，自下而上反复操作3~5遍，并于关元俞、气海俞、肾俞、脾俞、胃俞、三焦俞适当增加捏拿强度。

体位：患者俯卧位；医者站在患者右侧。

2. 肾气不足

治则：调补肾气，固摄胞宫。

手法：按、揉、推、擦、拿等。

选穴：关元、中极、大赫、维胞、归来、维道、子宫、照海、三阴交、曲泉、关元俞、肾俞、命门、腰阳关、大肠俞等。

操作：

（1）**腹部推拿**：施腹部掌按法于关元穴，持续按压 5 分钟，使温热感深透下腹；用拇指按法于中极、归来、维胞、维道、子宫、大赫穴，每穴持续按压 1 分钟，得气为度，以调补肾气；施掌团摩法于腹部，反复摩动 2 分钟，使热透丹田，以补肾固摄。

（2）**推拿下肢**：施拇指按、揉法或禅推法于照海、三阴交、曲泉穴，每穴操作 1 分钟，得气为度，以补肾固元。

体位：以上患者仰卧位；医者站在患者左侧。

（3）**推拿背腰**：施拇指按、揉法或禅推法于脾俞、关元俞、肾俞、命门、腰阳关、大肠俞，操作 5 分钟，得气为度，以调理脏腑气机，调补肾气，固摄胞宫；施掌擦法于肾俞、命门、腰阳关、大肠俞，操作 2 分钟，透热为度，以补益肾气。

体位：患者俯卧位；医者站在患者右侧。

方法二

治则：益气升阳，固摄胞宫。

手法：摩、拿、颤、擦、拨等。

选穴：维道、中极、中脘、归来、子宫、肾俞、命门、腰阳关、大肠俞等。

操作：

（1）**腹部推拿**：用摩法在腹部施治 4 分钟；随患者呼吸以按揉法在维道、中极穴各治疗 2 分钟；以一指禅法或掌揉法在中脘、归来、子宫等穴各施治 2 分钟；以提拿振颤法在小腹部施治 100 次；用弹拨法在腹部两侧维道操作 1 分钟，以酸胀为度。

体位：患者仰卧位；医者站在患者左侧。

（2）**背部推拿**：以揉法在腰骶部施治 3 分钟；以横擦法在腰部肾俞、命门、腰阳关、大肠俞穴各操作 1 分钟，以小腹产生热感为度；以按揉法在八髎穴反复操作 4 遍，以得酸胀感为度；以直擦法沿背部督脉自上而下操作 3 遍，以透热为度，结束治疗。

体位：患者俯卧位；医者站在患者身侧。

注意事项

（1）本病虽不危及生命，但根治较难，推拿治疗如久治无效，当结合手术方法治疗。

（2）子宫脱出阴道口外，常因摩擦损伤，继发湿热证候，可出现红肿、溃烂、黄水淋漓、带下量多等症，应配合中药熏洗等外治法，同时应穿质地柔软洁净的内裤。

（3）应本着积极、早期、合理的原则进行治疗，产妇应加强提肌锻炼。

（4）产后 3 个月内不宜参加久蹲、担提重物等体力劳动，保持大便通畅，防止增加腹压。

第十四节　不孕

不孕是指婚后夫妻同居 2 年以上，女子配偶生殖功能正常，未避孕而未怀孕者；或曾有生育或流产史，未避孕而以后 2 年以上未怀孕者。前者称为原发性不孕症，古又称"全不产"；后者称为继发性不孕症，古又称"断绪"。本病类似于西医学中功能性及部分器质性病变引起的不孕。

病因病机

不孕的病因病机是由脏腑功能失调，导致冲任病变，胞宫不能摄精成孕所致。临床上将不孕的病因病机概括为肾阳不足、肝郁气滞、瘀血阻络等。

（1）肾阳不足：先天禀赋不足，肾气不充，或后天房劳多产，久病及肾或阴损及阳等导致肾阳虚弱，命门火衰，冲任不足，胞宫失于温煦，宫寒不能摄精成孕。

（2）肝郁气滞：素体肝血不足，忧思郁怒，情怀不畅而致肝气郁结，疏泄失常，气血不调，冲任失和，胞宫不能摄精成孕。

（3）瘀血阻络：经期产后余血不净或因摄生不当邪入胞宫，或寒湿之邪侵入下焦，气血失和，导致瘀血内阻，胞脉受阻，冲任不通，不能成孕。

1. 肾阳不足

婚久不孕，月经后期量少，色淡或见月经稀发，甚则闭经，面色晦暗，腰酸腿软，性欲淡漠，大便不实，小便清长，舌淡苔白，脉细。

2. 肝郁气滞

婚久不孕，经行则乳房、小腹胀痛，月经先后无定期，经血夹块，情志抑郁或烦躁易怒，舌暗红，脉弦。

3. 瘀血阻络

婚久不孕，月经后期，经量或多或少，色紫夹块，经行腹痛，小腹或腰骶部疼痛，拒按，舌暗或紫，脉涩。

暗产：暗产指受孕早期，胚胎初结而流产者，因无闭经，故易误认为不孕，可通过妊娠试验鉴别。

1. 肾阳不足

治则：温肾养血，调补冲任。

手法：按、揉、推、擦等。

选穴：关元、气海、三阴交、然谷、脾俞、肾俞、命门等。

操作：

（1）腹部推拿：用腹部掌按法于关元、气海穴，每穴持续按压5分钟，使患者下腹部、会阴部有温热感，以温肾益气；施腹部掌揉法于下腹部，操作2分钟，以调补冲任。

（2）推拿下肢：施拇指按、揉法或禅推法于三阴交、然谷穴，每穴操作1分钟，以温肾阳。

体位：以上患者仰卧位；医者站在患者左侧。

（3）推拿背俞穴：施拇指禅推法于脾俞、肾俞、命门穴，操作5分钟，得气为度，以调理脏腑气机；用擦法于肾俞、命门穴，操作2分钟，透热为度，以温肾益阳。

体位：患者俯卧位；医者站在患者右侧。

2. 肝郁气滞

治则：疏肝解郁，养血理脾。

手法：按、揉、推、擦等。

选穴：关元、气海、水道、归来、章门、期门、内关、足三里、三阴交、太冲、行间、肝俞、脾俞、胃俞、三焦俞、肾俞等。

操作：

（1）腹部推拿：施腹部掌按法于关元、气海穴，每穴持续按压5分钟，使患者腹部有温热感，以调理一身气机；施腹部掌揉法于上腹部，操作5分钟，以调理肝脾气机。

（2）禅推腧穴：施拇指禅推法于水道、归来、章门、期门、内关、足三里、三阴交、太冲、行间穴，每穴操作1分钟，得气为度，以理气解郁，调经种子。

（3）擦两胁：施擦法于两胁部，透热为度，以疏理肝气。

体位：以上患者仰卧位；医者位于患者左侧。

（4）推拿背俞穴：施拇指禅推法于肝俞、脾俞、胃俞、三焦俞、肾俞穴，操作5分钟，以调理脏腑气机，疏肝解郁。

体位：患者俯卧位；医者站在患者右侧。

3. 瘀血阻络

治则：活血化瘀，调理冲任。

手法：按、揉、推、擦等。

选穴：气海、中极、四满、曲泉、地机、气冲、合谷、膈俞、肝俞、脾俞、三焦俞、八髎等。

操作：

（1）腹部推拿：施腹部掌按法于气海、中极穴，每穴持续按压5分钟，使患者下腹部有温热感，以调理冲任；施腹部掌揉法于小腹部，操作2分钟，使患者会阴部及两股内侧有温热感，以活血化瘀；施拇指按法于气冲穴，持续按压约1分钟，抬手后患者会阴部及两股内侧有发热感，以行气活血。

（2）推拿腧穴：施拇指按、揉法或禅推法于四满、曲泉、地机、合谷穴，每穴操作1分钟，得气为度，以加强活血之功。

体位：以上患者仰卧位；医者站在患者左侧。

（3）推拿背俞穴：施拇指按、揉法或禅推法于膈俞、肝俞、脾俞、三焦俞、八髎穴，操作5分钟，以调理脏腑气机，活血化瘀。

（4）擦背腰：施擦法于背部督脉、腰骶部，以小腹透热为度，达到调理冲任的目的。

体位：以上患者俯卧位；医者站在患者右侧。

方法二

治则：补益气血，温肾滋阴，行气活血，通调冲任。

手法：一指禅推、揉、捏脊、擦等。

选穴：中极、子宫、胞门、子户、三阴交、次髎穴、蠡沟、太冲穴等。

操作：

（1）禅推腧穴：用一指禅推法分别施治于中极、子宫、胞门、子户穴，每穴约2分钟。

（2）按揉三阴交：用拇指按揉两侧三阴交穴各2分钟。

体位：以上患者仰卧位；医者站在患者左侧。

（3）推拿背部：施以"捏三提一"法于长强穴向上至大椎穴的两侧，捏脊7~10遍；用小鱼际擦法在膀胱经第1侧线施治7~10遍；以小鱼际擦法于次髎穴施治2~3分钟，以透热为度。

体位：患者俯卧位；医者站在患者右侧。

（4）辨证施治：①肾阳不足者，用按揉法在命门、肾俞、照海穴各操作约2分钟。②肝郁气滞者，用掌摩法在腹部逆时针操作5分钟，再用按揉法在蠡沟、太冲穴各施治2分钟。③瘀血阻络者，则用斜擦法在两胁部操作2分钟，并用按揉法在膈俞、血海穴施治2分钟。

注意事项

（1）不孕症属于顽症。若属功能性不孕，运用推拿治疗效果较好；若属器质性病变所致的不孕，推拿疗效较差。

（2）注意情志调节，保持乐观情绪。

（3）避免过多性交，以固护肾气。

儿科病症

第十一章

第一节 小儿发热

小儿发热，是指不同致病因素引起小儿体温异常升高的疾病。中医认为本病属于"热证"的范畴。

病因病机

《小儿药证直诀》曰："五脏六腑，成而未全……全而未壮。"说明小儿在生理上具有"脏腑娇嫩，形气未充"的特点，易受内、外之邪的侵袭而发病，易虚易实，易寒易热。因小儿为"稚阳"之体，"阳常有余，阴常不足"，决定了小儿在发病后多以热证、实证为常见。

（1）外感发热：小儿"肺常不足"，卫外功能差，抗邪能力弱。加之冷热不知调节，家长调护不周，易为风寒、风热之邪侵袭，邪束肌表，卫阳被郁而发热。

（2）伤食发热：小儿"脾常不足"，运化能力弱，饮食不节而易损伤脾胃，乳食积滞于内，郁而化热；或因外感失治，循经传变，邪与水谷相争，肺胃壅实，郁而化热。

（3）阴虚发热：小儿"肾常虚"，先天不足或后天调养失当，或久病伤阴而致肺肾阴虚，水不济火而发热。

临床证候

1. 外感发热

发热恶寒，无汗，蜷缩畏冷，头痛身痛，鼻塞不通，流清涕，咳嗽痰清，口不渴，二便自调，舌苔薄白，脉浮紧，指纹淡红，为风寒表证；发热，微汗出，鼻流浊涕，面红目赤，口干喜饮，或咽喉肿痛，唇红舌红，舌苔薄黄，脉浮数，指纹紫红，为风热表证。

2. 伤食发热

高热，暮夜为甚，面红气促，脘腹灼热，夜卧不安，不思饮食，腹胀，腹痛拒按，烦躁，便秘，渴而引饮，舌红苔燥，脉象洪大，指纹深紫等。

3. 阴虚发热

低热缠绵，午后潮热，手足心热，形体消瘦，盗汗，食欲减退，两颧发赤，口唇干燥，咽干，舌红少苔或无苔，脉虚数。

鉴别诊断

（1）结核：本病发热多为低热，即体温在 37℃~37.5℃ 之间，尤以午后发热明显，持续日久，两颧潮红，手、足心多汗，细菌培养均有诊断意义。

（2）血液病：本病除发热症状外，血常规检查具有重要的诊断意义，如白细胞增多、红细胞变形等。

（3）疟疾：本病发病率南方较北方地区高，发热多与恶寒交替发作，先恶寒，继而发热，热度较高，多在午后发热。有间日疟、三日疟之分。血培养或可发现疟原虫。

（4）肾病：本病常伴有头面、下肢水肿，尿频，周身乏力，活动后症状加重等症状，血液及尿液检查有诊断意义。

（5）寄生虫病：本病可伴随出现腹胀、食欲减退、贫血貌、腹泻、腹痛或便秘等症状，主要还应以粪便中检出虫卵方可确诊。

推拿治疗

方法一

1. 外感发热

治则：清热解表，发散外邪。

手法：推、揉、掐、拿。

选穴：攒竹、坎宫、太阳、肺经、天河水、三关、六腑、风池、二扇门、合谷、五经等。

操作：

（1）推坎宫（图 11-1）1 分钟，揉太阳 1 分钟，掐合谷 10 次，掐、揉二扇门（图 11-2）1 分钟，以疏风解表，发散外邪。

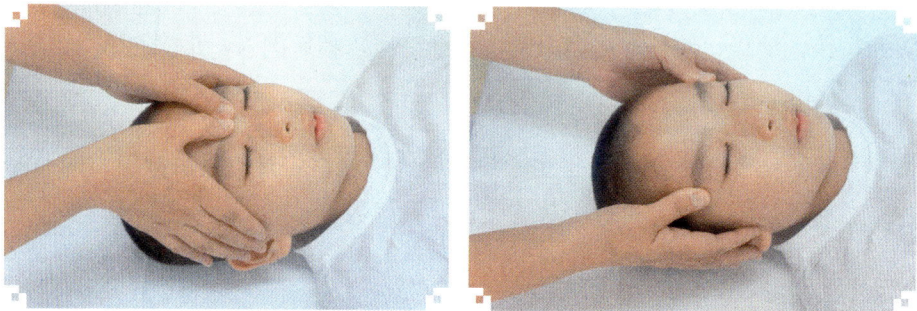

图 11-1　推坎宫

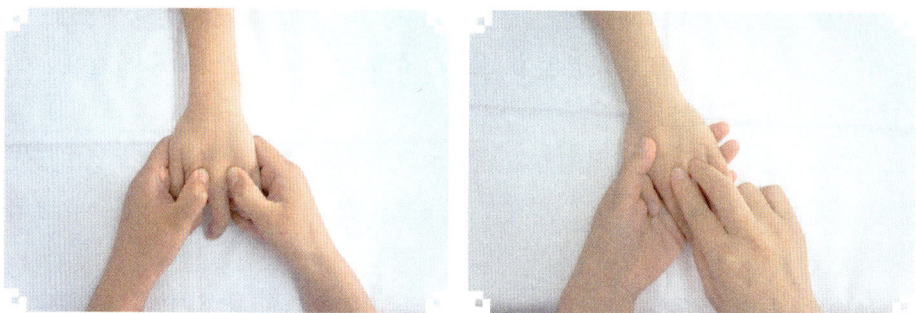

图 11-2　掐、揉二扇门

体位：患儿仰卧位；医者坐在患儿头端及身侧。

（2）清肺经（图 11-3）2 分钟，清天河水（图 11-4）300 次，以宣肺清热。

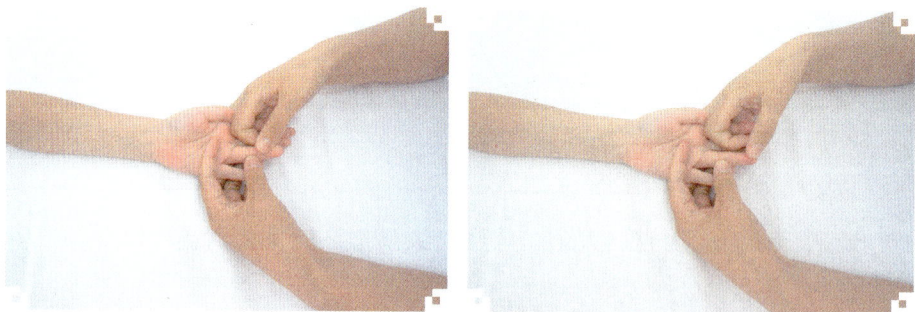

图 11-3　清肺经

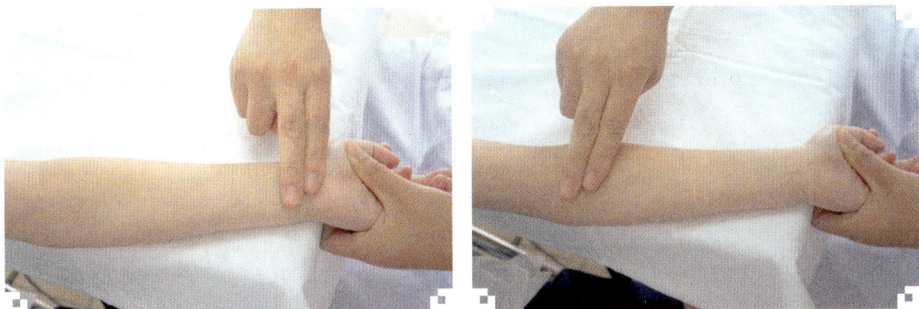

图 11-4　清天河水

（3）推五经 1 分钟，治半岁以内小儿外感发热疗效较好。

体位：以上患儿坐位；医者坐在患儿对面。

（4）辨证施治：①风寒表证者，加推三关（图 11-5）400 次，退六腑（图 11-6）100 次，拿风池 1 分钟，以祛风散寒，发汗解表。②风热表证者，加推脊（图 11-7）2 分钟，清天河水 500 次，清心经（图 11-8）1 分钟，以清热解表，防止传变。

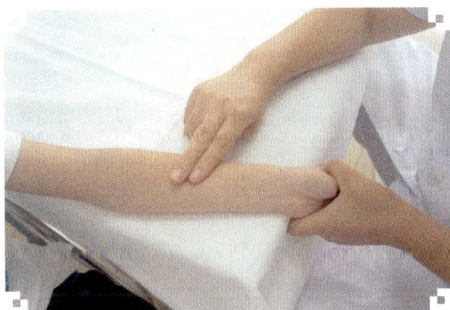

图 11-5　推三关

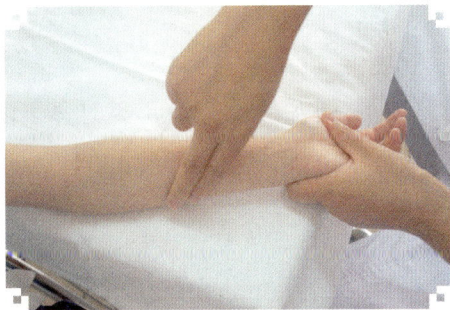

图 11-6　退六腑

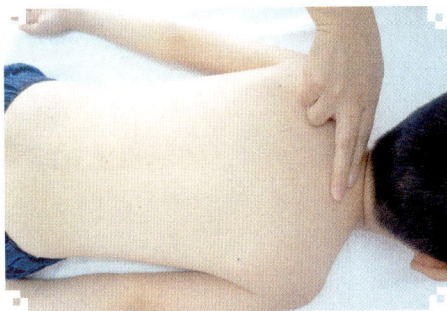

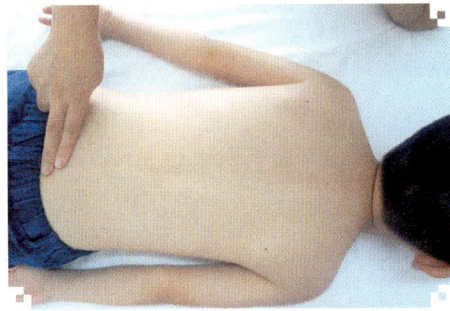

图 11-7　推脊

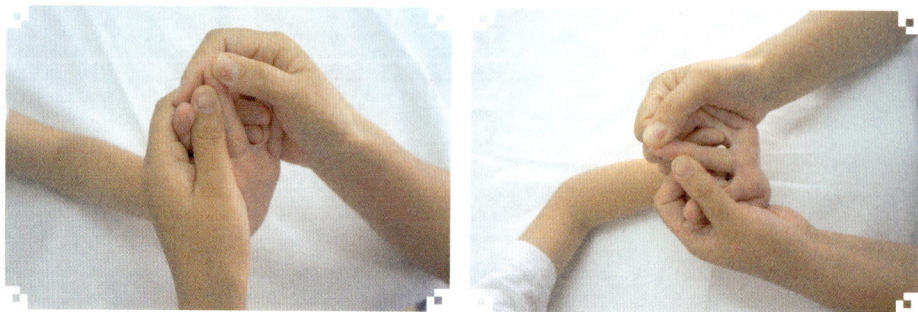

图 11-8　清心经

体位：患儿坐位；医者坐在患儿对面。推脊时，令患儿俯卧，医者位于患儿身侧。

2. 伤食发热

治则：清热导滞，理气消食。

手法：推、揉、摩。

选穴：肺经、胃经、大肠、心经、板门、内八卦、天河水、六腑、天枢、七节骨等。

操作：

（1）清肺经1分钟，清胃经（图11-9）1分钟，以清肺胃两经实热。清大肠1分钟，清天河水300次，退六腑300次，清心经1分钟。以清热除烦。

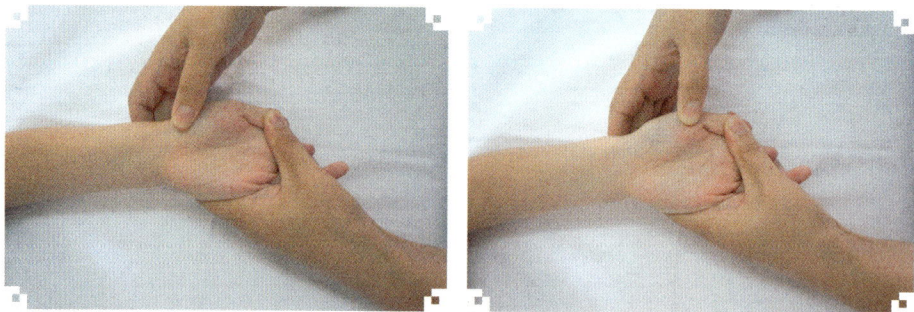

图 11-9　清胃经

（2）揉板门（图11-10）1分钟，运内八卦（图11-11）1分钟，以理气消食。

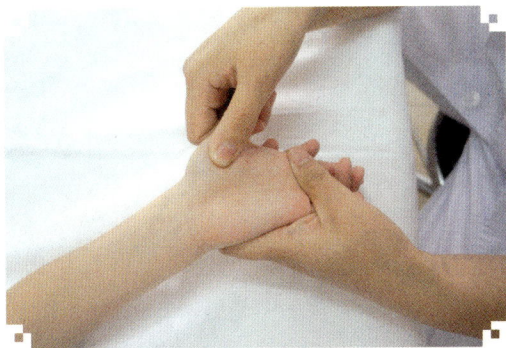

图 11-10　揉板门

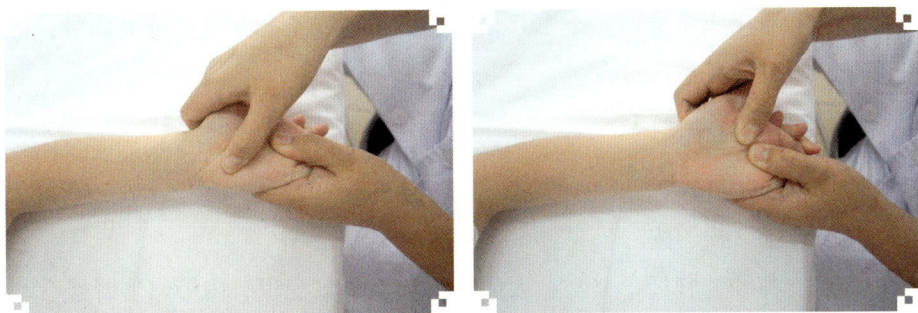

图 11-11　运内八卦

体位：以上患儿坐位；医者坐在患儿对面。

（3）揉天枢1分钟，摩腹1分钟，以调节肠腑气机，通便泻热。

体位：患儿仰卧位；医者站于患儿身侧。

（4）推下七节骨（图 11-12）100 次，配合清大肠（图 11-13）、揉天枢，以通便导滞。

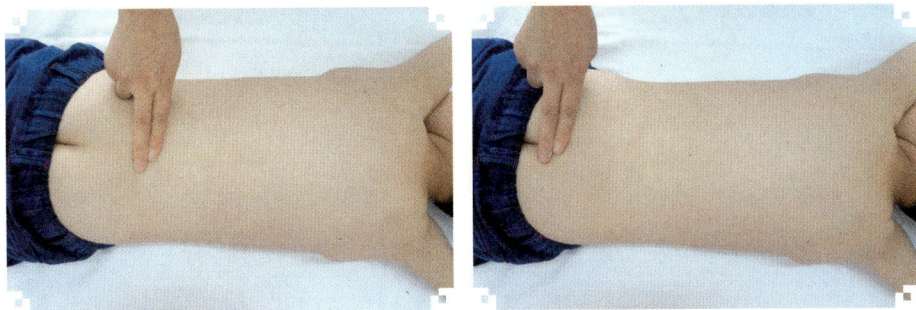

图 11-12　推下七节骨

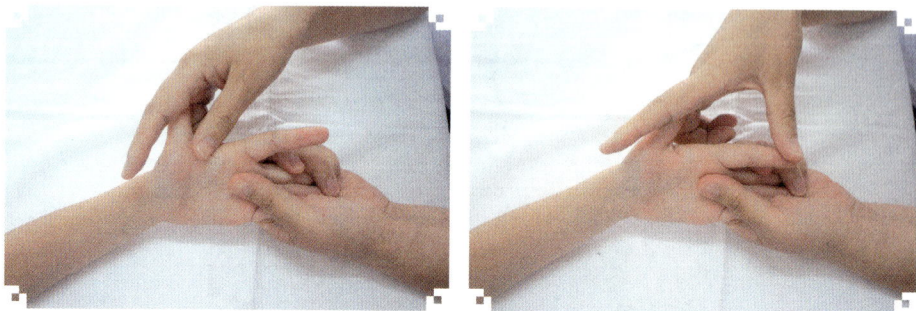

图 11-13　清大肠

体位：推下七节骨时，令患儿俯卧，医者站在患儿身侧；清大肠时，患儿坐位，医者坐在患儿对面。

3.阴虚发热

治则：滋阴清热。

手法：推、揉、按。

选穴：肺经、脾经、上马、天河水、涌泉、足三里、内劳宫、肾经、心经、肝经、百会等。

操作：

（1）补肺经（图 11-14）1 分钟，揉上马（图 11-15）1 分钟，以滋补肺肾之阴液。清天河水 200 次，运内劳宫（图 11-16）1 分钟，以清虚热。

（2）清心经 1 分钟，清肝经（图 11-17）1 分钟，按揉百会 1 分钟，以清心除烦安神。

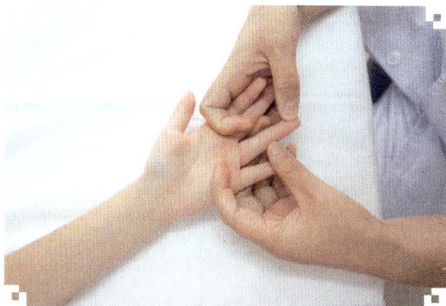

图 11-14　补肺经

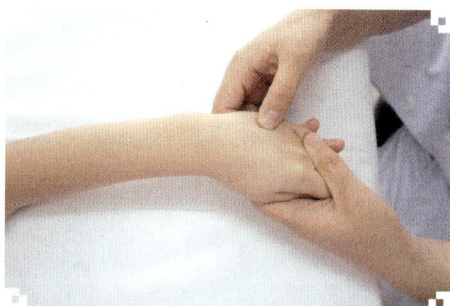

图 11-15　揉上马

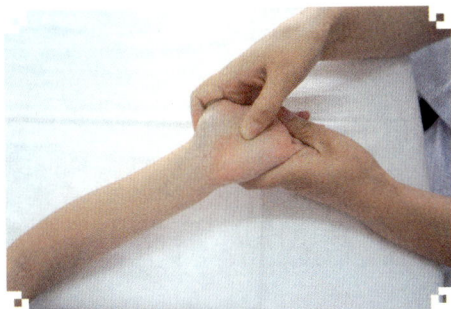

图 11-16　运内劳宫

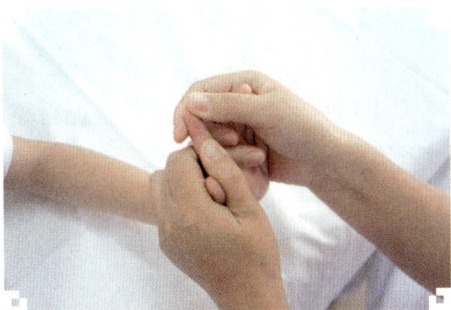

图 11-17　清肝经

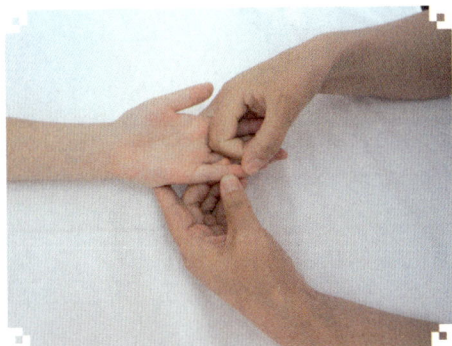

图 11-18　补肾经

（3）补肾经（图 11-18）1 分钟，以收敛元气，固表止汗。

体位：以上患儿坐位；医者坐在患儿对面。

（4）补脾经（图 11-19）1 分钟，按揉足三里 1 分钟，以健脾和胃，增强食欲。

体位：患儿仰卧位；医者站在患儿身侧。

（5）推涌泉 1 分钟，以引热下行退虚热。

体位：患儿仰卧位；医者站在患儿足端。

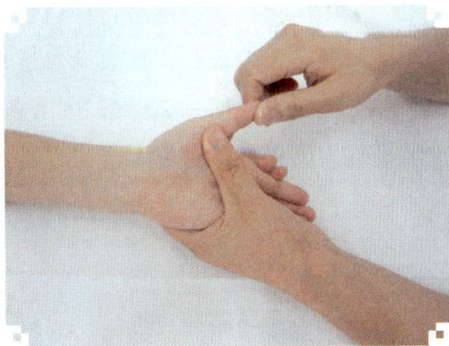

图 11-19　补脾经

方法二

1. 外感风寒

治则：清热解表，疏风散寒。

手法：推、揉、掐、拿、抹、搓。

选穴：肩井、太阳、风池。

操作：

（1）医者于背部沿膀胱经循行路线施以搓法，以皮肤透热发红为度，以疏风清热。

体位：患儿俯卧位；医者站在患儿右侧。

（2）用两手拇指指腹沿眉弓行抹法20次，后揉太阳、拿风池各100次，以疏散风寒。

体位：患儿仰卧位；医者站在患儿头端。

（3）施以拿肩井5次，以微汗出为度。

体位：患儿坐位；医者坐在患儿身后。

2. 外感风热

治则：疏风散热。

手法：揉、抹、搓。

选穴：大椎、眉弓、太阳、头维、曲池、列缺、合谷、外关。

操作：

（1）拇指用力指揉大椎30次，以局部皮肤红紫为度，以发散热邪。

体位：患儿俯卧位；医者站在患儿右侧。

（2）用拇指指腹沿眉弓行抹法数遍，而后揉太阳、头维穴各50次。

体位：患儿仰卧位；医者站在患儿头端。

（3）施以水底捞月20次；用大鱼际在患儿前臂曲池至列缺穴做搓法，以皮肤潮红为度；点揉合谷、外关穴各50次，以发散外邪。

体位：患儿坐位；医者站在患儿对面。

3. 伤食发热

治则：消食导滞兼清热。

手法：揉、捏。

选穴：大椎、风门、大肠俞、中府、曲池、天枢、足三里。

操作：

（1）施以捏脊（图11-20）3~5遍，以消食化积；然后揉

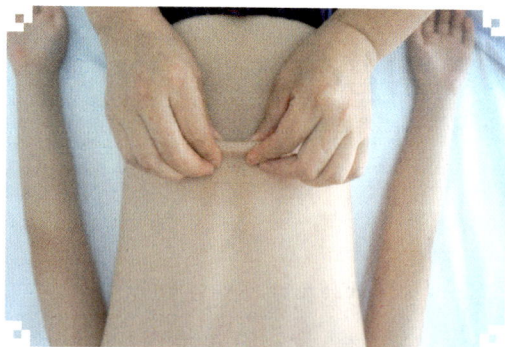

图11-20　捏脊

点大椎、风门、大肠俞各 100 次，以清理胃肠积热。

体位：患儿俯卧位；医者站在患儿右侧。

（2）点揉中府、曲池、天枢各 100 次，以调理肠胃；然后用重手法揉点足三里 50 次，以健脾和胃。

体位：患儿仰卧位；医者站在患儿左侧。

4. 阴虚发热

治则：滋阴清热。

手法：搓、捏、点、揉。

选穴：脾俞、胃俞、三焦俞、肾俞、血海、足三里、内劳宫、涌泉。

操作：

（1）在患儿背部施以捏脊法 3~5 次，搓腰部使之发热为度，点揉脾俞、胃俞、三焦俞、肾俞各 50 次，以滋阴清热。

体位：患儿俯卧位；医者站在患儿右侧。

（2）搓胸骨柄，有热感为度；点揉血海、足三里各 50 次；搓患儿的足心数遍，有热感为度；点揉内劳宫、涌泉各 100 次，以滋阴、养血、清热。

体位：患儿仰卧位；医者站在患儿左侧。

注意事项

（1）注意调护小儿饮食、衣着，预防外感的发生。

（2）发病后，饮食以清淡为宜，外感发热宜多饮水，盖衣被，以助汗出。

第二节　小儿咳嗽

小儿咳嗽，是指因外感或内伤引起小儿肺失宣降，发生咳嗽的一种肺系病证。本病任何季节均可发生，好发于冬、春二季。本病相当于西医学的气管炎、支气管炎等疾病。

病因病机

咳嗽的病因不外外感与内伤两种,《景岳全书·咳嗽》篇曰:"咳嗽之要,止惟二证,何为二证? 一曰外感,一曰内伤而尽之矣。"总之不论邪从外入,或自内而发,均可引起肺失宣肃,肺气上逆作咳。

(1)外感咳嗽:肺主气,司呼吸,主皮毛。肺的卫外功能减退或失调,六淫之邪,由外而入,首先犯肺。多以风为先导,兼挟寒、热、燥邪。风寒或风热外侵,邪束肌表,肺气不宣,清肃失职,痰液滋生;或感受燥邪,气道干燥,咽喉不利,肺津被灼,枯结成痰,而引起咳嗽。

(2)内伤咳嗽:《素问·咳嗽篇》曰:"五脏六腑皆令人咳,非独肺也。"小儿脏腑娇嫩,形气未充,多由平素体虚,或肺阴虚损,肺失濡润,肺气上逆而作咳;或脾胃虚寒,健运失职,水湿不化,痰浊内生,上扰于肺而引起咳嗽。

临床证候

1. 外感咳嗽

(1)外感风寒:咳嗽声重,气急,咳痰稀薄色白,常伴鼻塞,流清涕,头痛,恶寒,发热无汗,舌苔薄白,脉浮紧等。

(2)风热咳嗽:咳嗽气粗或声哑,咳痰不爽,痰黏稠或稠黄,咽痛,咳时汗出,常伴鼻塞,流黄涕,口渴,头痛,恶风,发热等症状,舌苔薄黄,脉浮数或浮滑。

(3)风燥伤肺:干咳,连声作呛,咽喉干痛或痒,唇鼻干燥,无痰或少痰不易咳出,或痰中带血丝,伴鼻塞,头痛,微寒,身热等症,舌苔薄白或薄黄,舌质红干少津,脉浮数。

2. 内伤咳嗽

(1)肺阴虚损:干咳,咳声短促,痰少黏白,潮热,颧红,手足心热,盗汗,神疲,或痰中带血,或声音逐渐嘶哑,口干咽燥,或日渐消瘦,舌红少苔,脉细数。

(2)脾胃虚寒:咳声低微,痰稀而白,面色㿠白,易汗出,神疲乏力,动则气急,畏寒肢冷,不思饮食,便溏,舌淡或胖,苔薄白或白腻,脉缓无力。

鉴别诊断

（1）支气管肺炎：本病起病急，发热，早期呼吸音变粗，中期可闻干湿罗音。叩诊浊音，心音低钝，伴呕吐、腹泻、腹胀等，血常规检查可见白细胞数增多，X线检查能协助诊断。

（2）肺结核：除咳嗽外，尚有长期低热、食欲不振、消瘦、盗汗、乏力等症状。X线检查可助诊，结核菌素试验阳性，血沉加快。

推拿治疗

方法一

1. 外感风寒

治则：疏风散寒，宣肺止咳。

手法：推、摩、揉、掐。

选穴：三关、六腑、肺经、膻中、肺俞、坎宫、天门、太阳、胁肋、五指节等。

操作：

（1）推三关300次，退六腑100次，以温阳散寒，发汗解表，开天门1分钟，推坎宫1分钟，揉太阳1分钟，以疏风解表；推肺经1分钟，以宣肺清热，止咳化痰；掐五指节（图11-21）各5次，以祛风痰，通关窍。

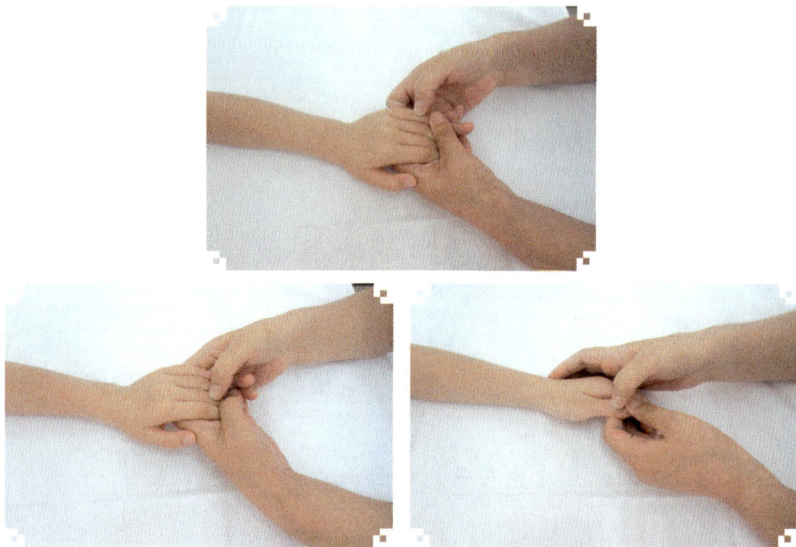

图11-21　掐五指节

体位：患儿坐位；医者坐在患儿对面。

（2）推膻中1分钟，以宽胸理气，化痰止咳。

体位：患儿仰卧位；医者站在患儿右侧。

（3）揉肺俞1分钟，配合推膻中以加强化痰止咳作用。

体位：患儿俯卧位；医者站在患儿左侧。

2. 风热咳嗽

治则：疏风清热，化痰止咳。

手法：推、摩、揉、搓。

选穴：三关、六腑、肺经、内八卦、五指节、心经、膻中、风门、肺俞、天枢、内劳宫、合谷等。

操作：

（1）推三关100次，退六腑300次，清肺经1分钟，清心经1分钟，以清热解表；运内八卦1分钟，掐五指节1分钟，以祛风化痰；揉内劳宫1分钟，配合清肺经、清心经以清肺热。

（2）开天门、推坎宫、揉太阳各1分钟，加强解表作用。

体位：以上患儿坐位；医者坐在患儿对面。

（3）揉膻中1分钟，揉天枢1分钟，以祛痰通便。

体位：患儿仰卧位；医者站在患儿右侧。

（4）揉风门1分钟，揉肺俞1分钟，以清热祛痰。

体位：患儿坐位；医者坐在患儿身后。

3. 风燥伤肺

治则：疏风润肺，润燥止咳。

手法：推、揉。

选穴：同风热咳嗽，外加天河水、上马穴。

操作：

（1）同风热咳嗽操作。

（2）清天河水300次，揉上马2分钟，清热而不伤阴；少推三关，多退六腑，取清热凉血之效。

体位：患儿坐位；医者坐在患儿对面。

4. 肺阴虚损

治则：滋阴润肺，止咳化痰。

手法：推、揉、按。

选穴：三关、六腑、肺经、脾经、板门、内八卦、五指节、精宁、膻中、风门、肺俞、足三里、天河水、涌泉、上马等。

操作：

（1）推三关 300 次，退六腑 100 次，意在补益；补脾经 1 分钟，揉板门 1 分钟，按揉足三里 1 分钟，以补脾益气，培土生金；补肺经 1 分钟，掐五指节、精宁（图 11-22）各 5 次，揉膻中 1 分钟，以益肺化痰止咳。

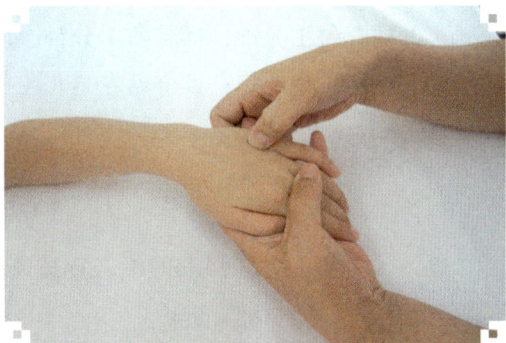

图 11-22 掐精宁

（2）揉肺俞 1 分钟，揉风门 1 分钟，以益肺化痰；清天河水 300 次，揉上马 2 分钟，以滋阴清热。

体位：以上患儿坐位；医者坐在患儿对面及身后。

（4）推涌泉 1 分钟，配合清天河水、揉上马，以清热滋阴，退虚热。

体位：患儿仰卧位；医者站在患儿身侧。

5. 脾胃虚寒

治则：温阳健脾，化痰止咳。

手法：按、推、揉、摩。

选穴：天突、膻中、外劳宫、肺俞、脾经、肺经、中脘、脾俞、胃俞、足三里、胁肋、内八卦等穴。

操作：

（1）按揉天突 1 分钟，分推膻中 1 分钟，运内八卦 1 分钟，以宽胸理气，止咳化痰；揉外劳宫（图 11-23）2 分钟，

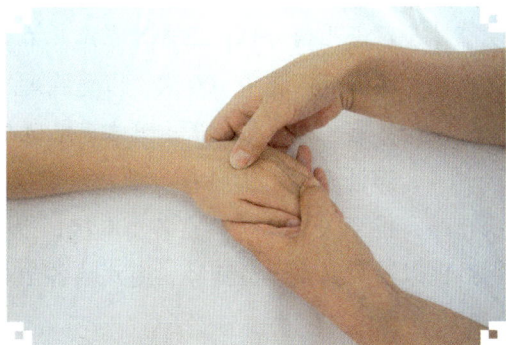

图 11-23 揉外劳宫

以温阳健脾；补脾经1分钟，补肺经1分钟，以补益气血。

（2）按弦走搓摩5次，以化痰开胸。

体位：患儿坐位；医者坐在患儿对面及身后。

（3）摩中脘1分钟，按揉足三里1分钟，以健脾胃，助运化，祛水湿，消食和中。

体位：患儿仰卧位；医者站在患儿右侧。

（4）揉脾俞1分钟，揉肺俞1分钟，以加强补益脾肺的作用。

体位：患儿俯卧位；医者站在患儿左侧。

方法二

1. 外感咳嗽

治则：宣肺止咳。（风寒咳嗽者宜疏风散寒；风热咳嗽者宜疏风清热。）

手法：推、揉、擦、运。

选穴：攒竹、坎宫、太阳、肺经、内八卦、膻中、三关、外劳宫、掌小横纹、肺俞、六腑、天河水。

操作：

（1）推攒竹（图11-24）、推坎宫、揉太阳、清肺经，揉掌小横纹各200次，以疏风解表。

体位：患儿仰卧位；医者坐在患儿头端。

（2）揉擦肺俞100次，以宣肺止咳。

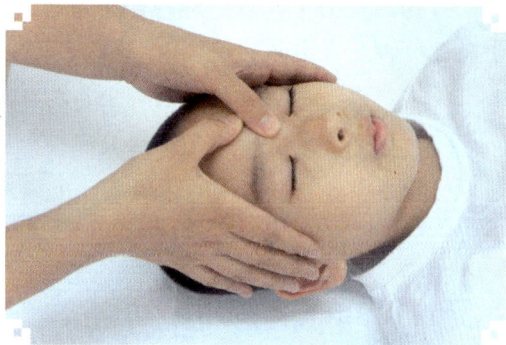

图11-24　推攒竹

体位：患儿俯卧位；医者站在患儿右侧。

（3）医者推揉膻中100次，以宽胸理气。

体位：患儿仰卧位；医者站在患儿左侧。

（4）辨证施治：①风寒咳嗽者，辅以运内八卦100次，以宽胸理气，化痰止咳；推三关、揉外劳宫各100次，以温阳散寒，宣肺止咳。②风热咳嗽者，辅以清天河水、清肺经、退六腑各200次，以清热宣肺。

2.内伤咳嗽

治则：养阴清肺，润肺止咳，健脾化痰。

手法：揉、运、推。

选穴：脾经、肺经、内八卦、膻中、乳旁、乳根、中脘、肺俞、足三里、肾经、三关、上马、丰隆、天突。

操作：

（1）医者一手握住患儿手部，一手施以补脾经、补肺经各200次，以健脾养肺；运内八卦、按揉足三里各100次，以宽胸理气。

体位：患儿坐位；医者坐在患儿对面。

（2）推揉膻中、揉乳旁（图11-25）、揉乳根、揉中脘各100次，以宣肺止咳，健脾化痰。

体位：患儿仰卧位；医者站在患儿左侧。

（3）揉肺俞100次，以补肺气止咳。

体位：以上患儿仰卧位；医者站在患儿左侧。

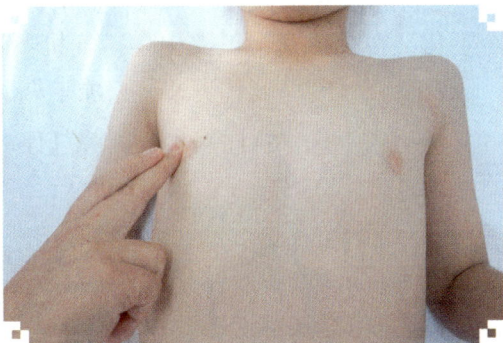

图 11-25　揉乳旁

（4）辨证施治：①肺阴虚损者，辅以揉上马200次、推三关各200次，以滋阴止咳。②脾胃虚寒者，辅以揉丰隆、揉天突各200次，以化痰止咳。

注意事项

（1）慎衣着，适寒热，防外感。

（2）饮食有节，少食辛辣肥甘厚味。

（3）经常进行户外锻炼，增强体质。

第三节　小儿呕吐

小儿呕吐，是指因胃失和降、气逆于上，以致乳食由胃中经口而出的疾病。本病任何年龄均可发病，尤其是夏季容易发病，预后良好。本病相当于西医学的急慢性胃炎、消化不良、胃肠功能紊乱等疾病。

小儿呕吐不外内伤乳食与外感六淫，其病位在胃。胃气以降为顺、为和，上冲为逆，胃气不和，上逆则为呕吐。《幼幼集成》曰："盖小儿呕吐，有寒有热有伤食，然寒吐热吐，未有不因于饮食者，其病总属于胃。"故后世有"胃不伤则不呕"之说。

（1）外邪犯胃：胃为水谷之海，上通于口鼻。小儿脏腑娇嫩，易受外邪侵袭。六淫之邪入于胃，扰动气机，致胃气不降而上逆，发生呕吐。故《诸病源候论》曰："解脱换易衣裳及洗浴露儿身体，不避风冷，风冷因客肌腠，搏气血则冷，入于胃腹胀痛，而呕吐也。"

（2）乳食伤胃：小儿饮食不节或不洁，造成胃腑损伤，遂致乳食不化，宿食成积，阻滞中焦，气机不通，胃气不降，上逆而成呕吐。《济生方》曰："饮食失节，温凉不调，或喜腥躁乳酪，或贪食生冷肥腻，动扰于胃，胃即病矣，则脾气停滞，清浊不分，中焦痞塞，遂成呕吐之患。"

（3）脾胃虚弱：胃气虚损或胃阴不足，致胃寒不纳或胃失濡润，胃气不降，水谷不得正常运化，而致呕吐。《症因脉治》云："真阳不足，火不生土，脾胃素寒，不能运化水谷，反而上逆。"

1. 外邪犯胃

突然呕吐，来势较急，频繁发作，呕吐食物、黏液或胆汁，奶片不化，胃脘痛，腹泻。若为风寒之邪，兼有恶寒发热、四肢欠温、大便溏薄、舌淡苔薄白、脉浮紧，指纹淡红等症状。如为暑温秽浊之邪，则兼胸闷不舒、心烦口渴、口中黏腻、吐物酸臭、身热烦躁、便秘溲黄、舌红苔黄腻、脉滑实、指纹深红等症状。

2. 乳食伤胃

不思饮食，嗳气厌食，脘腹胀满，食入即吐，呕吐酸腐，吐后较安，口气秽臭，矢气恶臭，泻下酸臭不消化物或便闭。

3.脾胃虚弱

食入稍多即吐，次数多而吐物少，时作时止，四肢不温，神疲倦怠乏力，大便溏薄，舌淡苔白或舌红而干，脉细弱或细数。

鉴别诊断

（1）溢乳：婴儿吸吮乳汁过程中，时有乳汁自口角溢出，无其他伴随症状。此非病态，实为小儿解剖特点及生理特点所致。

（2）肠梗阻：本病除呕吐症状外，常伴有腹痛、腹胀、拒按，哭闹不止，便闭等症状。触诊可及肠形，听诊肠鸣音亢进或消失。

（3）颅内病变：如流行性脑脊髓膜炎、流行性乙型脑炎及颅内占位性病变，其呕吐多为喷射状，伴高热、神昏、烦躁抽搐、头痛如劈等症状。

（4）一氧化碳中毒、食物中毒：除呕吐等症状外，以家人亦有相同症状出现或小儿有进食异物史为主要诊断依据。

推拿治疗

方法一

1.外邪犯胃

治则：和胃降逆，发散外邪。

手法：推、揉、按。

选穴：胃经、板门、中脘、足三里、大横纹、天柱骨等穴。

操作：

（1）大横纹推向板门2分钟，以止呕吐；清胃经1分钟，以清中焦湿热，和胃降逆；揉板门1分钟，以止呕吐。

体位：患儿坐位；医者坐在患儿对面。

（2）揉中脘1分钟，以健脾和胃，消食和中；推中脘1分钟，降逆止呕，按揉足三里1分钟，以健脾和胃。

体位：患儿仰卧位；医者站在患儿右侧。

（3）辨证施治：①外感风寒者，加推攒竹1分钟，分推坎宫1分钟，推太阳1分钟，揉外劳宫1分钟，推三关300次，退六腑100次，推天柱骨（图11-26）1分钟，以祛风散寒止呕。②暑湿呕吐者，加清大肠1分钟，清天河水 100 次，退六腑 300 次，推三关 100 次，以清热利湿。

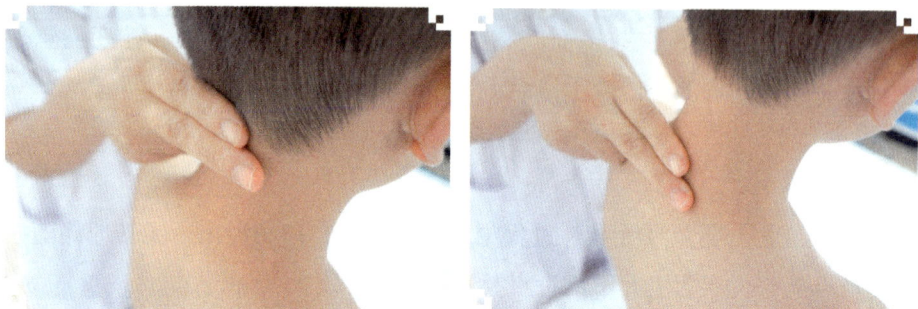

图 11-26　推天柱骨

2.乳食伤胃

治则：和中降逆，消食导滞。

手法：推、揉、摩。

选穴：脾经、胃经、大肠、中脘、腹、内八卦、七节骨、横纹、足三里、板门等。

操作：

（1）补脾经 1 分钟，揉中脘 1 分钟，按揉足三里 1 分钟，以健脾和胃，助运化；揉板门 1 分钟，运内八卦 1 分钟，以宽胸理气，消食导滞；分推腹阴阳（图 11-27）2 分钟，横纹推向板门 2 分钟，以降逆止呕。

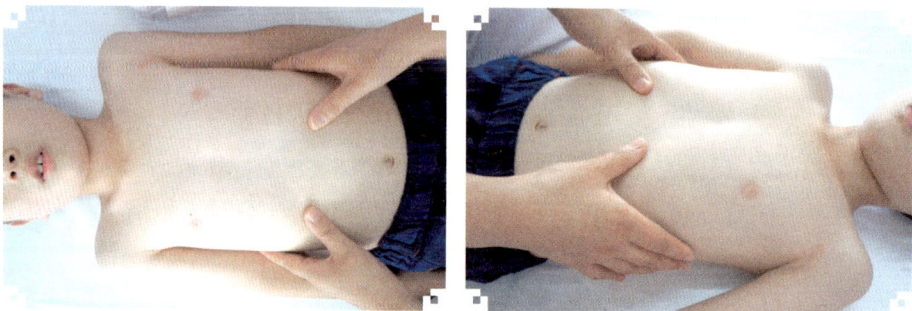

图 11-27　分推腹阴阳

体位：患儿仰卧位；医者站在患儿右侧。

（2）推下七节骨 2 分钟，以泻热通便，使胃气得以下行。

体位：患儿俯卧位；医者站在患儿左侧。

（3）清大肠 1 分钟，以清湿热，导积滞。

体位：患儿坐位；医者坐在患儿对面。

3. 脾胃虚弱

治则：健脾益气，和胃降逆。

手法：推、揉、摩。

选穴：脾经、板门、脊、足三里、中脘、腹等。

操作：

（1）补脾经 1 分钟，补胃经（图 11-28）1 分钟，按揉足三里 1 分钟，摩腹 1 分钟，揉中脘 1 分钟，以健脾和胃；横纹推向板门 50 次，推中脘 1 分钟，以降逆止呕。

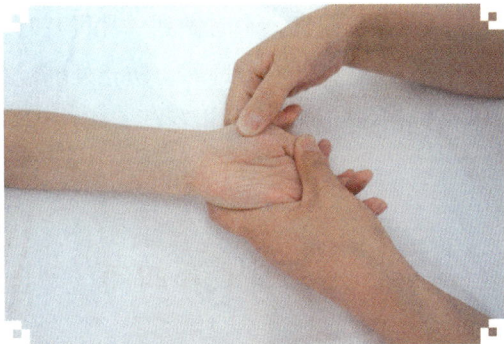

图 11-28　补胃经

体位：患儿坐位；医者坐在患儿对面。

（2）捏脊 3~5 遍，以调阴阳，理气血，培元气。

体位：患儿俯卧位；医者站在患儿左侧。

方法二

治则：和胃降逆。（外邪犯胃者，宜发散外邪；乳食伤胃者，宜消积化滞；脾胃虚弱者，宜健脾和胃。）

手法：推、揉、摩、按、运、掐。

选穴：脾经、胃经、大肠、六腑、板门、四横纹、二关、足三里、膻中、中脘、乳旁、脾俞、胃俞。

操作：

（1）医者施以摩中脘 5 分钟，以局部皮肤发热为度。后分推腹阴阳 30 次，揉膻中 1 分钟，揉乳旁 20 次，按揉足三里 10 次，推横纹推向板门 20 次，以降逆、健脾、止呕。

体位：患儿仰卧位；医者站在患儿左侧。

（2）医者在背部施以捏脊法 20 次，按揉脾俞、胃俞各 10 分钟，以和胃降逆。

体位：患儿俯卧位；医者站在患儿右侧。

（3）辨证施治：①外感寒邪者，辅以补脾土 30 次，揉外劳宫 30 次，推三关 300 次，以发散外寒。②外感热邪者，辅以清脾土 20 次，清大肠 20 次，退六腑 20 次，以清热。③乳食伤胃者，辅以清、补脾土各 30 次，清大肠 20 次，揉板门 50 次，以消食化积。④脾胃虚弱者，辅以补脾经、揉中脘各 20 次，以健脾和胃。

注意事项

（1）控制饮食，平时做到"乳贵有时，食贵有节"。

（2）注意小儿衣着冷暖，防止外邪侵袭。

（3）呕吐时轻叩小儿背部，将头偏向一侧，避免呕吐物吸入气管导致窒息。

第四节　小儿厌食

小儿厌食，是指小儿长期食欲不振、厌恶进食、食量减少，甚至拒食的疾病。本病好发于 1~6 岁儿童。中医认为本病属于"食郁"的范畴。

病因病机

小儿脏腑娇嫩，脾常不足，若乳食不节，痰湿壅滞，诸虫寄生，病后脾虚，均可致脾胃的受纳运化功能失调，致使食欲减少，甚至不思乳食。

（1）乳食不节：小儿恣食生冷肥甘之物，损伤脾胃，其受纳运化功能失调，食饮不化，胃肠积滞，胃满而不欲纳，故而厌食。

（2）痰湿中阻：家长过食寒凉，或小儿恣食生冷，寒气入内，脾阳受伤，健运失司。水湿不得温化，酿生痰湿，壅阻中焦，气机不运，清阳不升，浊阴不降，受纳运化功能失常，以致发生厌食。

（3）脾胃虚弱：小儿先天脾胃虚弱，或疾病日久，损伤脾胃，致受纳运化功能低下，故饮食减少，甚或厌食。

临床证候

1. 乳食壅滞

不欲乳食，呕吐乳片或酸腐食物残渣，口中酸臭味，腹胀不舒或腹痛拒按，大便酸臭或秽臭，舌苔厚腻，脉象滑实，指纹紫滞。

2. 痰湿中阻

厌食，呕吐痰涎，形体虚胖或瘦弱，便溏，面色黄白，舌苔白腻，脉象濡滑，指纹淡红等。

3. 脾胃虚弱

不思饮食，大便溏薄，面色㿠白，神疲乏力，形体瘦弱，舌淡胖，苔白，脉象细弱，指纹淡红等。

鉴别诊断

小儿营养不良：该病多由长期厌食发展而成，并伴有全身症状，如恶心呕吐、腹胀腹泻、食物不化、毛发稀疏、皮肤粗糙、手足不温、面色㿠白无华、头大颈长、形体消瘦甚至骨瘦如柴、精神萎靡不振、浮肿等。

推拿治疗

方法一

1. 乳食壅滞

治则：消食导滞，健脾和胃。

手法：推、揉、按、摩。

选穴：大肠、板门、内八卦、足三里、腹、脾俞、脐、中脘等。

操作：

（1）分推腹阴阳200次，摩腹2分钟，揉脐（图11-29）1分钟，揉中脘1分钟，按揉足三里1分钟，以健脾和胃，消食导滞。

体位：患儿仰卧位；医者站在患儿身侧。

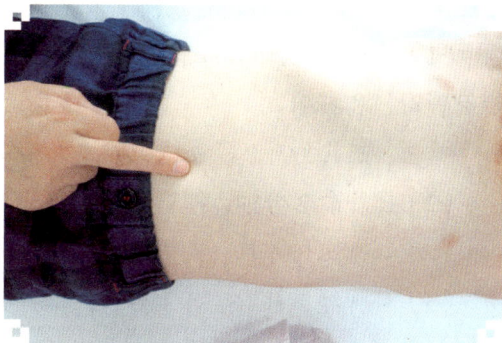

图11-29　揉脐

（2）按揉脾俞1分钟，推下七节骨50次，以健脾消积。

体位：患儿俯卧位；医者站在患儿左侧。

（3）补脾经 1 分钟，清胃经 1 分钟，清大肠 1 分钟，揉板门 1 分钟，运内八卦 1 分钟，以宽中理气，健脾和胃，消除积滞。

体位：患儿坐位；医者坐在患儿对面。

2. 痰湿中阻

治则：温中健脾，燥湿化痰。

手法：推、揉、摩、按。

选穴：内八卦、外劳宫、精宁、三关、脊、腹、足三里、脾经、胃经、中脘等。

操作：

（1）补脾经 1 分钟，补胃经 1 分钟，运内八卦 3 分钟，掐精宁 5 次，揉外劳宫 1 分钟，推三关 100 次，以温中散寒，理气化痰。

体位：患儿坐位；医者坐在患儿对面。

（2）揉中脘 1 分钟，摩腹 2 分钟，按揉足三里 1 分钟，以健脾和胃。

体位：患儿仰卧位；医者站在患儿右侧。

（3）捏脊 2 遍，以调阴阳，和气血，壮脏腑。

体位：患儿俯卧位；医者站在患儿左侧。

3. 脾胃虚弱

治则：益气健脾，养胃和中。

手法：推、揉、按、摩、捏。

选穴：脾俞、脾经、胃经、足三里、三关、脊、腹、中脘等。

操作：

（1）揉中脘 2 分钟，摩腹 2 分钟，按揉足三里 1 分钟，分推腹阴阳 100 次，以健脾胃，和脏腑。

体位：患儿仰卧位；医者站在患儿右侧。

（2）揉脾俞 2 分钟，捏脊 3 遍，以补益气血。

体位：患儿俯卧位；医者站在患儿左侧。

（3）补脾经、补胃经各 1 分钟，推三关 1 次，以健脾胃、强身体。

体位：患儿坐位；医者坐在患儿对面。

方法二

1.乳食壅滞

治则：消食化滞。

手法：揉、推、运。

选穴：脾经、大肠、板门、四横纹、内八卦、合谷、天枢、六腑。

操作：

（1）左手握住患儿左手，右手依次清脾经（图11-30）、大肠经各200次，揉板门100次，推四横纹（图11-31）100次，逆运内八卦200次，揉合谷50次，以健运脾胃，消食导滞。

体位：患儿坐位；医者坐在患儿对面。

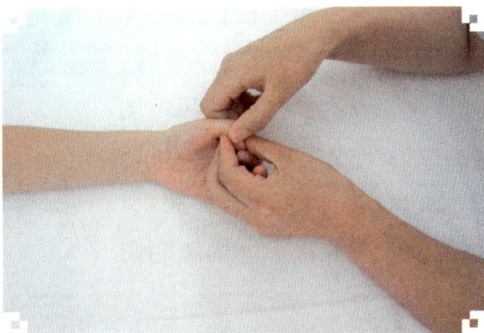

图11-30　清脾经

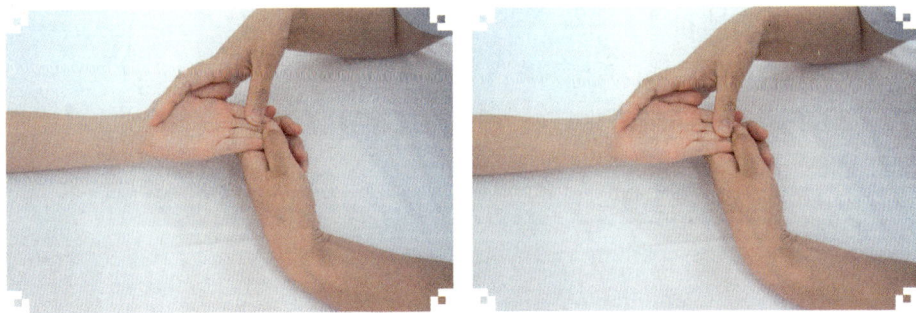

图11-31　推四横纹

（2）用右手揉天枢100次，继用左手按顺时针方向摩腹5分钟，以消食化积。

体位：患儿仰卧位；医者站在患儿左侧。

（3）退下六腑300次，继用双手拇示指自下而上捏脊5~6次，以消食导滞，激发食欲。

体位：患儿俯卧位；医者站在患儿右侧。

2. 痰湿中阻

治则：燥湿运脾。

手法：揉、推、运、捏。

选穴：脾经、肾经、一窝风、外劳宫、四横纹、内八卦、天河水、神阙、中脘、脾俞、胃俞。

操作：

（1）医者用手握住患儿左手，右手依次补脾土 300 次，补肾水 200 次，揉一窝风（图11-32）、外劳宫各 50 次，推四横纹 100 次，逆运内八卦 50 次，清天河水 100 次，分推腕阴阳30 次。

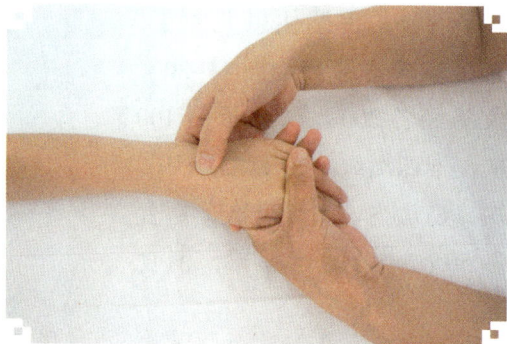

图 11-32　揉一窝风

体位：患儿坐位；医者坐在患儿对面。

（2）摩腹 5 分钟；按揉中脘穴 1 分钟；双手拇示指捏挤神阙穴，以皮肤微红为度，以健脾和胃。

体位：患儿仰卧位；医者站在患儿左侧。

（3）在患儿背部捏脊 5~6 次；用拇指按揉脾俞、胃俞各 200 次，以皮肤潮红为度，以健运脾胃，促进食欲。

体位：患儿俯卧位；医者站在患儿右侧。

3. 脾胃虚弱

治则：健脾益气。

手法：揉、推、按、捏。

选穴：脾经、内八卦、大肠、肾经、四横纹、一窝风、合谷、外劳宫、三关、中脘、丹田、足三里。

操作：

（1）左手握住患儿左手，右手依次补脾经 300 次，补大肠经（图 11-33）200 次，以健运脾胃；补肾经 300 次，推四横纹 100 次，揉一窝风、合谷、外劳宫各 50 次，推三关 300 次，以健脾和胃。

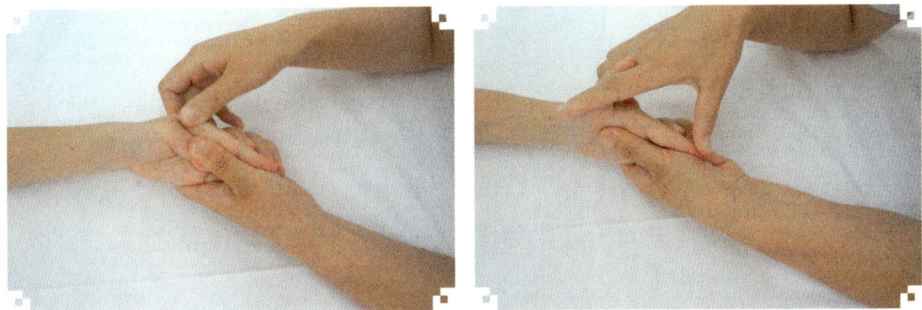

图 11-33　补大肠

体位：患儿坐位；医者坐在患儿对面。

（2）揉中脘 50 次，揉丹田（图 11-34）5 分钟，按揉足三里 50 次，以健脾益气。

体位：患儿仰卧位；医者站在患儿左侧。

（3）捏脊 5~6 遍，以皮肤潮红为度，以健脾，促进饮食。

体位：患儿俯卧位；医者站在患儿左侧。

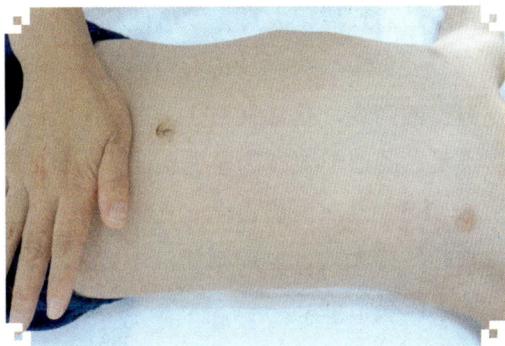

图 11-34　揉丹田

注意事项

（1）培养小儿良好的饮食习惯，饮食有节，少食肥甘生冷之物。

（2）注意小儿饮食卫生，养成饭前便后洗手的习惯，不吃不洁食物。

（3）经常带小儿进行户外活动，增强小儿体质。

第五节　小儿便秘

小儿便秘，是指小儿大便秘结不通，排便时间延长，或欲大便而排时不爽，坚涩难于排出的疾病。本病相当于西医学中的功能性便秘。

病因病机

便秘的发生，主要责之于大肠，但亦与脾胃及肾密切相关。胃主降，受纳、腐熟水谷；脾主升，运化、传输水谷精微；肾司开合，主二便。故《灵枢·营卫生会》篇曰："水谷者，常并居于胃中，成糟粕而俱下于大肠。"《素问·灵兰秘典论》云："大肠者，传导之官，变化出焉。"

（1）乳食积滞：婴幼儿饮食不知自节，过食生冷肥甘难以消化之物，损伤肠胃，运化失常，乳食不化，停滞中焦，久而成积，积久化热，积热蕴结而致传化失常，发生便秘。

（2）燥热内结：小儿过食辛辣香燥之品，必致肠胃积热；或过用辛温发散药物，伤津耗液；或热病过后，余热留恋，燥热内结肠道，津液不足，肠道干涩，传导失利，故大便干结难下。

（3）气血两虚：小儿先天禀赋不足或病后体弱，气血不足。气虚则大肠传导无力，血虚则津液不能滋润肠道，若病久及肾，开合失司，更使大便秘结难下。

临床证候

1. 燥热内结

大便干结，排出困难，甚或便秘不通，腹胀不适，面赤身热，心烦口渴，小便短黄，舌红苔黄燥，脉象滑实，指纹紫滞。

2. 乳食积滞

大便闭结，脘腹胀痛，拒按，不思饮食，嗳腐吞酸，手足心热，小便黄少，舌苔黄腻，脉象沉实，指纹紫滞。

3. 气血亏虚

面色无华，形瘦气怯，神疲乏力，大便干涩，努挣难下，或便虽不干，努责后汗出气短，舌淡嫩，苔薄白，脉象细弱，指纹色淡。

鉴别诊断

本病应与先天性肠畸形鉴别，包括以下几个方面。

（1）先天性肠闭锁：患儿生后多无正常胎便排出，或有极少量胎便，且比较干燥，呈灰白色或青灰色。

（2）先天性直肠、肛门畸形：完全性肛门闭锁及男孩并发膀胱瘘、尿道瘘者，由于排便困难，常表现为低位肠梗阻。

（3）先天性巨结肠：90%以上患儿出生后24小时内无胎便，以后即有便秘和腹胀，必须经过反复灌肠才能缓解症状。

（4）肛裂：该病排便疼痛，大便带血，患儿因惧疼而畏便，日久形成便秘。

推拿治疗

方法一

1.燥热内结

治则：清热通便。

手法：推、揉、摩。

选穴：大肠、六腑、膊阳池、内八卦、腹、天枢、七节骨、龟尾、涌泉、天河水等。

操作：

（1）清大肠1分钟，揉天枢100次，以荡涤肠腑邪热积滞。

体位：患儿仰卧位；医者站在患儿右侧。

（2）推下七节骨2分钟，揉龟尾（图11-35）1分钟，以通便泻热。

体位：患儿俯卧位；医者站在患儿左侧。

（3）运内八卦1分钟，以疏肝理气，顺气行滞；揉膊阳池1分钟，退八腑300次，以加强通便泻热作用。

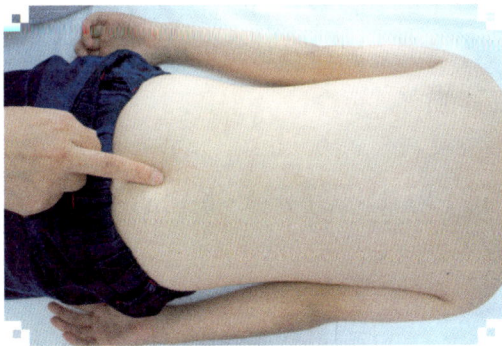

图11-35 揉龟尾

（4）若热甚难退，加清天河水100次，推涌泉1分钟，以清实热。

305

2. 乳食积滞

治则：导滞通便，健脾和胃。

手法：推、揉、摩、按。

选穴：中脘、天枢、腹、足三里、七节骨、龟尾、脾经、胃经、大肠、六腑等。

操作：

（1）清脾经 1 分钟；清胃经 1 分钟，以清中焦湿热积滞；揉膊阳池 1 分钟，运内八卦 1 分钟，导滞通便。

体位：患儿坐位；医者坐在患儿对面。

（2）揉中脘 1 分钟，按揉足三里 1 分钟，摩腹 1 分钟，以健脾和胃，消食通便。

体位：患儿仰卧位；医者站在患儿右侧。

（3）推下七节骨 2 分钟，揉龟尾 1 分钟，以通便导滞。

体位：患儿俯卧位；医者站在患儿左侧。

（4）清大肠 1 分钟，退六腑 100 次，增强导滞通便泻热作用。

体位：患儿坐位；医者坐在患儿对面。

3. 气血亏虚

治则：益气养血，润肠通便。

手法：推、揉、按。

选穴：脾经、足三里、三关、脊、上马、内劳宫、肾俞、膊阳池、大肠、脐等。

操作：

（1）补脾经 1 分钟，按揉足三里 1 分钟，揉内劳宫 1 分钟，揉上马 1 分钟，以补益气血，滋阴润燥。

体位：患儿仰卧位；医者站在患儿右侧。

（2）捏脊 3 遍，按揉肾俞 1 分钟，以补肾滋阴。

体位：患儿俯卧位；医者站在患儿左侧。

（3）揉膊阳池 1 分钟，清大肠 1 分钟，配合揉脐 1 分钟，以理肠通便；推三关 100 次，配合捏脊、按揉足三里，增强补益气血的作用。

体位：患儿坐位；医者坐在患儿对面。

方法二

1. 燥热内结

治则：泄热通便。

手法：推、揉、按、摩、搓、运、捏。

选穴：大肠、脾经、六腑、内八卦、膊阳池、足三里、下七节骨。

操作：

（1）一手握住患儿手部，一手施以清大肠、退六腑、按揉膊阳池各200次，推下七节骨100次，以消积导滞；施以清大肠300次，清补脾经（清后加补）200次，按揉足三里100次，以健脾助运；施以运内八卦200次，搓摩胁肋20次，以疏肝理气，调理脾胃。

体位：患儿坐位；医者坐在患儿对面。

（2）在腹部施以摩法20次，以健脾和胃。

体位：患儿仰卧位；医者站在患儿左侧。

（3）在背部进行捏脊法20次，以健脾消食导滞。

体位：患儿俯卧位；医者站在患儿右侧。

2. 气血亏虚

治则：健脾益气，养血滋阴。

手法：推、揉、按、摩、运、捏。

选穴：脾经、三关、足三里、肾经、大肠、膊阳池、上马、中脘、天枢、气海、脾俞、胃俞、大肠俞。

操作：

（1）在腹部施以摩法5分钟，然后点中脘、天枢、气海1分钟，以皮肤潮红为度，以补气调血。

体位：患儿仰卧位；医者站在患儿左侧。

（2）一手握住患儿手部，一手施以补脾经、推三关各300次；按揉足三里300次，以健脾调中，益气养血；补肾经、清大肠、按揉膊阳池、揉上马各200次，以滋阴润燥。

体位：患儿坐位；医者坐在患儿对面。

（3）施以捏脊3~5次，以皮肤潮红为度；点按脾俞、胃俞、大肠俞各1分钟，以健脾和胃，消积导滞。

体位：患儿俯卧位；医者站在患儿右侧。

（1）培养小儿按时排便的习惯。

（2）平时宜多进食蔬菜、水果，以增加纤维素；每日空腹服用蜂蜜少许。

第六节　小儿泄泻

小儿泄泻，是指小儿大便次数增多，粪质稀薄或如水样的一种疾病。本病好发于婴幼儿，多以 6 个月 ~2 岁以下小儿为主；任何时间均可发病，多发于夏、秋两季。本病相当于西医学的急慢性肠炎及胃肠功能紊乱等疾病。

病因病机

（1）感受寒湿：小儿脏腑脆嫩，易为外邪所侵。由于小儿夏秋之季解衣乘凉，夜卧当风感受寒湿，脾胃薄弱，被邪所困，运化失职，水谷不分，合污而下，则为泄泻。

（2）感受暑湿：夏秋季节，暑气当令，气候炎热，雨水较多，湿热交蒸，小儿更易感触。暑伤其气，湿伤其中，侵及脾胃，升降失常，运化失健，而致泄泻。

（3）内伤饮食：饮食不节或不洁，调护失宜，过食生冷或不易消化的食物，皆可损伤脾胃，则脾失健运，胃不能消磨水谷，宿食内停，清浊不分，并走大肠，遂成泄泻。

（4）脾胃虚弱：先天禀赋不足，后天调护失宜，或久病体虚，或因寒凉药攻伐太过等原因，皆可致脾胃虚弱，健运失职，胃不能腐熟水谷，水反成湿，谷反为滞，清阳不升，下则为泄。

（5）脾肾阳虚：小儿先天不足，久病体弱等因均可损伤脾肾之阳。脾以阳为运，肾寄命门真火。若命门火衰，火不暖土，阴寒内盛，完谷不化，并走大肠，下则为泄。

临床证候

1. 感受寒湿

大便清稀多沫，色淡不臭，小便清长，肠鸣腹痛，呕恶，胸闷，纳呆，四肢不温，口不渴，舌淡苔白腻，脉濡。

2. 感受暑湿

泻下稀薄，色黄而臭，急迫暴注，食欲不振，小便短赤，口渴，舌红苔黄腻，脉滑数。

3. 内伤饮食

脘腹胀满，时痛时泻，泻后痛减，纳呆嗳气，或欲呕吐，大便酸臭，舌淡苔厚腻，脉滑。

4. 脾胃虚弱

便溏，食后作泻，反复发作，时轻时重，神疲倦怠，面色萎黄，完谷不化，舌淡苔白，脉细弱。

5. 脾肾阳虚

久泻不止，食入即泻，粪质清稀，完谷不化，面黄神疲，肢体无力，形寒肢冷，舌淡苔白，脉沉细。

鉴别诊断

痢疾·以腹痛、里急后重、痢下赤白黏液者为主症，其痛便后不减，而泄泻则泻后痛减。

推拿治疗

方法一

1. 感受寒湿

治则：温中散寒，化湿止泻。

手法：摩、揉、推、按等。

选穴：脾经、三关、外劳宫、大肠、脾俞、胃俞、七节骨、龟尾、足三里、脐、腹等。

操作：

（1）摩腹、揉挤约2分钟，以温中散寒；揉外劳宫、推三关各1分钟，以助阳散寒；补脾经、按揉足三里各1分钟，以健脾化湿。

体位：患儿仰卧位；医者站在患儿左侧。

（2）推上七节骨（图 11-36）、补大肠、揉龟尾共 3 分钟，以温中止泻；按揉脾俞、胃俞约 2 分钟，以健脾助运。

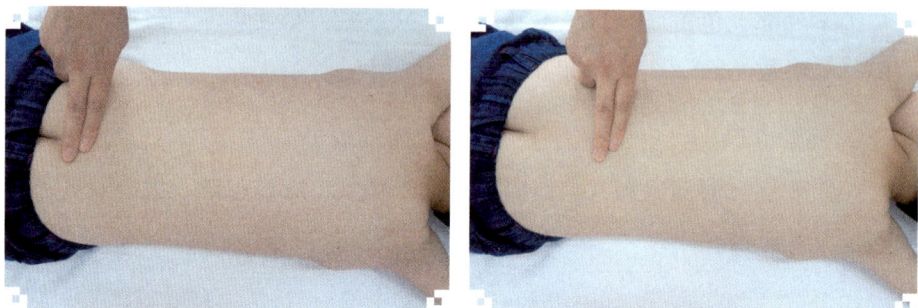

图 11-36　推上七节骨

体位：患儿俯卧位；医者站在患儿左侧。

2. 感受暑湿

治则：清热利湿，和中止泻。

手法：按、揉、推、摩等。

选穴：脾经、胃经、大肠、六腑、天枢、龟尾、小肠、腹、脐等。

操作：

（1）摩腹、揉脐 2 分钟，以健脾和胃；清脾经、清胃经各 1 分钟，以清中焦湿热；清大肠、揉天枢、退六腑及清小肠（图 11-37）各 1 分钟，以清利肠府湿热积滞，利尿除湿。

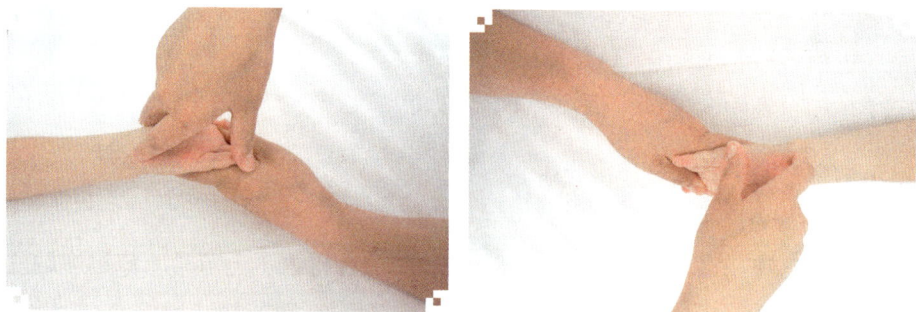

图 11-37　清小肠

体位：患儿仰卧位；医者站在患儿左侧。

（2）揉龟尾 2 分钟，以理肠止泻。

体位：患儿俯卧位；医者站在患儿左侧。

3. 内伤饮食

治则：消食导滞，调中止泻。

手法：按、揉、推、摩等。

选穴：脾经、大肠、板门、中脘、天枢、腹、龟尾、小肠、胃经等。

操作：

（1）补脾经、揉中脘、分推腹阴阳、揉板门共4分钟，以健脾调中，行气消食；清大肠、清小肠、揉天枢、清胃经各1分钟，以疏调肠腑积滞。

体位：患儿仰卧位；医者站在患儿左侧。

（2）揉龟尾2分钟，以理肠止泻。

体位：患儿俯卧位；医者站在患儿左侧。

4. 脾胃虚弱

治则：益气健脾，温阳止泻。

手法：推、摩、揉、按等。

选穴：脾经、大肠、三关、七节骨、足三里、龟尾、中脘、腹、脐等。

操作：

（1）摩腹、揉脐、揉中脘、推三关各1分钟，以温阳补中；补脾经、补大肠、按揉足三里各1分钟，以益气健脾。

体位：患儿仰卧位；医者站在患儿左侧。

（2）推下七节骨、揉龟尾3分钟，以温阳补泻。

体位：患儿俯卧位；医者站在患儿右侧。

5. 脾肾阳虚

治则：温肾健脾，固涩止泻。

手法：按、揉、摩、推、擦等。

选穴：脾经、大肠、三关、七节骨、足三里、百会、肾经、龟尾、命门、肾俞、腹、中脘、脐等。

操作：

（1）基本操作同脾胃虚弱型。

（2）加补肾经，揉按百会；擦命门、肾俞，以透热为度，以升阳举陷，温肾止泻。

方法二

治则：健脾止泻。（感受寒湿者，宜温中、散寒、利湿；感受暑湿者，宜清热、解暑、利湿；内伤饮食者，宜消食化积和中；脾胃虚弱者，宜健运脾土；脾肾阳虚者，宜温补脾肾。）

手法：摩、揉、推、捏、按、搓。

选穴：中脘、七节骨、外劳宫、三关、脾经、大肠经、小肠经、天河水、六腑、天枢、大椎、板门、足三里、八髎、脾俞、胃俞、肾经。

操作：

（1）在腹部施以摩法100次，以健脾和胃。

体位：患儿仰卧位；医者站在患儿左侧。

（2）揉龟尾各100次，以理肠止泻。

体位：患儿俯卧位；医者站在患儿右侧。

（3）辨证施治：①感受寒湿者，推三关、揉外劳宫各300次，以温中散寒；补脾经、补大肠各200次，以健脾化湿。②感受暑湿者，清大肠、退六腑各300次，以清利肠道湿热；清补脾经、清胃经各200次，以清泻脾胃湿热；推下七节骨100次，以泻热通便。③内伤饮食者，补脾经300次，以健脾消食；运内八卦300次，以消宿食、降胃逆；清胃、清大肠、退六腑各200次以清胃热、消食导滞；在背部施以捏法20次，以消积导滞。④脾胃虚弱者，补脾经、补大肠各300次，以健脾益气；揉外劳宫200次，以温中健脾；推上七节骨100次，以理肠止泻；在背部施以捏法20次，以消积导滞。⑤脾肾阳虚者，补脾土、补大肠、补肾经各300次，以温补脾肾之阳；按揉足三里50次，以健脾和胃；在腰骶部擦八髎穴3分钟，在背部施以捏法20次，以强壮肾阳。

注意事项

（1）及早诊治，防止传变。

（2）患病期间应控制饮食。

（3）注意保暖，避免受凉，注意臀部护理。

（4）注意防止电解质紊乱、酸中毒等并发症。

（5）注意观察大便次数、色、量、味，必要时送检或细菌培养。

第七节 小儿腹痛

小儿腹痛，是指小儿胃脘以下，脐周，耻骨毛际以上的部位发生疼痛的疾病。本病可发生于任何年龄，任何季节，婴幼儿因不能言语而多以无故啼哭为主要表现。

病因病机

小儿脾常不足，经脉未盛，易为内、外因素所干扰，以致气机壅阻。经脉失调，凝滞不通而发生腹痛。其主要病因病机表现如下。

（1）感受寒邪：由于护理不当，衣被单薄，小儿腹部为风寒之邪所侵，或过食生冷，寒伤中阳，阳气不足；或天气骤凉，又感外寒，寒邪搏结于胃肠，聚而不散。寒主收引，寒凝则气滞，气滞则经络不通，气血壅阻，气机不畅，突发腹痛。

（2）乳食积滞：由于饮食不节，乳哺不时，或暴饮暴食，或临卧多食，或乳食杂进，或恣食不易消化的食物，以致损伤脾胃，脾失健运，升降失职，传导失司，食停中焦，壅滞肠中，气机受阻，发为腹痛。

（3）湿热壅滞：感受暑热，内干肠胃，或寒邪不解，郁而化热；或积滞不化，酿成湿热，热结肠胃，传导失职，腑气不通，发为腹痛。

（4）脏腑虚寒：素体阳虚，或病后体弱等因致脏腑虚寒，中阳不足，运化无力，以致寒湿内停，气机失畅，血脉凝滞，气血生化之源不足，不能温养脏腑，致腹痛绵绵。

（5）虫扰腹痛：小儿不懂卫生常识，素食生冷瓜果或不洁之物，使虫卵入肠，孳生成虫，扰动肠中，或窜胆道，气血逆乱发生腹痛。

临床证候

1. 感受寒邪

腹痛急暴，曲腰啼哭，喜按怕冷，遇寒痛甚，得温痛减，阵阵发作，面色苍白，额头汗出，手足欠温，或腹泻呕吐，泻后痛减；小便清长，便溏，舌淡苔白滑，脉浮紧或弦。

2. 乳食积滞

腹部胀满疼痛，按之痛甚，嗳哕泛酸，不思乳食，矢气则舒，腹痛欲泻，泻后痛减；呕吐，吐物酸馊，夜卧不安，时时啼哭，舌淡苔厚腻，脉弦滑。

3. 湿热壅滞

腹痛胀满，疼痛拒按，烦热口渴，喜冷恶热，大便秘结，小便黄赤，舌红苔黄，脉滑数。

4. 脏腑虚寒

腹痛绵绵，时作时止，喜按，得温则舒，得食痛减，喜热恶冷，食欲不振，四肢清冷，神疲倦怠，便溏，舌淡苔白，脉细弱。

5. 虫扰腹痛

腹痛突然，时作时止，脐周为甚，按之有块，面黄肌瘦，睡中龂齿，口流清涎，攻痛顶痛，曲腰仆身，舌红苔黄，脉伏。

鉴别诊断

（1）肠痈：其腹痛集中于右下腹，拒按，转侧不便，右足喜屈而畏伸。

（2）疝气：其腹痛是少腹痛引睾丸。脐疝则脐部突出；腹壁疝则可扪及腹壁肿物；小肠疝可见阴囊肿大，睾丸鞘膜积液则阴囊肿大且透亮，触之有波动感。

推拿治疗

方法一

1. 感受寒邪

治则：温中散寒，行气止痛。

手法：摩、揉、拿、按、推等。

选穴：外劳、一窝风、肚角、上三关、足三里、脐、腹、脾俞、胃俞等。

操作：

（1）双掌摩腹3分钟，以温中散寒；推三关、揉外劳、揉脐各1分钟，以助阳散寒；揉中脘、按揉足三里、揉一窝风，拿肚角（图11-38）各1分钟，以散寒健脾，行气定痛。

体位：患儿仰卧位，医者站在患儿身侧。

（2）按揉脾俞、胃俞各1分钟，以益气健脾。

体位：患儿俯卧位；医者站在患儿左侧。

2.乳食积滞

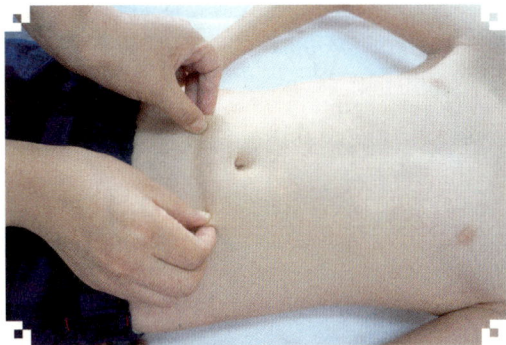

图11-38　拿肚角

治则：消食导滞，和中止痛。

手法：按、揉、推、拿、摩等。

选穴：腹、脐、天枢、肚角、中脘、胃经、大肠、板门、足三里、脾俞、胃俞、下七节骨、龟尾等。

操作：

（1）分推腹阴阳、按揉足三里，揉脐各1分钟，以健脾和中；揉天枢、推下中脘、清大肠、清胃经、揉板门各1分钟，以消食化滞，调畅气机；拿肚角1分钟，以行气止痛。

体位：患儿仰卧位；医者站在患儿左侧。

（2）按揉脾俞、胃俞各1分钟，以健脾助运；推下七节骨，揉龟尾各1分钟以通便导滞。

体位：患儿俯卧位；医者站在患儿左侧。

3.湿热壅滞

治则：通腑泄热，理气止痛。

手法：按、揉、推、拿、摩等。

选穴：脾俞、胃俞、龟尾、下七节骨、肚角、脐、腹、六腑、大肠、胃经等。

操作：

（1）摩腹、揉脐2分钟，以健脾和胃；清大肠、清脾经、清胃经，退六腑、水底捞月各1分钟，以清热利湿；拿肚角1分钟，以行气止痛。

体位：患儿仰卧位；医者站在患儿左侧。

（2）按揉脾俞、胃俞约2分钟，以理气和中；推下七节骨，揉龟尾共2分钟，以泄热通便，疏导积滞。

体位：患儿俯卧位；医者站在患儿左侧。

4.脏腑虚寒

治则：温中补虚，行气定痛。

手法：按、揉、推、摩等。

选穴：脾经、板门、中脘、肚角、脾俞、胃俞、足三里、肾俞、腹、脐等。

操作：

（1）摩腹、揉脐、揉中脘、推三关各 1 分钟，以温中助阳；拿肚角 1 分钟，以行气止痛；补脾经、揉板门、按揉足三里各 1 分钟，以健脾和中。

体位：患儿仰卧位；医者站在患儿左侧。

（2）按揉脾俞、胃俞及肾俞各 1 分钟，以益气补虚。

体位：患儿俯卧位；医者站在患儿左侧。

5.虫扰腹痛

治则：行气消积，安蛔止痛。

手法：推、摩、揉、搓、抖等。

选穴：肚角、脐、腹、一窝风等。

操作：

（1）摩腹、揉脐、搓脐、抖脐、推脐共 6 分钟，以安蛔消积止痛。

（2）按一窝风、拿肚角共 2 分钟，以行气止痛。

体位：以上患儿仰卧位；医者站在患儿左侧。

方法二

1.感受寒邪

治则：温中理气，散寒止痛。

手法：揉、摩、拿、按。

选穴：脾经、一窝风、外劳宫、肚角、脾俞、胃俞。

操作：

（1）在腹部施以摩法 100 次，后补脾经 300 次，以温中健脾；拿肚角 100 次理气止痛；医者一手握住患儿手部，一手施以揉一窝风 300 次，以散寒止痛；揉外劳宫 300 次，以温中散寒。

体位：患儿仰卧位；医者站在患儿左侧。

（2）在背部施以按脾俞、胃俞各10次，以健脾和胃。

体位：患儿俯卧位；医者站在患儿右侧。

2.乳食积滞

治则：消食导滞，行气止痛。

手法：按、揉、摩、推、捏、拿、运。

选穴：脾经、大肠、内八卦、板门、四横纹、肚角、足三里。

操作：

（1）医者在背部施以捏脊法3~5次，然后按揉脾俞、胃俞、大肠俞各10次，以健脾和胃，消食化积。

体位：患儿俯卧位；医者站在患儿右侧。

（2）医者一手握住患儿手部，一手施以补脾经、清大肠各300次，以清理宿食；然后运内八卦、推四横纹各200次，以消食化滞，理气止痛；清板门200次，以清胃热，通调三焦之气而止痛；摩腹、拿肚角各100次。

体位：患儿坐位；医者坐在患儿对面。

（3）在患儿腹部施以摩法，拿肚角各100次，以行气止痛。

体位：患儿仰卧位；医者站在患儿左侧。

3.虚寒腹痛

治则：温中理脾，缓急止痛。

手法：揉、运、摩。

选穴：中脘、外劳宫、内八卦、脾经。

操作：

（1）在患儿腹部施以摩法100次，以温中补虚。

体位：患儿仰卧位；医者站在患儿左侧。

（2）一手握住患儿手部，一手施以补脾经300次，以健脾助运；揉外劳宫、运内八卦各200次，以宽胸理气，调气助运。

体位：患儿坐位；医者坐在患儿对面。

4.虫扰腹痛

治则：温中行气、安蛔止痛。

手法：揉、摩、拿。

选穴：一窝风、外劳宫、肚角。

操作：

（1）一手握住患儿手部，一手施以揉一窝风、揉外劳宫各300次，以温中安蛔。

体位：患儿坐位；医者坐在患儿对面。

（2）在患儿腹部施以摩法、拿肚角各100次，以理气止痛。

体位：患儿仰卧位；医者站在患儿左侧。

注意事项

（1）本节所讨论的内容主要是指无外科急腹症指征的小儿腹痛。

（2）虫痛推拿只能治其标，腹痛止后，仍需根据病情服驱虫药，以求根治。

（3）慎用止痛药。

（4）注意保暖，以免寒邪侵腹；注意饮食卫生，乳食有节，按时摄入，忌食生冷；注意小儿情绪，避免惊吓，否则情志不畅，肝气郁结，亦致腹痛。

第八节　小儿疳积

小儿疳积包括积滞、疳证。积滞，是指小儿内伤乳食，停聚中焦，积而不化，气滞不行，以不思乳食，食而不化，脘腹胀满，嗳气酸腐，大便溏薄或秘结酸臭为特征的一种病证。疳证，是指喂养不当或多种疾病影响，导致脾胃受损，气液耗伤，以形体消瘦，面色无华，毛发干枯，精神萎靡或烦躁，饮食异常为表现的一种病证。积久不消可转化为疳，因此有"无积不成疳""积为疳为之母"之说。

病因病机

脾胃失调是形成疳积的主要原因，临床主要有以下两个方面。

（1）**饮食伤脾**：乳食无度，饮食失节，过食生冷肥甘，蕴积中焦，酿成积滞，损伤脾胃。脾胃失司，受纳运化失职，升降不调，壅聚日久，脾胃更伤，转化为疳积。

（2）脾胃虚弱：小儿脾常不足，或久病伤脾，脾胃虚弱，运化失职，水谷精微不能吸收，气血生化无源，气血亏虚，脏腑百骸失于濡养，渐成疳积。

临床证候

1. 饮食伤脾

形体消瘦，肚腹膨胀，甚则青筋暴露，面色萎黄，毛发干枯，精神不振，或烦躁易怒，夜寐不安、食欲减退，大便不调，常有恶臭，舌苔厚腻，脉滑。

2. 脾胃虚弱

面色萎黄，毛发枯黄稀疏，骨瘦如柴，精神萎靡或烦躁，夜寐不宁，发育迟缓，纳呆，便溏，舌淡苔白，脉濡细无力，甚则可见解颅、鸡胸、膝软、抽搐等。

鉴别诊断

厌食症：虽有食欲不振，但无形体消瘦。

推拿治疗

方法一

1. 饮食伤脾

治则：消食导滞，调理脾胃。

手法：按、揉、推、摩等。

选穴：脾经、板门、中脘、天枢、胃经、腹、大肠、四横纹、足三里、内八卦等，亦可捏脊等。

操作：

（1）补脾经、按揉足三里各1分钟，以健脾开胃，消食和中；揉板门、揉中脘、分推腹阴阳、揉天枢、清大肠、清胃经各1分钟，以消食导滞，疏调肠胃积滞；推四横纹、运内八卦各1分钟，以加强上述功用。

体位：患儿仰卧位；医者站在患儿左侧。

（2）捏脊及揉按脾俞、胃俞各1分钟，以益气健脾。

体位：患儿俯卧位；医者站在患儿左侧。

2. 脾胃虚弱

治则：温中健脾，益气养血。

手法：按、揉、捏、推、摩等。

选穴：脾经、三关、外劳、足三里、四横纹、中脘、腹、脾俞、胃俞、肾俞等。

操作：

（1）补脾经、推三关、揉中脘、摩腹各1分钟，以温中健脾，增进食欲；揉外劳、运内八卦各1分钟，以温阳助运，调气和血；揉四横纹1分钟，以行气散结；按揉足三里1分钟，以调和气血，益气健脾。

体位：患儿仰卧位；医者站在患儿左侧。

（2）擦脾俞、胃俞、肾俞及命门，以透热为度，捏脊9遍，共约2分钟，以温阳健脾，培元固本。

体位：患儿俯卧位；医者站在患儿左侧。

方法二

1. 饮食伤脾

治则：消积导滞，调理脾胃。

手法：揉、推、运。

取穴：板门、中脘、天枢、四横纹、内八卦、脾经、足三里。

操作：

（1）施以揉板门、揉中脘、分推腹阴阳、揉天枢各300次，以消食导滞，调理肠胃。

体位：患儿仰卧位；医者站在患儿身侧。

（2）左手握住患儿手部，患儿掌心朝上，右手推四横纹、运内八卦各200次，以理气调中；补脾经、按揉足三里各100次，以健脾开胃，消食和中。

体位：患儿坐位；医者站在患儿身侧。

2. 脾胃虚弱

治则：健脾和胃，消积导滞。

手法：揉、掐、捏、推、运。

取穴：外劳宫、中脘、三关、四横纹、内八卦、脾经、足三里。

操作：

（1）在背部施以捏法30次，以消食化积。

体位：患儿俯卧位；医者站在患儿左侧。

（2）左手握住患儿手部，患儿掌心朝上，右手补脾经300次，推三关300次，揉中脘200次，以健脾气；运内八卦、揉外劳宫、掐揉四横纹（图11-39）、按揉足三里各200次，以温阳健脾，消食导滞。

体位：患儿坐位；医者站在患儿身侧。

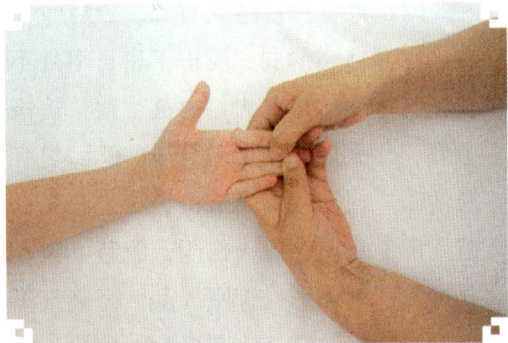

图11-39　掐揉四横纹

注意事项

（1）尽可能母乳喂养，不要过早断乳，断乳后给予易消化且富有营养的食物。

（2）小儿喂养要定质、定时、定量，掌握先稀后干、先素后荤、先少后多的原则，合理喂养，防止偏食、嗜食、异食。

（3）经常户外活动，呼吸新鲜空气，多晒太阳，补充营养，增强体质。

（4）及时防治各种急慢性感染，彻底治疗慢性消化道疾病及各种消耗性疾病或寄生虫病，以防转化为疳积。

（5）保持环境清洁，温度要适宜，食具要经常消毒，保持儿童皮肤清洁。

（6）小儿病后应积极治疗，坚持就医。早防早治，防止迁延日久累及他脏且缠绵难愈。

第九节　小儿惊风

小儿惊风，是指小儿突然出现抽搐、昏迷等症状的疾病。本病好发于1~5岁的儿童，一年四季均可发病。相当于西医学的小儿惊厥。

病因病机

由于惊风发作也有急有缓，证候表现有虚有实、有寒有热，根据阳动急速、阴静迟缓，将起病急骤、形证有余、属阳、属热、属实者，统称为急惊风；将久病中虚、形证不足，属阴、属虚、属寒者，统称为慢惊风。

（1）急惊风：感受时邪，皆可致惊，以冬春季风邪及夏秋季暑邪为多。小儿体质薄弱，腠理不密，卫外不固，易感风邪，侵及肌表，由表及里，郁而化热化火，火甚生痰，热极生风。或因小儿真阳不足，易感暑邪，化火伤肝，引动肝风。又因暑必夹湿，热蒸化痰，内陷心包，蒙蔽清阳。或因饮食不节，过食生冷肥甘，郁结肠胃，痰热内伏，气机闭阻，郁而化火，痰火伤阴，蒙蔽心包，引动肝风。或因暴受惊恐，惊则伤神，恐则伤志，惊则气乱，恐则气下，致神志不宁，心无所依，神无所归，神气散乱，决断失常，惊惕不安，发为惊风。综上所述，急惊风的病变中心在心、肝二脏。

（2）慢惊风：由于暴吐暴泻，久吐久泻，或因急惊风治疗不当，过用峻利之品，以及他病误汗误下，导致脾阳不振、土虚木乘而生风。或因禀赋不足，脾肾阳虚，复因泄泻，阴寒内盛致阳气外泄，脾肾更虚，虚极生风。或急惊风及温热病后，迁延未愈，正气暗伤，邪气留恋，耗伤阴液，肾阴亏损，水不涵木，肝血不足，筋脉失养，阴虚风动。总之，慢惊风的病变中心在肝、脾、肾三脏。

临床证候

1. 急惊风

起病急，发热头痛，咳嗽流涕，咽红烦躁，神昏惊厥，舌红苔薄黄，脉浮数或壮热多汗，项强，恶心呕吐，昏睡，四肢抽掣，舌红苔黄腻，脉滑数。或高热烦躁，谵妄神昏，口渴，舌绛苔黄糙，脉洪数。或纳呆腹痛，发热神呆，昏迷惊厥，喉间痰鸣，腹部胀满，呼吸气粗，舌红苔厚黄腻，脉弦滑。或面青面赤，频作惊惕，甚则痉厥，大便色青，神志昏迷，抽搐不止，舌淡苔白，脉数而乱。

2. 慢惊风

神疲面黄，四肢无力，形寒肢冷，食少便溏，抽动无力而缓慢，神志不清，嗜睡露睛，时作时止，舌淡苔白，脉沉。或面色晦淡苍白，四肢厥冷，精神萎靡，口鼻气凉，额汗涔涔，抚之不温，手足蠕蠕震颤，大便清冷，舌淡胖苔白润，脉细弱。或体瘦食少，虚烦疲惫，午后潮热，五心烦热，手足蠕动，肢体拘挛或强直，时作时止，大便干结，舌红少苔或无苔，脉细数。

鉴别诊断

（1）癫痫：其发作特点是突然晕倒，意识丧失，两腿发盘，四肢颤动或抽搐，片刻即醒，醒后如常人，平素可无异常状态，时发时止，发作时多口吐黏沫或喉中发生异声。

（2）屏气发作：多见患儿意愿得不到满足或强烈刺激，哭后屏气，一旦换气就缓解。

推拿治疗

方法一

1. 急惊风

治则：息风镇惊，祛邪导滞。

手法：掐、捣、拿、推、按等。

选穴：天庭、人中、山根、十王、老龙、端正、威灵、精宁、曲池、肩井、委中、昆仑、心经、肺经、肝经、六腑、天突、天河水、天柱、高骨、丰隆等。

操作：

（1）掐天庭、掐人中、掐山根（图11-40）各半分钟，以定惊安神，通关开窍；掐威灵（图11-41）及精宁各半分钟，以行气、破结、化痰；掐老龙（图11-42），掐十王（图11-43）及端正（图11-44）3分钟，以清热醒神，镇惊开窍；按揉天突、丰隆各1分钟，以祛痰清热；推天柱1分钟，以祛风散寒，降逆止呕；清心经、清肝经及肺经、清天河水、退六腑各1分钟，以清热除烦，凉血解毒，息风镇惊；拿曲池、肩井各1分钟，以清热、理气、化痰；拿委中、拿昆仑2分钟，以镇惊安神。

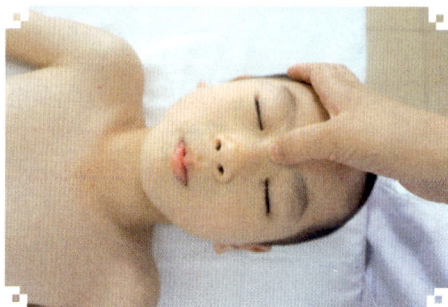

图 11-40　掐山根

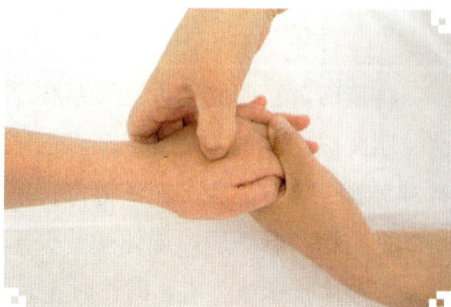

图 11-41　掐威灵

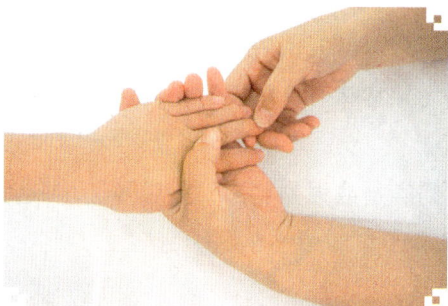

图 11-42　掐老龙

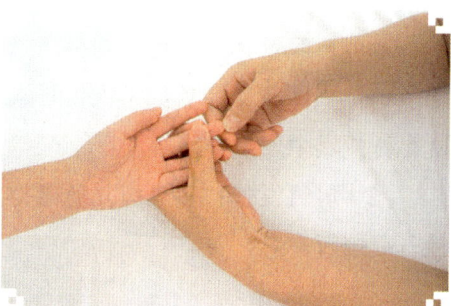

图 11-43　掐十王

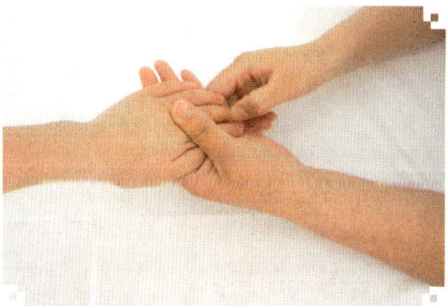

图 11-44　端正

体位：患儿仰卧位；医者坐在患儿头端及身侧。

（2）揉高骨（图 11-45）、推脊 3 分钟，以疏风散寒，祛邪止惊。

体位：患儿坐位；医者站在患儿身后。

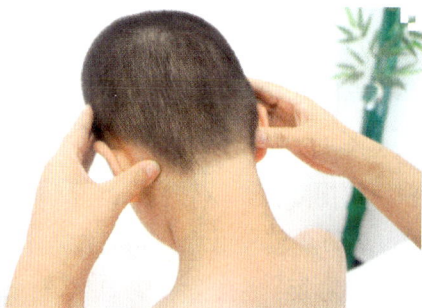

图 11-45　揉高骨

2. 慢惊风

治则：补益脾肾，育阴潜阳。

手法：掐、推、摩、揉、按等。

选穴：人中、延年、准头、承浆、囟门、耳风门、百会、老龙、十宣、二马、脾经、胃经、肝经、小天心、中脘、腹、足三里等。

操作：

（1）掐人中、延年、准头、承浆及运耳风门、掐小天心各半分钟，以镇惊安神，通关开窍；分推囟门、按揉百会各1分钟以醒脑安神，升阳举陷；掐老龙、十宣2分钟，以清热、醒神、通窍；补脾经，清肝经及按揉足三里、二马、中脘及摩腹各1分钟，可健脾益气，滋阴息风。

体位：患儿仰卧位；医者站在患儿左侧。

（2）捏脊9遍，擦八髎、命门约2分钟，以培元固本，调节脏腑。

体位：患儿俯卧位；医者站在患儿左侧。

方法二

1. 急惊风

治则：清热息风，醒脑开窍。

手法：掐、推、摩、揉、按等。

选穴：人中、端正、老龙、十宣、威灵、合谷、肩井、仆参、曲池、承山、委中、百虫、六腑、天河水。

操作：

（1）用拇指指尖掐人中、端正、老龙、十宣、威灵、委中各5次，以开窍镇惊；于合谷、肩井、仆参、曲池、承山、委中、百虫（图11-46）施以揉法各10次，以止痉。

体位：患儿仰卧位；医者站在患儿身侧。

（2）左手握住患儿手部，患儿掌心朝上，右手推三关、退六腑、清天河水各30次，以清热。

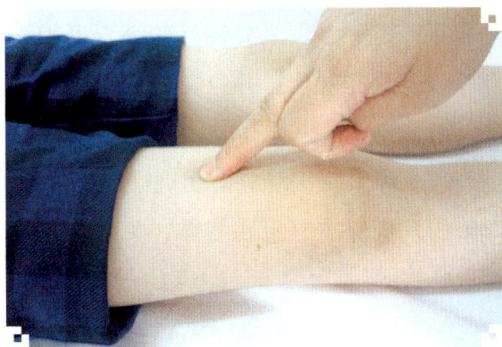

图 11-46 揉百虫

体位：患儿坐位；医者站在患儿身侧。

（3）指推天柱骨、推脊，指按阳陵泉各 30 次，以息风止痉。

体位：患儿俯卧位；医者站在患儿左侧。

（4）施以清肺经、推揉膻中、揉天突、揉中脘、丰隆、肺俞各 200 次，以健脾祛痰。

体位：患儿仰卧位；医者站在患儿右侧。

2. 慢惊风

治则：补益气血，息风止痉。

手法：掐、揉、推、摩。

选穴：人中、脾经、肾经、肝经、百会、神庭、太阳、关元、神阙、中脘、足三里、三阴交。

操作：

（1）左手扶住患儿的头部，右手以拇指指尖掐人中穴 5~7 次，以醒神；左手握住患儿手部，患儿掌心朝上，右手补脾经、补肾经、清肝经各 100 次，揉小天心持续 2 分钟，以滋阴息风止痉。

体位：患儿坐位；医者站在患儿身旁。

（2）拇指指揉百会、神庭、太阳各 50 次；于腹部施以摩法，对关元、神阙、中脘穴重点操作，以皮肤发红透热为度；指揉足三里、三阴交各 50 次，以健脾益气。

体位：患儿仰卧位；医者站在患儿左侧。

注意事项

（1）如已发病，应及时诊治，积极治疗原发病证，可防止抽搐发生。惊搐不止、痰涎多者，应使其侧卧，可用纱布包裹压舌板放于上下齿之间，以利呼吸及痰涎外流，并以免咬伤舌头，或随时吸痰及分泌物，保持呼吸道畅通，防止窒息。

（2）惊风发作时应密切观察患儿生命体征，如体温、脉象、血压、瞳孔、呼吸等；应保护好患儿肢体，免受外伤，切勿强制牵拉，扭伤筋骨，导致瘫痪或强直等后遗症。

（3）由高热引起急惊风者，应以退热为先，可行物理降温。发作停止后，让患儿安静休息，勿乱打扰。禁食肥甘厚味，以素食流质为主。

（4）平素加强锻炼，提高抗病能力，注意饮食有节，补充营养，避免惊恐，减少疾病，防止惊风的发生。

第十节　小儿遗尿

小儿遗尿是指3周岁以上的小儿在睡眠时，不知不觉小便自遗，醒后方知的疾病。本病常见于10岁以下儿童。这种现象多是由于患儿脑髓未充，智力未健，或正常的排尿习惯尚未养成所致。本病需及早治疗，如若迁延日久，则会影响患儿身心健康及其发育。学龄儿童因白天游戏过度、精神疲劳、睡前多饮等因素，亦可偶发遗尿，不属病态。

病因病机

小便正常排泄，有赖于膀胱和三焦气化功能，而三焦气化，又与肺、脾、肾等脏有关，故遗尿的发生，虽主在膀胱不能约束，但造成膀胱不约的原因是多方面的。

（1）下元虚寒：肾为先天之本，主水，藏真阴而寓元阳，下通于阴，职司二便，与膀胱相为表里；膀胱为津液之腑，小便乃津液之余，其排泄与贮存，全赖于肾阳温养之气。若小儿肾气不足，下元虚冷，膀胱失于温煦，气化功能失调，或肾与膀胱俱虚，冷气乘虚侵袭，闭藏失司，不能制约水道，而为遗尿。

（2）肺脾气虚：肺居上焦，通调水道，下输膀胱，肺为水之上源；脾为中土，为水之制，系水饮上达下输之枢机。若肺气虚弱，治节不行，肃降无权，气虚下陷，不能固摄，则决渎失司，膀胱失约，津液不藏；若脾气虚弱，不能散津于肺，水无所制；脾肺皆虚，影响及肾，则上虚不能摄于下，下虚不能上承，终至无权约束水道而成遗尿。

（3）肝经湿热：肝主疏泄，调畅气机，通利三焦，疏通水道；肝肾同源，相互资生，相互制约，肝经湿热郁结，热郁化火，迫注膀胱而为遗尿。

临床证候

1. 下元虚冷

睡中经常遗尿，多则一夜数次，醒后方觉，面色苍白，神疲乏力，形寒肢冷，腰膝酸软，下肢无力，智力迟钝，小便清长，舌淡苔白，脉沉迟无力。

2. 肺脾气虚

睡后遗尿，尿频量少，少气懒言，气短有汗，面色萎黄，四肢乏力，食欲不振，大便溏薄，舌淡苔薄嫩，脉沉细无力。

3. 肝经湿热

睡中遗尿，黄而量少，尿味腥臊，面赤唇红，口渴喜饮，性情急躁，夜间龄齿，舌红苔黄，脉滑弦。

鉴别诊断

（1）肾性尿崩症：主要表现为烦渴多尿、便秘，反复出现脱水和生长发育障碍。

（2）糖尿病：主要表现为多饮、多尿、多食，尿糖阳性，空腹血糖大于或等于 7.0mmol/L，和 / 或餐后两小时血糖大于或等于 11.1mmol/L 即可确诊。

（3）尿失禁：多见于外伤性截瘫、脑病后遗症，其为小便频数，或滴沥不断，不能自控，以白昼多见。

推拿治疗

方法一

1. 下元虚冷

治则：温补肾阳，固涩小便。

手法：按、揉、推、擦等。

选穴：丹田、肾经、三关、小天心、三阴交、八髎、肾俞、龟尾等。

操作：

（1）按揉小天心1分钟，以开窍醒神；摩丹田（图11-47），补肾经、推三关各1分钟，以温阳散寒，温补肾气；按揉三阴交1分钟，以健脾益肾。

体位：患儿仰卧位；医者站在患儿身侧。

（2）按揉肾俞、龟尾，擦八髎共3分钟，以壮命门火，固涩下元。

体位：患儿俯卧位；医者站在患儿左侧。

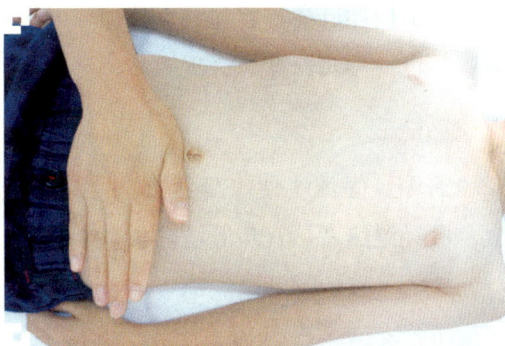

图11-47　摩丹田

2. 肺脾气虚

治则：补益脾肺，培元固涩。

手法：按、揉、摩、推等。

选穴：脾经、肺经、外劳、中脘、丹田、百会、三阴交、脾俞、肺俞、肾俞等。

操作：

（1）补脾经、补肺经、揉丹田、揉中脘各1分钟，以通调水道。

体位：患儿仰卧位；医者站在患儿左侧。

（2）按揉肺俞、脾俞、肾俞各1分钟，以补益肺脾，培元固涩。

体位：患儿俯卧位；医者站在患儿左侧。

3. 肝经湿热

治则：清肝泻火，清利湿热。

手法：按、揉、推等。

选穴：肝经、六腑、小肠、丹田、四横纹、涌泉、三阴交、肝俞、胆俞等。

操作：

（1）清肝经、清小肠、退六腑、按揉四横纹各1分钟，以清肝泻热，清利小便；按揉涌泉、三阴交各1分钟，以清利湿热，引火下行；按揉丹田1分钟，以益气健脾，防止肝旺乘脾。

体位：患儿仰卧位；医者站在患儿左侧。

（2）按揉肝俞、胆俞共2分钟，以清利肝胆，调畅气机。

体位：患儿俯卧位；医者站在患儿左侧。

方法二

治则：固涩小便。（下元虚冷者，宜温阳补肾；肺脾气虚者，宜补中益气；肝经湿热者，宜疏肝清热。）

手法：按、揉、摩、擦、运、推、捏。

选穴：关元、气海、中极、百会、三阴交、肾经、肺经、脾经、心经、肝经、中脘、足三里、三关、六腑、板门、小肠、脾俞、肺俞、肾俞、命门、心俞、肝俞、膀胱俞。

操作：

（1）用手掌于腹部施以揉法15分钟；以拇指按揉关元、气海、中极、百会、三阴交各20次；

体位：患儿仰卧位；医者站在患儿左侧。

（2）医者指揉膀胱俞各20次，以固涩小便。

体位：患儿俯卧位；医者站在患儿右侧。

（3）辨证施治：①下元虚冷者，补肾经100次，推三关、揉外劳宫各200次，以补肾散寒；横擦腰骶部2分钟；指揉肾俞、命门各10次，以温补肾阳，固摄膀胱，通调水道。②肺脾气虚者，摩腹5分钟，补肺经100次，补脾土400次，运板门50次，推三关300次，按揉足三里10次，以健脾气、补肺气；指揉脾俞、肺俞各200次以健脾益气。③肝经湿热者，清肝经、清小肠、退六腑、清心经各10次，以清湿热、降心火；清天河水、揉二马、揉内劳宫各200次，以清热滋阴；指揉心俞、肝俞各200次，以清心肝之火。

注意事项

（1）避免惊吓幼儿，防止惊恐伤肾而致遗尿。耐心教育，培养患儿按时排尿及合理生活的习惯，鼓励患儿清除紧张、怕羞情绪，建立战胜疾病的信心。

（2）注意营养，劳逸结合，防止白天过度玩耍，以免疲劳贪睡。

（3）每日晚饭后应控制饮水量。临睡前提醒小儿排尿，睡后按时唤醒排尿 1~2 次，逐渐养成能自行排尿的习惯。

第十一节　小儿哮喘

　　小儿哮喘，是指小儿时期反复发作的哮鸣气喘疾病，临床上以发作时喘促气急，喉间痰吼哮鸣，呼气延长，严重时张口抬肩，难以平卧，唇口青紫为主要表现的呼吸道疾病。本病好发于冬季或气候变化时，常于清晨或夜间，发作或加重，具有遗传倾向，多见于 1~6 岁的儿童，多数情况下可痊愈，如果治疗不及时，可终身不愈。本病类似于西医学所称的喘息性支气管炎、支气管哮喘。

病因病机

　　哮喘的发病包括内、外二因。内因主要为痰湿宿停于肺；外因为六淫之邪侵袭人体，其中尤以风寒之邪为多见。

　　小儿脾常不足，且易受损伤。脾失健运，饮食不归正化，酿生痰浊，上干于肺，伏于肺系；适逢风寒之邪外袭，首先犯肺，肺失宣肃，引动伏痰，气动痰升，阻塞气道，发为哮喘。证属本虚标实，有风寒、痰火、痰湿之不同。

临床证候

1. 风寒哮喘

　　初期有打喷嚏和全身不适等前驱症状，鼻塞声重，恶寒发热无汗，咳嗽，痰稀有沫，继而呼吸急促，被迫坐起，喉中有哮喘音，口唇发绀，颈静脉怒张，持续数分钟甚或几小时，咯出大量泡沫样痰液后症状缓解，舌苔薄白，脉浮紧。

2. 痰火哮喘

　　发病急，突然呼吸困难，被迫坐起，胸满气粗，声高息涌，惟以呼出为快，夜不安卧，痰黄黏稠，烦渴面赤，颈静脉怒张，发绀，汗出，二便不利，舌红苔黄或腻，脉滑数等。

3. 痰湿哮喘

呼吸急促，嗽而息涌，喉中哮鸣，痰声辘辘，痰涎清稀，胸膈满闷，食少便溏，面黄唇淡，发作时出现发绀，颈静脉怒张，舌苔白滑，脉濡或滑等。

鉴别诊断

（1）毛细支气管炎：该病呼吸困难发展比较缓慢，初期无颈静脉怒张，胸廓正常。

（2）支气管淋巴结核：本病可引起顽固性咳嗽及哮喘样呼吸困难，无显著的阵发现象。结核菌素试验阳性。X线胸片显示肺门有结节性致密阴影，其周围可见浸润。少数患儿淋巴结内有干酪样变，溃破后进入气管时可引起极严重的哮喘症状。

（3）支气管扩张：有继发性感染时，支气管扩张也可出现哮喘样呼吸困难，有肺不张及咳吐大量痰液的病史。X线片见肺底部出现影斑，经久不消。听诊肺底部可闻及湿罗音。有杵状指、趾的体征。

（4）呼吸道内异物：持久的哮喘样呼吸困难，体位变换时加重或减轻，无气喘反复发作的病史。喘息音及其他体征仅限于一侧，听诊可闻异物拍击音。X线检查及支气管镜检查可发现异物。

（5）热带嗜酸性粒细胞增多症：症状与哮喘相似，但有寄生虫病史，X线摄片可见肺部有片状阴影。

推拿治疗

方法一

1. 风寒哮喘

治则：疏风散寒，宣肺平喘。

手法：推、按、揉。

选穴：内劳宫、外劳宫、坎宫、天门、太阳、三关、膻中、定喘、肺经、肺俞、丰隆、天突、风门等。

操作：

（1）按天突1分钟，分推膻中（图11-48）1分钟，按定喘1分钟，以宽胸化痰，止咳平喘；揉内、外劳宫各1分钟，推三关100次，以散寒退热；开天门1分钟，揉太阳1分钟，分推坎宫1分钟，以解表散寒；补肺经1分钟；用黄蜂入洞手法（图11-49）以宣通肺窍，加强解表作用。

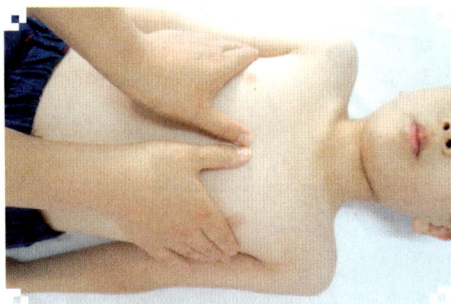

图11-48　分推膻中

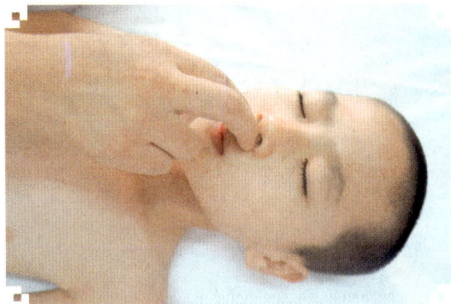

图11-49　黄蜂入洞手法

体位：患儿仰卧位；医者站在患儿身侧。

（2）揉风门1分钟，揉肺俞1分钟，配合补肺经以调肺气、补虚损、止咳化痰。

体位：患儿坐位；医者坐在患儿对面。

（3）揉丰隆1分钟，以加强祛痰作用。

体位：患儿仰卧位；医者站在患儿身侧。

2. 痰火哮喘

治则：清火肃肺，定喘化痰。

手法：推、揉、按、开璇玑。

选穴：肺经、大肠、六腑、天河水、内劳宫、心经、内八卦、定喘、膻中、天突、丰隆等。

操作：

（1）清肺经2分钟，清大肠2分钟，退六腑100次，清天河水300次，以清肺泻火；揉内劳宫1分钟，清心经1分钟，以清热除烦；开璇玑100次，以宣通肺气平喘。

体位：患儿坐位；医者坐在患儿对面。

（2）分推膻中2分钟，运内八卦1分钟，以宽胸理气化痰。

体位：患儿仰卧位；医者站在患儿右侧。

（3）按定喘1分钟，配合按天突1分钟，以定喘祛痰。

体位：患儿坐位；医者坐在患儿身后。

3. 痰湿哮喘

治则：健脾燥湿，祛痰平喘。

手法：推、按、揉、摩。

选穴：脾经、肺经、肾经、丹田、脾俞、背俞、足三里、内八卦、定喘、膻中、天突等。

操作：

（1）按定喘1分钟，揉脾俞1分钟，揉肾俞1分钟，以健脾益肾，助运化、助纳气而平喘。

体位：患儿坐位；医者坐在患儿身后。

（2）揉膻中1分钟，按天突1分钟，运内八卦1分钟，以宽脾理气，祛痰定喘。

体位：患儿坐位；医者坐在患儿对面。

（3）补脾经1分钟，补肺经1分钟，补肾经1分钟，揉、摩丹田2分钟，按揉足三里1分钟，以温阳健脾，补肺益肾，祛痰湿；揉丰隆1分钟，加强祛痰作用。

体位：患儿仰卧位；医者站在患儿身侧。

方法二

1. 风寒哮喘

治则：温肺散寒，降气平喘。

手法：揉、搓、摩、推、按、运。

选穴：天突、膻中、内八卦、肺俞、肺经、三关、外劳宫。

操作：

（1）施以揉天突、搓摩胁肋各300次，降气导痰；推揉膻中、运内八卦、清肺经各200次，以宽胸理气，宣肺平喘；推三关、揉外劳宫各100次，以温阳散寒。

体位：患儿坐位；医者坐在患儿对面。

（2）按揉肺俞200次，以清宣肺气。

体位：患儿坐位；医者坐在患儿身后。

2. 痰火哮喘

治则：清热化痰，宣肺平喘。

手法：揉、搓、摩、推、按、运。

选穴：天突、丰隆、胁肋、定喘、膻中、内八卦、肺俞、肺经、内劳宫、小横纹、天河水、板门。

操作：

（1）施以指揉天突、丰隆，双手搓摩胁肋各 300 次，以降气化痰；指揉内劳宫、推板门、推小横纹、清天河水各 100 次，以清热、宣肺、解表；运内八卦、清肺经各 200 次，指揉内劳宫、推小横纹、清天河水各 100 次，以清热、解表、宣肺。

体位：患儿坐位；医者坐在患儿对面。

（2）指揉定喘、肺俞各 200 次，以清肺定喘。

体位：患儿俯卧位；医者站在患儿右侧。

（3）于膻中施以推揉法 200 次，以宣肺平喘。

体位：患儿仰卧位；医者站在患儿右侧。

3. 痰湿哮喘

治则：健脾化痰，燥湿止喘。

手法：揉、推。

选穴：天突、定喘、脾经、丰隆、三关、脾俞、肺经、肾俞、肺俞、足三里。

操作：

（1）指揉天突、补肺经各 300 次，以益肺止咳；补脾经、揉丰隆、足三里各 300 次，以健脾祛痰。

体位：患儿坐位；医者坐在患者对面。

（2）指揉定喘、肾俞、脾俞、肺俞各 300 次，以补肺气益肾、健脾燥湿、纳气平喘。

体位：患儿俯卧位；医者站在患儿右侧。

注意事项

（1）本病反复发作，不易根治。因此，不仅发作期要坚持治疗，缓解期也应积极治疗。

（2）过敏体质的患儿应避免接触过敏原，并注意衣着增减，防止外感发生。

（3）缓解期应加强身体锻炼，增强体质。

第十二节　小儿解颅

小儿出生后，各颅骨间的骨缝及囟门不能应期闭合，而反见宽大，头缝开解，头颅日渐增大者称为解颅。本病相当于西医学所称之脑积水。

病因病机

该病主要由于小儿先天禀赋不足所致。如《小儿药证直诀》曰："年大而囟不合，肾气不成也……"亦可由于后天失调、脾胃虚弱、运化失常、水湿上泛而致。亦即《素问·至真要大论》所云："诸湿肿满，皆属于脾，挟痰上冲于脑，而致清窍阻塞，水液停聚，发为解颅之证。"

（1）肾气亏损：肾主骨，生髓，脑为髓海，肾气虚则髓海失充，颅骨不得滋养，故见囟门宽裂，颅缝开解；或大病之后，耗伤肾阴，水不济火，火势上炎，蒸灼脑髓，髓热则囟门不合，颅缝开解。

（2）脾虚水泛：小儿后天失调，损伤脾胃，致脾胃虚弱，中阳不振，运化失常，清阳不升，浊阴不降，水液不得温化而内聚，为饮为痰，上泛颅脑，为肿为满，致囟门宽大，颅缝开解，头颅日渐增大而或解颅。

（3）痰热壅结：小儿外感邪热疫病之气，壅伏体内，积热化火，其热炎上，另挟肝火，痰热上干颅脑，蒙蔽清窍，阻塞经络，气机不通，血瘀不行，脑水积聚，而见囟门高胀，颅缝开解。

临床证候

1. 肾气亏损

面色㿠白，神志呆钝，囟门宽裂，颅缝开解，头颅口渐增大，头皮光急，青筋浮露，目无神采，白睛显露，目珠下垂，呈"落日状"；或见食欲不振，大便稀溏；脉象沉细而弱；或见五心烦热，口干，舌光红无苔，脉象细数，严重者可见眼球震颤，斜视，四肢拘急，抽搐等症。

2.脾虚水泛

面色萎黄，精神倦怠，囟门宽大，颅缝开解，青筋浮露，并见呕吐，腹部胀满，食欲不振，躁动不安，大便溏薄，舌淡苔腻，脉缓或弱等症。

3.痰热壅结

面红目赤，心烦不安，囟门高胀，颅缝开解，头颅日见增大，头皮光急，青筋浮露，大便秘结，小便黄赤，舌红苔黄或燥，或见两目斜视、四肢抽搐、脉数而大、指纹紫滞等。

鉴别诊断

（1）佝偻病：头颅增大多为方形，并有其他佝偻病症状。如头汗多、串珠肋、脊柱后弯、四肢弯曲等。血清钙、磷含量降低，碱性磷酸酶增高。

（2）慢性硬脑膜下血肿：头颅增大较快，硬脑膜下穿刺可得较多的红色或黄色液体，眼底常有出血。

（3）颅内占位性病变：如肿瘤、脓肿等，多有高热、惊厥、头痛、呕吐等症状，伴意识障碍、失语、偏盲、共济失调、偏瘫及眼球震颤等。

推拿治疗

方法一

1.肾气亏损

治则：补肾滋阴，培元固本。

手法：按、揉、推、掐。

选穴：肾顶、肾经、肾俞、三关、上马、小天心、箕门、四横纹、龟尾、丹田、足三里、脊、百会等。

操作：

（1）揉肾顶1分钟，补肾经1分钟，揉上马1分钟，揉丹田1分钟，以滋阴益肾，培元固本。

体位：患儿仰卧位；医者站在患儿右侧。

（2）揉肾俞1分钟，捏脊3遍，揉龟尾1分钟，按揉百会1分钟，以强身体，通调督脉气血，利脑府。

体位：患儿俯卧位；医者站在患儿左侧。

（3）推三关 100 次，清小肠 1 分钟，揉小天心 1 分钟，掐四横纹数次，以镇惊止抽搐，强身利尿。

体位：患儿坐位；医者坐在患儿对面。

2. 脾虚水泛

治则：健脾祛湿，温阳利水。

手法：按、揉、推、摩。

选穴：脾经、胃经、脾俞、胃俞、中脘、腹、足三里、脊、外劳宫、门门、百会、龟尾、箕门、小肠、丹田等。

操作：

（1）推脾经 1 分钟，推胃经 1 分钟，揉板门 1 分钟，揉外劳宫 1 分钟，以温散寒，健脾消滞；摩腹 1 分钟，揉中脘 1 分钟，按揉足三里 1 分钟，以健脾和胃，助运化；揉丹田 1 分钟，推箕门（图 11-50）50 次，清小肠 1 分钟，以温阳利水。

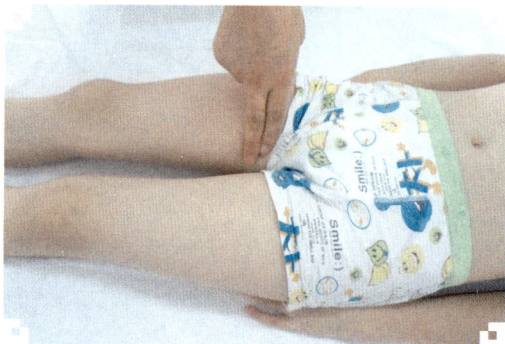

图 11-50　推箕门

体位：患儿仰卧位；医者站在患儿身侧。

（2）揉脾俞 1 分钟，揉胃俞 1 分钟，捏脊 3 遍，以健脾胃；揉龟尾 1 分钟，按揉百会 1 分钟，以利脑府。

体位：患儿俯卧位；医者站在患儿身侧。

3. 痰热壅结

治则：清热泻火，开窍通络。

手法：推、揉、按。

选穴：肝经、心经、五经、天河水、小肠、膊阳池、七节骨、大肠、小天心、六腑、百会、箕门等穴。

操作：

（1）清肝经 1 分钟，清心经 1 分钟，推五经 1 分钟；退六腑 300 次，清天河水 300 次，以清热泻火；揉膊阳池 1 分钟，清大肠 1 分钟，以通便泻火；

按揉百会 1 分钟，掐揉小天心 1 分钟，以镇惊安神解痉。

体位：患儿坐位；医者坐在患儿对侧。

（2）推箕门 100 次，清小肠 1 分钟，以利尿泄热。

体位：患儿仰卧位；医者站在患儿身侧。

（3）推下七节骨 50 次，以加强通便作用。

体位：患儿俯卧位；医者站在患儿身侧。

方法二

治则：补肾益气。

手法：推、揉。

选穴：三关、脾经、六腑、肾经、四神聪、上马、小天心、肾顶。

操作：推三关、补脾经、退六腑、补肾经、推四神聪、揉上马、揉小天心、揉肾顶各 1 分钟。

体位：患儿坐位；医者坐在患儿对面。

注意事项

（1）注意孕妇保健，慎重服药。

（2）婴儿出生后宜常见阳光，合理调配饮食，防止缺钙。

（3）积极治疗引起解颅的原发病，并积极进行综合治疗。

第十三节　小儿夜啼

小儿夜啼，是指小儿在夜间出现间歇性或持续性的烦躁不安、啼哭不入睡的一种睡眠障碍疾病。本病多见于半岁以内婴幼儿，病程少则数日，多则几月，预后多良好。本病相当于西医学的婴幼儿睡眠障碍疾病。

病因病机

小儿夜啼的病因，可概括为寒、热、惊、虚四个方面。

（1）**脾脏虚寒**：小儿脾常不足，喜温而恶寒。若护理不慎，令小儿腹部受冷中寒；或家长饮食不节，恣食生冷，冷乳喂儿，入于胃肠，均使寒邪内侵，脾寒乃生；夜间属阴，重阴脾寒愈盛，寒邪凝滞，气机不畅，故入夜腹痛而啼。

（2）心经积热：家长过食辛辣肥甘之物或过服热性之药，火伏热郁，通过乳汁侵入小儿身体。积热上炎，心属阳主火，夜间阴盛而阳衰，阳衰则无力与邪热相搏，正不胜邪，则邪热乘心。心属火，恶热而致夜间烦躁啼哭。

（3）惊骇伤神：小儿神气不足，心气怯弱，如目触异物，耳闻异声，使心神不宁，神志不安，常在梦中哭而作惊，故在夜间惊啼不寐。

（4）乳食积滞：小儿乳食不节，内伤脾胃，运化失司，乳食积滞，中焦痞塞，胃脘胀痛，"胃不和则卧不安"，故夜卧不安而啼。

临床证候

1. 脾脏虚寒

面色㿠白或青，四肢不温，神怯困倦，睡喜俯卧，曲腰而啼，啼声低微，下半夜尤甚，食少便溏，唇舌淡白，舌苔薄白，指纹青红等。

2. 心经积热

面红目赤，睡喜仰卧，见灯火则啼哭愈甚，烦躁不安，哭声粗壮，手腹较热，小便短黄，便秘，舌尖红，脉数有力，指纹青紫等。

3. 惊骇恐惧

睡中时作惊惕，唇、面色乍青乍白，梦中啼哭，声音恐惧，喜偎母怀，脉弦急而数，或散乱不正。

4. 乳食积滞

厌食吐乳，嗳腐吞酸，脘腹胀痛，睡卧不安，便中有不消化食物或便秘，舌苔厚腻，脉滑实，指纹紫滞等。

鉴别诊断

急腹症引起的腹痛啼哭：主要特征为腹肌紧张、拒按。

推拿治疗

方法一

1. 脾脏虚寒

治则：温脾散寒，安神宁志。

手法：按、揉、推、摩。

选穴：百会、脾经、外劳宫、三关、腹、脾俞、足三里、中脘等。

操作：

（1）按揉百会 1 分钟，以镇惊安神；补脾经 1 分钟，揉外劳宫 1 分钟，推三关 100 次，以温阳散寒，温通周身之阳气。

体位：患儿坐位；医者坐在患儿对面。

（2）摩腹 2 分钟，揉中脘 1 分钟，按揉足三里 1 分钟，以健脾温中。

体位：患儿仰卧位；医者坐在患儿身侧。

（3）按揉脾俞 1 分钟，以健脾胃。

体位：患儿俯卧位；医者坐在患儿身侧。

2. 心经积热

治则：清心除烦，泻火安神。

手法：推、揉。

选穴：心经、小肠、天河水、总筋、内劳宫、六腑、百会等。

操作：

（1）按揉百会 1 分钟，以镇惊安神。

（2）清心经 2 分钟，清天河水 100 次，退六腑 100 次，以清热退心火，解里热；清小肠 2 分钟，以导赤，便于心火下行；揉总筋 1 分钟，揉内劳宫 1 分钟，以清热除烦。

体位：以上患儿坐位；医者坐在患儿对面。

3. 惊骇恐惧

治则：镇惊安神。

手法：按、揉、推、掐。

选穴：攒竹、百会、肝经、小天心、五指节、精宁、心经等。

操作：

（1）按揉百会2分钟，推攒竹1分钟，清肝经1分钟，揉小天心1分钟，掐五指节各5次，以镇惊安神。

（2）清心经1分钟，掐精宁10次，揉1分钟，以开窍醒神，和顺气血。

体位：以上患儿坐位；医者坐在患儿对面。

4.乳食积滞

治则：消食导滞，健脾和胃。

手法：推、揉、摩、按。

选穴：脾经、胃经、大肠、板门、内八卦、中脘、七节骨、百会、小天心、肝经等。

操作：

（1）清脾经1分钟，清胃经1分钟，揉板门1分钟，运内八卦1分钟，以消食化积，通达气机，和胃降逆。

体位：患儿坐位；医者坐在患儿对面。

（2）推下中脘50次，清大肠1分钟，以荡涤肠腑积滞。

体位：患儿仰卧位；医者坐在患儿身侧。

（3）推下七节骨50次，以通便消积。

（4）按揉百会1分钟，揉小天心1分钟，清肝经1分钟，以镇惊安神。

（5）摩腹1分钟，揉天枢1分钟，以健脾和胃。

体位：以上患儿俯卧位；医者坐在患儿身侧。

方法二

1.脾脏虚寒

治则：温中健脾，养心安神。

手法：按、揉、摩、推。

取穴：脾经、心经、百会、足三里、小天心。

操作：

（1）施以补脾经300次，清心经100次，揉小天心100次，以健脾安神。

体位：患儿坐位；医者坐在患儿对面。

（2）施以揉百会 100 次；于腹部施以逆时针摩法 2~3 分钟；按揉足三里 300 次，以健脾暖胃。

体位：患儿仰卧位；医者坐在患儿头端。

2. 心经积热

治则：清心降火，除烦安神。

手法：揉、掐、推。

取穴：心经、肝经、天河水、小天心、五指节、内劳宫、总筋。

操作：施以清心经、清天河水、清肝经、掐揉小天心、掐五指节各 200 次，以清心降火；揉内劳宫，揉总筋各 100 次，以补心安神。

体位：患儿坐位；医者坐在患儿对面。

3. 惊骇恐惧

治则：镇静安神。

手法：揉、掐、推、运、捣。

取穴：心经、肝经、肺经、脾经、天河水、小天心、五指节、内劳宫、总筋。

操作：施以清心经、捣小天心（图 11-51）、掐揉五指节各 200 次，以清心降火；清肝经、清肺经各 100 次，以镇惊；运内八卦、补脾经各 100 次，以健脾安神。

体位：患儿坐位；医者坐在患儿对面。

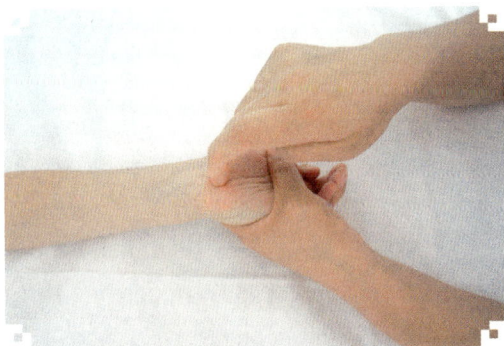

图 11-51　捣小天心

4. 乳食积滞

治则：消食导滞，健脾安神。

手法：揉、推、捏。

取穴：胃经、脾经、大肠、百会。

操作：

（1）施以清胃经 100 次，清脾经 100 次，清大肠 100 次，揉百会 100 次，以健脾和胃，消食导滞。

体位：患儿坐位；医者坐在患儿对面。

（2）在患儿背部施以捏脊法 3~5 次，以消食导滞。

体位：患儿俯卧位；医者站在患儿右侧。

注意事项

（1）从小注意培养婴儿良好的睡眠习惯，不可过于溺爱、一切顺从小儿。

（2）注意小儿的日常生活护理，如饮食、便溺、寒热、蚊虫叮咬或衣被刺激等。

第十四节　小儿脑瘫

小儿脑性瘫痪，简称为小儿脑瘫，是指由于发育中的胎儿或婴儿脑部非进行性损伤或发育缺陷引起的，一组持续存在的导致活动受限的运动和姿势发育障碍综合征。临床以立迟、行迟、语迟、发迟、齿迟，及手硬、足硬、肌肉硬、头项硬、关节硬，或项软、手软、脚软、口软、肌肉软为主要特征。属于中医"五迟""五硬""五软"等范畴。

病因病机

先天因素和后天因素均能引发本病。先天因素如小儿在妊娠期感染、出血、缺氧，妊娠中毒症，孕妇腹部外伤及频繁接受放射线等；后天因素分别为出生过程中的产伤、出血及缺氧，出生后核黄疸、严重感染、外伤及脑缺氧等。以上原因均可造成脑损伤，从而影响脑的功能，发生脑瘫。西医学依据运动障碍的性质和范畴，分为痉挛型、运动障碍型、共济失调型和混合型等类型。中医学认为本病由于先天禀赋不足或生后失于调护所致，并依据其证候表现分为肝肾不足、脾肾两虚、气血虚弱、脾虚水泛四种证型。

（1）肝肾不足：小儿肝常有余。如肝肾不足，阴虚于内，无以柔肝，则易动肝风，发为本病。

（2）脾肾两虚：脾主肌肉，肾主骨。脾肾气虚则肌肉骨骼失养而痿软无力，发为本病。

（3）气血虚弱：气血者，生命之本源也。气血虚弱则四肢关节百骸失于温煦濡养而致肢体痿软，关节运动不利，发为本病。

（4）脾虚水注：脾气虚，中阳不足，健运失司，水液滋生，上冲于脑，阻塞脉络，发为本病。

临床证候

症状多开始于婴幼儿时期，主要表现是中枢性瘫痪，如两侧瘫、偏瘫、单瘫等，常伴有各种异常动作，如手足徐动症、舞蹈状动作、肌阵挛等，也可出现共济失调，相应病变部位的症状如下。

（1）锥体束病变：主要表现为痉挛性瘫痪，下肢常较上肢更为明显。

（2）锥体外束或脑底核病变：主要表现为异常动作、运动增强、手足徐动症、舞蹈症、震颤、肌张力不全或肌强直，肌张力可不断改变，由硬强转变为张力不全。

（3）小脑病变：主要表现为运动失调和肌张力不全。

（4）广泛病变：最常见的表现是肌肉强直和震颤。多伴有神经和精神改变，主要为语言、听力、视力和智力的障碍，有的体格发育不良或癫痫发作。

辨证分型

1. 肝肾不足

除主要临床表现外，兼有筋骨痿软，发育迟缓，坐、立、行均明显迟于正常同龄儿童，甚至4~5岁尚不能行走或走路不稳，易倦喜卧，面色少华，全身无力，舌质淡苔薄，脉细弱等。

2. 脾肾两虚

主要临床表现兼有头项软弱，倾斜无力，不能抬举，口唇弛软，咀嚼乏力，流涎，手软下垂，不能举握，足软弛缓，不能站立，形体消瘦，肌肉松弛、活动无力，大便溏薄等症。舌淡胖苔薄白，脉虚弱。

3. 气血虚弱

主要临床表现兼有面色苍白，精神呆滞，智力低下，肢体痿软，四肢关节软弱，口开舌伸，心悸怔忡，易恐善惊，夜寐不宁，舌淡，脉细弱无力等。

4. 脾虚水泛

主要临床表现兼有面色㿠白或萎黄，目珠下垂，双目无神，头缝开裂不合，头皮光急，青筋浮露，肢体消瘦，食欲不振，呕吐痰涎，大便稀薄，小便不利，脉象沉细而弱等症状。

鉴别诊断

（1）**脊髓灰质炎**：早期多为发热、咳嗽、咽痛、多汗、全身肌肉疼痛等症状，继而出现进行性肢体痿软，肌肉弛缓和肌肉萎缩，双下肢不对称，并有感觉障碍。脑脊液检查可见蛋白含量增加。

（2）**舞蹈症**：典型症状为全身或部分肌肉呈不自主运动，以四肢动作最多，不能持物，不能解结纽扣，甚至不能进食。因颜面肌肉抽搐而引起奇异面容和语言障碍，时而伸舌、歪嘴、皱眉、闭眼、耸肩、缩颈，入睡后症状消失。发病年龄多在 6 岁以后，女孩多于男孩。一般病程 1~3 个月。本病无核黄疸病史。

（3）**遗传性运动失调**：本病症状发展很慢。早期症状是步态不稳，容易跌倒，伴有感觉障碍。5~10 岁时症状明显加重，表现为所有的随意运动失调，包括表情和语言及腱反射消失。

推拿治疗

方法一

（一）基本疗法

1. 放松身体各大肌群

于胸部肌群、背部肌群、腰骶部肌群、四肢肌群做揉、拿揉、拨揉、揉按、点按手法；并沿督脉及膀胱经循行路线做点按法；沿华佗夹脊穴做指尖点压法。以上手法能疏通经络，调节气血，改善或提高肌群的紧张度或兴奋性。

2. 被动运动

做肩、肘、腕、髋、膝、踝关节及头颈部、腰骶部的被动屈曲运动手法，如双腿屈曲法、分腿按压法等，可滑利关节，以利运动。

（二）辨证治疗

1. 肝肾不足

治则：滋补肾阴，平肝息风。

手法：推、按、揉、捏。

选穴：肾经、肾顶、肾俞、肝经、关元、三关、足三里、太溪、百会、脊、上马等。

操作：

（1）补肾经1分钟，揉肾顶1分钟，清补肝经（图11-52）1分钟，揉上马1分钟，以滋补肾阴，温固下元；推三关300次，以补益气血。

体位：患儿坐位；医者坐在患儿对面。

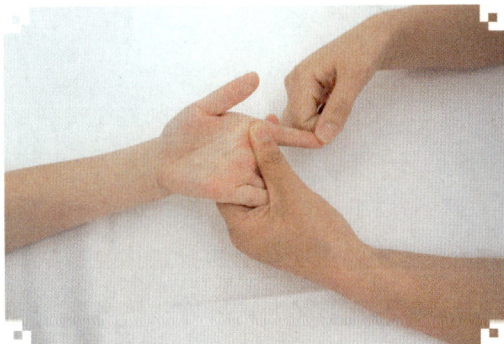

图11-52　补肝经

（2）揉关元1分钟，按揉足三里1分钟，点按太溪1分钟，以温补下元，滋补肾阳。

体位：患儿仰卧位；医者站在患儿右侧。

（3）捏脊3遍，揉肾俞1分钟，配合推三关、按揉足三里，以通经络，和脏腑，调气血。

（4）按揉百会1分钟，以开窍醒神。

体位：以上患儿俯卧位；医者站在患儿左侧。

2. 脾肾两虚

治则：健脾益肾。

手法：推、按、揉、摩、捏。

选穴：关元、气海、外劳宫、脾经、肾俞、中脘、腹、脊、足三里、肾经、丹田等。

操作：

（1）揉丹田1分钟，揉气海1分钟，揉中脘1分钟，揉外劳宫1分钟，以培肾固本，温补下元；摩腹1分钟，揉中脘1分钟，按揉足三里1分钟，以补脾益气。

（2）补肾经1分钟，揉肾俞1分钟，捏脊3遍，补脾经1分钟，以强身健体，补脾益肾。

体位：以上患儿仰卧位；医者站在患儿右侧。

3. 气血虚弱

治则：健脾益气，养血安神。

手法：推、揉、按、捏。

选穴：脾经、肺经、关元、足长里、血海、心俞、脾俞、脐、脊、腰俞、百会等。

操作：

（1）推脾经1分钟，推肺经1分钟，揉关元1分钟，按揉血海1分钟，按揉足三里1分钟，以健脾益肾，化生气血。

体位：患儿仰卧位；医者站在患儿右侧。

（2）揉脾俞1分钟，揉心俞1分钟，揉腰俞1分钟，配合揉脐1分钟，以养血通络，治疗下肢瘫痪。

（3）按揉百会1分钟，以利脑府。

体位：以上患儿俯卧位；医者站在患儿左侧。

4. 脾虚水泛

治则：健脾祛湿，温阳利水。

手法：按、揉、推、摩。

选穴：脾经、脾俞、胃经、胃俞、中脘、腹、足三里、脊、外劳宫、箕门、小肠、丹田、百会等穴。

操作：

（1）推脾经1分钟，推胃经1分钟，揉外劳宫，以温中散寒，健脾益胃。

体位：患儿坐位；医者坐在患儿对面。

（2）揉丹田1分钟，揉中脘1分钟，按揉足三里1分钟，以健脾胃，助运化，和脏腑；推箕门1分钟，清小肠1分钟，配合揉丹田，以温补下元，分清别浊，利尿泻水。

体位：患儿仰卧位；医者站在患儿身侧。

（3）揉脾俞1分钟，揉胃俞1分钟，配合摩腹、捏脊，增强健脾胃作用。

（4）按揉百会1分钟，以通调督脉之气血，利脑髓。

体位：以上患儿俯卧位；医者站在患儿身侧。

（三）对症治疗

失语者，取廉泉、通里、风府、哑门等穴，以点、按、揉手法治之。流涎者，取地仓、颊车、廉泉、天柱、翳风、风池、合谷、曲池等穴，以点、按、揉手法治之。其他如遗尿、夜啼、足内翻或足外翻、解颅、斜颈、呕吐等症状，可参见本书有关章节对症治之。

方法二

（一）基本疗法

1. 点按腧穴

于百会、膻中、承山、解溪、涌泉、环跳、华佗夹脊穴及从阴陵泉至三阴交等处施以点按手法，时间约5分钟。

2. 放松肌肉

在胸大肌、四肢内侧及在头部沿督脉、背部沿膀胱经循行路线施以揉法、拿法；沿颈部两侧至胸部、腰部、骶部两侧及四肢外侧施以轻柔的拨筋法；沿长强至大椎施以提捻法；在腓肠肌处施以搓法，时间约10分钟。

3. 被动运动

拔伸牵引足踝部，做旋转及反复的背伸跖屈运动，时间约3分钟。

（二）辨证治疗

1. 肝肾不足

治则：滋补肝肾，疏通经络。

手法：按、揉、擦。

选穴：太溪、太冲、气海、命门、关元、百会、四神聪、悬钟等穴。

操作：

（1）一手按揉太溪、太冲、气海、命门、关元、百会、四神聪、悬钟各200次，以滋补肝肾。

体位：患儿仰卧位；医者站在患儿身侧。

（2）一手补肾经、补肝经各300次，然后在督脉及膀胱经第一侧线施以擦法，以皮肤泛红为度。

体位：患儿俯卧位；医者站在患儿身侧。

2. 脾肾两虚

治则：补肾健脾，疏通经络。

手法：点、按、揉。

选穴：四神聪、委中、曲池、合谷、环跳、承扶、阳陵泉、悬钟、昆仑。

操作：

（1）一手拇指在中脘穴施以摩法1分钟；按揉患儿双侧太溪、三阴交各1分钟；点按足三里2分钟，以滋补脾胃。

体位：患儿仰卧位；医者站在患儿身侧。

（2）一手拇指点按肝俞、肾俞穴各1分钟，以滋补肝肾。

体位：患儿俯卧位；医者站在患儿身侧。

3. 气血虚弱

治则：补益气血，疏通经络。

手法：点、按、揉。

选穴：关元、足三里、血海、心俞、肝俞。

操作：

（1）一手拇指揉关元1分钟；点按足三里、血海各2分钟，以补益气血。

体位：患儿仰卧位；医者站在患儿身侧。

（2）一手拇指揉心俞、肝俞各1分钟。

体位：患儿俯卧位；医者站在患儿身侧。

4. 脾虚水泛

治则：温脾化湿，疏通经络。

手法：摩、点、按、揉。

选穴：足三里、太白、中极。

操作：一手在腹部中脘施以摩法 3 分钟；用拇指点按足三里 2 分钟；在太白及中极穴施以揉法 1 分钟。

体位：患儿仰卧位；医者站在患儿身侧。

（1）加强营养，食物中应含有足够的铁和维生素。

（2）精心调护，防止跌伤、烫伤等意外事故的发生；防止发生感染。

（3）加强被动和主动运动锻炼；坚持语言训练。

第十五节　小儿脱肛

小儿脱肛，又称直肠脱垂，是指当小儿大便后或劳累、下蹲时出现直肠黏膜或直肠全层脱出肛外症状的疾病。本病多见于 3 岁以下小儿，男女均可发病，多为直肠黏膜脱出的不完全性脱肛，多数随着年龄增长自愈。若脱肛久未复位，脱出的肠管则会发生充血、水肿、溃疡、出血的改变，因此本病需引起高度重视。

病因病机

肛门为大肠之外口，化物之出口，而肺与大肠相表里，故脱肛的发生常与肺及肠道疾病有关。

（1）气虚不摄：小儿先天不足，禀赋怯弱，或久咳、泻痢、脾胃虚寒等经久不愈，中气不足，气虚下陷，摄纳无力，以致发生脱肛。故《类证治裁》曰："脱肛，大气陷下症。"

（2）湿热下注：小儿感受湿热之邪，或家长、小儿恣食辛辣肥甘之物，酿生湿热，蓄于中焦，下注肠中，或便秘积热肠中，大便干结难下，迫肛脱出。

临床证候

1. 气虚不摄

肛门直肠脱出难收，肿痛不甚，兼有面色㿠白或萎黄，形体消瘦，精神萎靡，气短易汗，肢体欠温，舌淡苔薄，指纹色淡等。

2. 湿热下注

肛门直肠脱出，红肿刺痛瘙痒，兼有大便干结，小便短赤，口干，苔黄或腻，脉滑数，指纹色紫等。

鉴别诊断

内痔脱垂：内痔脱出不是呈环状或花瓣状，而是痔核分颗粒脱出，颜色暗红或青紫并且容易出血。

推拿治疗

方法一

1. 气虚不摄

治则：补中益气，升提固脱。

手法：推、揉、按、捏。

选穴：气海、丹田、龟尾、脾经、肺经、三关、百会、七节骨、大肠、脊、外劳宫等。

操作：

（1）揉气海1分钟，揉丹田1分钟，补脾经1分钟，补肺经1分钟，补大肠1分钟，揉外劳宫1分钟，以健脾补肺，补中气，升阳提气，涩肠固脱。

体位：患儿仰卧位；医者站在患儿右侧。

（2）捏脊3~5遍，推上七节骨100次，揉龟尾1分钟，以培元固本，理肠提肛。

（3）按揉百会1分钟，以升阳提肛。

体位：以上患儿俯卧位；医者站在患儿左侧。

2. 湿热下注

治则：清热利湿，通便固脱。

手法：推、揉、按。

选穴：大肠、天枢、六腑、膊阳池、七节骨、龟尾、百会、脾经、小肠等。

操作：

（1）揉天枢1分钟，清大肠1分钟，以清理肠腑积热。

体位：患儿仰卧位；医者站在患儿右侧。

（2）推下七节骨100次，揉龟尾1分钟，以通便泻热。

体位：患儿俯卧位；医者站在患儿左侧。

（3）清脾经1分钟，清小肠1分钟，以清热利湿。揉膊阳池1分钟，退六腑300次，以通便泻热。

（4）按揉百会1分钟，配合揉龟尾以调理大肠，升提阳气。

体位：以上患儿坐位；医者坐在患儿对面。

方法二

治则：气虚下陷者，宜益气升提；湿热下注者，宜清热利湿，润肠通便。

手法：摩、揉、推、捏、按。

取穴：腹、脊、天枢、丹田、脾经、胃经、肾经、肺经、大肠、三关、七节骨、六腑、足三里。

操作：

（1）以一手摩腹5分钟，以腹部皮肤发红透热为度，然后按揉天枢、丹田各100次。

体位：患儿仰卧位；医者站在患儿左侧。

（2）在患儿背部施以捏脊法5~7次。

体位：患者俯卧位；医者站在患儿右侧。

（3）辨证施治：①气虚者，辅以补脾经、补肾经、补肺经、补大肠、推上三关、推上七节骨各100次，用力按揉足三里50次。②湿热下注者，辅以清胃经、清大肠、推下七节骨、退六腑各100次。

注意事项

（1）平时注意对小儿的生活护理，养成良好的排便习惯，防止腹泻和便秘的发生。

（2）脱肛后应注意用温水清洗脱出物，并用手轻轻将脱出的直肠揉托复位。

（3）积极治疗原发病，以求治本。

第十六节　小儿麻痹后遗症

小儿麻痹后遗症是指小儿麻痹症后期以肢体麻痹、肌肉萎缩、筋脉弛缓、手足痿软无力、不能随意活动，甚至关节畸形为临床特点的病症。该病多见于西医学脊髓灰质炎等病。

病因病机

小儿正气虚弱，脾胃不足，风湿热时行，病毒乘虚入侵肺胃，若未能及时治疗，则湿热阻滞脾胃，妨碍升降之机，脾不能为胃行其津液，上输于肺，以灌溉百骸；湿热蒸灼，津液耗伤，精血亏损，百脉空虚，血不满经，髓不满骨，邪留经络，经络痹阻，精血虚耗，气随血败，筋骨失养，肌肉枯萎，发为本病。

临床证候

肌肉萎缩，肢体出现各种畸形，如口眼歪斜，头向左右倾倒，脊柱侧凸，肩关节如脱臼状，膝或足内、外翻，马蹄足，仰趾足等；伴目眩、咽干、耳鸣等症；舌红少苔，脉细数。

鉴别诊断

（1）周围神经损伤：多有外伤史，神经损伤如不能恢复，可使四肢功能部分或完全丧失。

（2）脑性瘫痪：为非进行性脑损伤所致的综合征，主要表现为中枢运动障碍和姿势异常。

（3）进行性肌营养不良：为家族遗传性疾病，临床表现以肌群原发性变性、肌无力、肌萎缩逐渐进行、多数终至不能运动为特征。

推拿治疗

方法一

治则：活血通经，理筋矫形。

手法：按、揉、擦、推、拿等。

选穴：攒竹、牵正、颊车、地仓、上关、下关、瞳子髎、迎香、大椎、肩井、肩髃、曲池、阳池、合谷、气冲、伏兔、委中、承山、绝骨、阳陵泉、足三里、太冲、中脘、肝俞、腰阳关、脾俞、胃俞、肾俞等。

操作：

（1）面部推拿：用推揉法自攒竹斜向瞳子髎、颊车、地仓穴，往返操作5~6次，时间3分钟，以舒筋活血；以一指禅推法自印堂沿上关、下关、听会、颊车、牵正、迎香、地仓、水沟、承浆穴往返治疗3分钟；用抹法在上述诸穴治疗1分钟，以行气通络。

体位：患儿坐位；医者站在患儿患侧。

（2）颈及上肢部推拿：用推法自天柱至大椎、肩井等处往返数次，以祛邪通络；点按大椎、肩井、肩髃、曲池、阳池、合谷等穴约3分钟，以活血通经；用按、揉、擦等法施于三角肌、肱二头肌、肱三头肌等痿软麻痹之肌肉约5分钟，以舒筋活血，温通经络；用摇、屈伸法活动颈、肩、肘、腕等关节，以通利关节，拿肩井。

体位：患儿坐位；医者站在患儿患侧。

（3）腰背及下肢部推拿：用一指禅推法自大杼至膀胱俞往返操作约3分钟，重点按揉肝俞、脾俞、胃俞、腰阳关、肾俞等穴5分钟，以健脾和胃，调和气血，培元固本；用推、按、揉、擦、拿法施于腰骶部、臀部、大腿、小腿部痿弱瘫痪肌群约5分钟，以改善局部血供，缓解筋脉挛缩，从而理筋矫形。

体位：患儿俯卧位；医者站在患儿患侧。

（4）下肢部推拿：点按伏兔、阳陵泉、足三里、委中、承山、解溪、昆仑、绝骨、太冲、气冲等穴约5分钟，以疏经通络；用摇、屈伸法施于髋、膝、踝、腰椎等关节，以活利气血，滑利关节。

体位：患儿仰卧位；医者站在患儿患侧。

方法二

治则：补益肝肾，活血通络。

手法：揉、拿、拨、搓、按、抖、掐。

选穴：肩髃、臂臑、曲池、合谷、肩髎、肩井、天宗、手三里、外关、环跳、绝骨、太溪、委中、涌泉、血海、梁丘、鹤顶、犊鼻、昆仑、肾俞、八髎、哑门、大椎、身柱。

操作：

（1）**推拿背腰**：点按、拨揉颈胸神经节、胸腰交感神经及上位脊神经（在腰骶部，背部施术，可直接或间接作用于神经），下肢加腰丛神经、骶丛神经、坐骨神经、胫神经及腓总神经（上下肢一般均取患侧），以肢体产生麻窜感为度；于腰背部及瘫痪肌群施以按、揉、拿、搓法，并按其走行方向理顺，共10分钟。

体位：患儿俯卧位；医者站在患儿患侧。

（2）**调血疗法**：左侧下肢瘫，医者一手按压右髂总动脉，另一手自胸骨剑突下方，向下推压腹主动脉；右侧者，医者一手按压左髂总动脉，另一手动作相同；双下肢者，双手按压锁骨下动脉及颈总动脉；上肢者，加臂丛神经、桡神经、尺神经及正中神经，一手按压健侧锁骨下动脉，另一手按压腹主动脉处，持续约3分钟，继而按揉、拿捏四肢瘫痪肌群5分钟。

体位：患儿仰卧位；医者站在患儿足端。

（3）**被动活动**：被动活动患肢，握其患肢远端施以抖法，共2分钟。

体位：患儿仰卧位；医者站在患儿足端。

注意事项

（1）积极开展卫生宣教，按时定期服用本病的减毒活疫苗糖丸，以防本病的发生。在该病流行期，儿童应少去公共场所，避免过分疲劳和受凉。

（2）发病前期应严格执行隔离制度，以防传染。

（3）患儿应卧床休息，避免疲劳或受凉，以减缓瘫痪的发展，严防压疮发生。

（4）早做推拿治疗对功能恢复、肢体畸形的恢复有很大帮助，并在畸形部位作重点治疗。对肢体瘫痪、功能失常的患儿，要教会并鼓励其进行功能锻炼。

第十七节　小儿产伤麻痹

产伤麻痹是指婴儿出生过程中造成神经损伤而引起的麻痹。产伤麻痹常见于西医学面神经损伤、臂丛神经损伤等病。

病因病机

　　该病多由胎儿娩出过程中由于骨盆较窄、胎儿大或胎位异常等原因发生难产。在臀牵引、产钳、胎头吸引及内倒转手术操作时造成神经损伤，从而产生麻痹。主要有以下几点。

　　（1）臂麻痹：上臂麻痹是因 $C_5 \sim C_6$ 神经损伤所致；前臂麻痹因 C_7、T_1 神经损伤引起；全臂麻痹是因臂丛神经束受到损伤引起的。其中以上臂麻痹多见，前臂麻痹次之，全臂麻痹极少见。

　　（2）面神经麻痹：主因面神经受损引起。

临床证候

1. 臂丛神经损伤

　　上臂麻痹主要表现为患肢下垂、肩部不能外展、肘部微屈和前臂旋前。前臂麻痹一般在出生后相当时间才发现，手的大、小鱼际萎缩，屈指功能差，臂部感觉障碍；若颈交感神经亦受损，则有上睑下垂、瞳孔缩小。全臂麻痹则患肢下垂，肩部功能障碍，前臂桡侧感觉消失。

2. 面神经麻痹

　　患侧眼睑不能闭合，鼻唇间皱襞消失，哭时健侧面部运动正常。

鉴别诊断

　　（1）周围性面神经炎：非产伤引起，可由病毒感染、风湿性面神经炎、茎乳突孔的骨膜炎等因而产生神经肿胀、受压及供血障碍引起。临床表现为眼裂扩大、鼻唇沟变浅、口角下垂，不能作皱额、闭眼、鼓腮等动作。

　　（2）先天性肩关节脱位：非产伤引起，出生时发现脱位则为先天性的，若臂丛神经损伤使肩关节周围肌肉麻痹而引起脱位为麻痹性的。

推拿治疗

方法一

1. 臂丛神经损伤

治则：舒筋通络，行气活血。

手法：按揉、擦、摇、拨、搓等。

选穴：肩井、缺盆、天宗、秉风、肩贞、肩髃、臑俞、肩髎、中府、臂臑、极泉、侠白、天府、手三里、合谷、肘尖、内关、外关、五指节等。

操作：

（1）按揉腧穴：按揉肩井、缺盆、天宗、秉风、肩贞、臑俞、肩髃、肩髎、中府、臂臑、侠白、天府、手三里、合谷、内关、外关等穴共6分钟，以疏经通络，活血行气。

（2）患部松筋：弹拨极泉3次，以通经活血；按、揉、搓、一指禅推法施于患部肌肉共5分钟，以活血舒筋。

（3）被动活动：被动活动患侧肩、肘、腕、指间、掌指等关节，如搓揉五指节、运肘尖等，最后擦热患部。

体位：以上患儿坐位；医者坐在患儿患侧。

2. 面神经麻痹

治则：舒筋通络，行气活血。

手法：按、揉、擦等。

选穴：阳白、瞳子髎、太阳、迎香、牙关、人中等。

操作：

（1）按揉患部：按揉患侧阳白、瞳子髎、太阳、迎香、牙关、人中等穴6分钟，以活血通经；按揉患部肌肉2分钟，以舒筋行气。

（2）擦患部：再用小鱼际擦法擦热患部。

体位：以上患儿仰卧位；医者站在患儿患侧。

方法二

1. 臂丛神经损伤

治则：行气活血，舒筋通络。

手法：一指禅推、按、揉、搓、摩法等。

选穴：肩井、天宗、臑俞、极泉、曲池、手三里、外关、内关、合谷等。

操作：

（1）推拿肩背：用轻缓的揉法从大椎循肩井、天宗、肩贞等部位往返操作约3分钟；用中指指端轻按大椎、肩井、天宗、肩贞、肩外俞、臑俞诸穴，每穴半分钟；用全掌擦法在患儿肩部进行横擦，以温热为度；轻拿风池、肩井各 5 次。

体位：患儿俯卧位；医者站在患儿身侧。

（2）推拿上肢：用四指摩法在中府、云门穴处往返操作 2 分钟；用揉法从肩髃处向下循极泉、曲池、手三里、外关、内关至合谷穴等部位往返进行治疗，时间约 5 分钟；用中指指端轻按中府、极泉、曲池、手三里、内关、合谷穴，每穴半分钟；用轻缓的拿法自肩部拿至腕部，往返 3 遍；做适当的肩、肘、腕关节的伸、屈、摇等被动活动，轻轻地捻指关节数次；最后用搓法自肩部轻轻地搓至腕部往返 3 次。

体位：患儿仰卧位；医者站在患儿身侧。

2. 面神经麻痹

治则：行气活血，舒筋通络。

手法：一指禅推、按、揉、搓、摩法等。

选穴：印堂、攒竹、太阳、下关、迎香、地仓、颊车、翳风、人中、承浆、合谷等穴。

操作：

（1）推拿头面：用中指罗纹面轻揉患侧的印堂、攒竹、太阳、睛明、四白、地仓、颊车、翳风、下关、人中、承浆穴，每穴约半分钟；用四指摩法在患侧的额、面颊等部位进行治疗，时间约 3 分钟。

（2）按揉合谷：按揉患儿双侧合谷穴，每侧 20 次。

体位：以上患儿仰卧位；医者站在患儿身侧。

（3）推拿颈项：用中指指端轻揉双侧风池穴，约 1 分钟；然后再在患儿颈项部施以轻缓的拿法，约 0.5~1 分钟。

体位：患儿坐位；医者坐在患儿身后。

注意事项

（1）手法宜轻柔，动作要协调。

（2）局部注意保暖，避免受寒。

（3）补充营养，多吃富含维生素 B 族的食品。

第十八节　小儿先天性马蹄内翻足

小儿先天马蹄内翻足，是指新生儿前足内翻内收，足跟内翻，踝与距下关节跖屈，呈马蹄形的先天性疾病。本病的发生率约为千分之一，男性比女性多2倍，多见于双侧发病，单侧较少，马蹄内翻足可单独存在，也可伴随其他畸形，例如并指、多指、髋脱位等。

病因病机

真正的发病原因尚不清楚，主要有子宫内位置异常、胚胎发育障碍、胚胎发育缺陷、遗传等观点。其病理改变主要为足部肌力不平衡所致，即内翻肌（胫前肌及胫后肌）强而短缩，外翻肌（腓骨肌）弱而伸长，形成内翻肌强于外翻肌，踝跖屈肌（小腿三头肌）强于踝背屈肌（胫前肌），形成典型的马蹄内翻畸形。初生婴儿大多只有软组织改变而骨关节正常，足部骨骼位置改变较少。

中医认为本病系患足及小腿内侧筋脉拘急，而外侧的筋脉弛缓所致，即阴急而阳缓。

临床证候

前足内收，全足内翻和下垂，距骨头在足背隆起，内收肌组织紧张，内侧跟腱极度紧张、短缩，足跟明显减少，足趾向下屈曲，踝关节活动受限。

鉴别诊断

后天马蹄内翻足：脑性瘫痪、脊膜膨出症、脊髓灰质炎后遗症、周围神经损伤等病均可致马蹄内翻畸形。

推拿治疗

方法一

治则：抑阴扶阳，理筋矫形。

手法：按、揉、拨、捏、推、擦、摇等。

选穴：申脉、飞扬、绝骨、阳陵泉、足三里、足下垂点等。

操作：

（1）患足松筋：一手托扶患足底部并将患足轻轻向上推动后着力固定，另一手揉捏患足及小腿内侧拘急的筋肉，手法由轻到重，重点在短缩拘紧的跟腱部操作，并施用拨法，反复操作 5 分钟，以松弛拘急的筋肉和短缩的跟腱，抑阴脉之急；用拇指按揉法、一指禅推法于申脉、飞扬、绝骨、阳陵泉、足三里、足下垂点等穴操作约 6 分钟，以活血通经；用揉捏法自胫骨外侧面沿足三阳经脉、经筋分而操作至足部约 5 分钟；自患侧足趾背面沿足三阳经脉、经筋分布反复擦摩至膝部，使其发热为度，以扶阳脉之缓。

体位：患儿仰卧位；医者站在患儿身侧。

（2）被动活动患足：一手固定足跟，另一手握住前半足，先将踝关节外旋摇动，再内旋，顺势进行摇动，反复操作 20 次；将足向外侧搬动，使全足背伸，反复操作 20 次，以理筋矫形。

体位：患儿仰卧位；医者站在患儿足端。

方法二

治则：舒筋通络，滑利关节，纠正畸形。

手法：揉、拨、按、拿、擦、扳、拔伸。

取穴：阳陵泉、足三里、至阳、肾俞、命门、解溪、昆仑、太溪、承山。

操作：

（1）放松患部：一手拇、示两指分别点揉患儿双侧的至阳、肾俞、命门穴；双手拇指分别按揉患儿双侧的阳陵泉、足三里、承山、太溪及昆仑穴，每穴分别治疗 1 分钟左右；按揉结束后多指揉拿腓肠肌及提拿跟腱 2 分钟；在患足小腿后侧及跟腱部施以擦法，以透热为度。

体位：患儿俯卧位；医者站在患儿右侧。

（2）被动运动：双手分别点揉患儿双侧的解溪穴 1 分钟；在患侧的内、外踝施以多指揉法后，踝关节进行拔伸、外翻等被动手法，以达到理筋整复的目的；在患侧外踝部施以拨筋手法，重点作用于腓骨长短肌腱，最后施以擦法，以透热为度；一手固定患足足跟，一手握住前半足，双手相互配合做患足背伸、跖外翻及内收等被动运动，以达到滑利关节、纠正畸形的作用。

体位：患儿仰卧位；医者站在患儿右侧。

注意事项

（1）早期发现，及早治疗，可阻止畸形的发展和演变，使患儿获得最大的康复。

（2）摇或搬患足时，要在患足能动的幅度内循序渐进地进行，直至最大的动度。当摇、搬到最大的动度时，要稳稳地着力维持半分钟，并反复操作3~5次。

（3）用力要稳妥，禁用强行粗暴的动作，以防欲速不达或造成新的损伤。

（4）在手法按摩整复时，应首先纠正前足内收和内翻，然后纠正足跟的内翻，最后纠正马蹄畸形。

（5）对整复失败和复发或没有经过治疗的较大患儿考虑适当的手术治疗，才是合理的。

（6）患儿获得满意疗效的关键在于出生后数日的治疗时间。

第十九节　小儿桡骨小头半脱位

小儿桡骨小头半脱位，是指婴幼儿肘关节伸直，前臂旋前时，忽然受到纵向牵拉而引起桡骨头离开正常位置，但并无关节囊破裂的肘部损伤疾病，又称为"桡骨小头假性脱位"。本病常见于5岁以下儿童。

病因病机

小儿桡骨和环状韧带发育不全，环状韧带相对松弛，对桡骨小头不能确实地稳定。当肘关节处于伸展、前臂旋前位，手腕或前臂突然受到纵向牵拉，桡骨头即可自环状韧带内向下脱出，而环状韧带近侧边缘滑向关节间隙并嵌入肱桡骨关节腔隙内。多在小儿手拉手游戏，家长给小儿穿衣或领小儿走路时过度牵拉前臂而发生。

临床证候

有明确的前臂牵拉史。患儿肘部疼痛并哭闹，患肢不能活动，肘关节呈略屈或伸展位，前臂处于旋前位。桡骨头外侧压痛明显。无明显肿胀。

鉴别诊断

（1）先天性桡骨头脱位：以肘关节强直、伸或屈受限、前臂旋转活动受限为主症，脱位可向前、后或侧方，桡骨头发育不良。

（2）桡骨头骨骺分离：以肘部疼痛、肿胀及功能障碍为主症，压痛局限于肘外侧。X线片显示骨骺分离呈"歪戴帽"状，与桡骨干纵轴呈30°~60°角，甚者达90°角。

推拿治疗

方法一

治则：理筋整复。

手法：按、揉、推等。

取穴：肘髎、曲池、手三里等。

操作：

（1）复位：一手托起并握住腕部和前臂，将肘关节屈曲约90°，并将桡骨纵轴抵向肱骨下端，另一手掌托住肘内侧，其拇指置于桡骨小头部加压推按，同时前臂迅速旋后，通常在扣压的拇指处有一弹跳感，即表示桡骨小头已经复位。（图11-53）

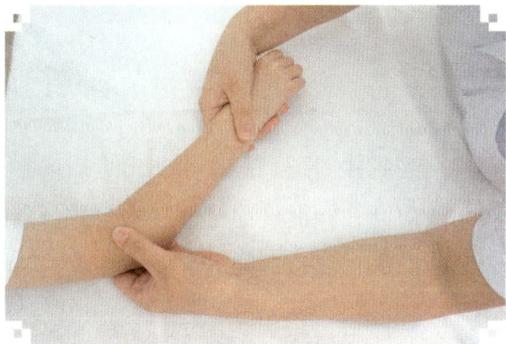

图11-53 复位

（2）按揉患部：按揉患部及肘髎、曲池、手三里等穴3分钟，以舒筋活血，通利关节。

体位：患儿坐位；医者坐在患儿对面。

方法二

治则：理筋复位，疏经通络。

手法：按、揉、拔伸等。

取穴：合谷、外关。

操作：

（1）复位：一手拇指和中指轻握住患儿患肢的肱桡关节，同时大拇指用力顶住肱骨小头；另一手紧紧握住患肢前臂远端，双手相互配合，进行相反方向的拔伸，此时将桡骨轻度旋前（＜10°），然后屈曲肘关节接近90°后，再旋转桡尺关节接近极限体位，随后缓慢放开结束拔伸。复位成功的标志是肘部和前臂活动自如。

（2）按揉腧穴：按揉患肢的合谷、外关穴各100次，以达到疏经通络，理筋止痛的作用。

体位：以上患儿取仰卧位或坐位；医者坐在患儿患侧。

注意事项

（1）复位后应用三角巾将上肢悬吊1周，令其减少活动，以利恢复，防止造成习惯性半脱位。

（2）平素注意不要过于用力牵拉小儿上肢。

（3）本病与一般脱位不同，并无关节囊破裂。

第二十节　小儿肌性斜颈

小儿肌性斜颈，是指小儿出生后因一侧胸锁乳突肌挛缩而引起头向患侧倾斜、前倾，颜面旋向健侧，患侧颈部触及肿块、患儿颈部活动受限为主要表现的疾病。本病常见于新生儿或1岁以内的婴幼儿。

病因病机

对该病病因尚不完全了解，多数认为与产伤、胎位不正、胚胎期发育异常、遗传及血运障碍等因素有关。其病理改变是由多种原因引起的胸锁乳突肌肌纤维营养障碍而表现程度不同的变性以致坏死，继之为纤维组织增生，形成瘢痕以致肌肉挛缩，产生斜颈。

临床证候

患儿头部向患侧歪斜，颜面旋向健侧，患者胸锁乳突肌有不同大小的条索或结节样肿块，质地较硬；若迁延失治可出现双侧面部不对称、颈部活动受限、脑颅骨扁平，晚期甚至出现代偿性胸椎侧凸。

鉴别诊断

（1）颈部淋巴腺炎：可迅速发生斜颈，发炎的颈部淋巴节肿大，多有压痛。

（2）眼性斜颈：因一侧视力缺陷造成，斜颈程度较轻。胸锁乳突肌既无短缩，头部运动亦无限制，视力矫正后斜颈即可消失。

（3）颈椎结核：可出现斜颈，伴颈部疼痛，各方面运动大大受限，下颈倾向患侧，X光片可以鉴别。

（4）颈椎和颅骨畸形：其产生的斜颈不发生胸锁乳突肌的典型紧张索条状挛缩。

（5）自发性环枢椎脱位：出现斜颈时颈部旋转运动受限，但胸锁乳突肌无紧张条索状物，X光片中即可鉴别。

（6）损伤性斜颈：跌倒或颈部受其他扭伤时，一侧的疼痛可致斜颈，颈椎X光片示阳性。该病在短期内可痊愈。

（7）痉挛性麻痹：多由颅内基底节或椎体外束疾患所致，其特点为头部的阵挛性和间歇性的一侧倾斜。

（8）反射性斜颈：可由中耳炎或龋齿等造成，病灶消除后，斜颈即行消失。

推拿治疗

方法一

治则：舒筋活血，散瘀消肿。

手法：按、揉、拔、拿、推、抹等。

取穴：桥弓、天牖、天容等。

操作：

（1）按揉颈部：以拇、示、中指按揉桥弓（图11-54）、天牖、天容等穴约3分钟，以疏经通络。

（2）推拿患部：揉捏患侧胸锁乳突肌条索或结节部约10分钟，以缓解肌肉痉挛，促进肿物消散；拿患侧胸锁乳突肌约3分钟，以破瘀散结；推抹桥弓（图11-55）穴约3分钟以行气活血，舒筋消肿。

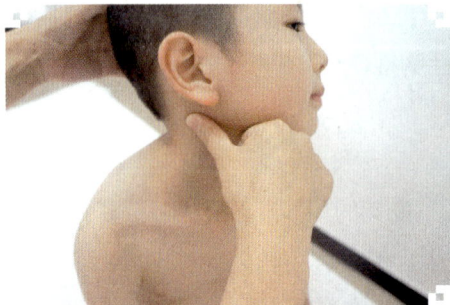

图 11-54 按揉桥弓

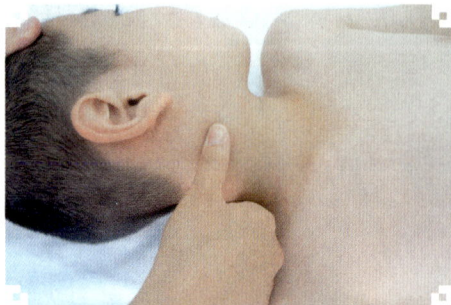

图 11-55 推抹桥弓

（3）牵拉患部：一手扶住患儿肩部，另一手扶住其头顶部，渐渐向健侧拔动、牵引，或旋转患儿头部，手法由轻到重，幅度由小到大，以解除痉挛，伸展筋脉，改善和恢复颈部活动功能。

体位：以上患儿坐位或仰卧位；医者站在患儿患侧。

方法二

治则：散结消肿，舒筋通络（以局部为主）。

手法：推、揉、拿、捏、扳等。

取穴：缺盆、风池、肩井等。

操作：

（1）放松患部：一手拇指蘸取滑石粉后轻揉患侧颈部肿块及其上下的胸锁乳突肌 5 分钟，以散结消肿；用一手的拇、示、中三指揉捏、拿捏肿块 5 分钟左右，指腹应深触肿块的底部，揉捏应在皮下以免损伤患儿皮肤；用拇、示、中三指拿住肿块，应与肌肉纵轴相垂直进行提放 2~3 次。

（2）颈部扳法：医者一手压住患侧肩部上方，同时一手将患儿头部扳向健侧 2~3 次，以尽量接近肩部为度。（图 11-56）

体位：以上患儿仰卧位；医者站在患儿侧面。

（3）揉按患部：一手揉捏患侧斜方肌 2~3 次；轻柔地点按缺盆、风池、肩井等穴，每穴各 1 分钟左右，以此结束治疗。

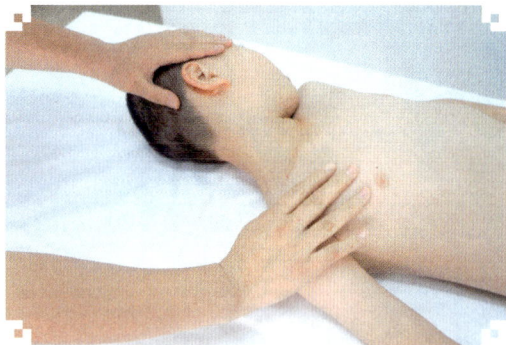

图 11-56 颈部扳法

体位：患儿俯卧位；医者站在患儿患侧。

注意事项

（1）本节仅讨论一侧胸锁乳突肌挛缩造成的肌性斜颈。脊柱畸形引起的骨性斜颈、视力障碍引起的代偿姿势性斜颈等除外。

（2）操作时应涂滑石粉，以免擦伤皮肤。

（3）孕母应注意孕期检查，纠正不良胎位。孕期应注意坐姿，不要曲腰压腹，防止对胎儿造成不良影响而致斜颈。

（4）产后检查应注意是否斜颈，以便及时治疗。小儿不宜过早直抱，防止发生姿势性斜颈。

（5）在日常生活中，注意矫正斜颈。

头、面、五官病症

第一节　耳鸣耳聋

耳鸣是指患者自觉耳内鸣响而周围环境并无相应的声源。耳聋是指不同程度的听力减退，甚则听觉完全丧失。西医学中高血压、内耳淋巴炎、结核、肿瘤等均可导致耳鸣、耳聋，临床还可见神经性、癔病性耳鸣、耳聋，药物中毒及外伤性耳鸣、耳聋。

病因病机

耳鸣、耳聋概括起来原因可分为外感和内伤两类。外感风热、巨响暴震、肝火上扰、痰火壅塞所致者皆属实证，而脾胃虚弱、肝肾亏虚所致者皆属虚证。

1. 实证

（1）外感风热：外感风热或外感风寒郁久化热，热邪上攻，清窍受阻，乃成耳鸣、耳聋。

（2）肝火上扰：情志抑郁，肝失疏泄，气郁化火，火逆上壅，阻塞清窍，发为耳鸣、耳聋。

（3）痰火壅塞：过食肥甘厚味，内生痰浊，聚而不化，郁久生热，痰热上壅，蒙蔽清窍，发为耳鸣、耳聋。

2. 虚证

（1）脾胃虚弱：脾胃虚弱，生化无权，气血生化之源不足，或脾虚阳微，清气不升，故成耳鸣、耳聋。

（2）肝肾亏虚：年老体虚，或劳欲过度，或久病大病之后，肝肾亏虚，阴精虚耗，不能荣养清窍，或肝肾阴虚，虚火上扰，清窍被蒙，故为耳鸣、耳聋。

临床证候

1. 实证

耳鸣、耳聋多于情绪变化后加重，烦躁易怒或伴头身重痛、眩晕，胸闷痰多，口苦咽干，舌暗红，苔黄，脉弦数，或浮数，或滑数。

2. 虚证

耳鸣、耳聋于劳累后加重，头晕目眩，伴腰膝酸软，遗精盗汗，口干口渴，舌红，苔薄，脉细数；或伴纳呆，气短，神疲，面色㿠白，舌淡，苔薄，脉沉弱无力。

鉴别诊断

药物性耳鸣耳聋：链霉素类药物，其不良反应表现为损伤内耳迷路，故此类药物性耳鸣、耳聋皆有相关药物服用及长期接触史。

推拿治疗

1. 实证

治则：疏风清热，化痰降火。

手法：一指禅推、揉、按、鸣天鼓、抹、擦等。

选穴：耳门、听宫、听会、风池、翳风、风府、大椎、华佗夹脊、曲池、合谷等。

操作：

（1）**推拿头面**：以示、中指揉颈项两侧华佗夹脊、风池、风府穴约5分钟；以大指或鱼际自患者额中经攒竹过眉弓抹至太阳，往返5次；以一指禅推耳门、听宫、听会，指按翳风穴各1分钟；以鸣天鼓手法击打耳背3次。（图12-1）

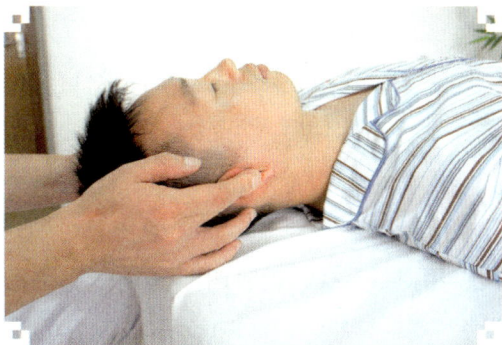

图 12-1 鸣天鼓

体位：患者仰卧位；医者坐在患者头端。

（2）指按腧穴：指按曲池、合谷穴1分钟。

体位：患者坐位；医者坐在患者身侧。

（3）推拿颈项：一指禅推风池、风府、华佗夹脊穴等，以小鱼际擦大椎5~7遍，手法要求以局部潮红、微汗为度。

体位：患者坐位；医者站在患者身后。

（4）辨证施治：①肝火上扰者，加揉肝俞、太冲，拿太溪，昆仑。②痰火壅塞者，加揉大杼、肺俞，弹拨丰隆。

2. 虚证

治则：补肾益精，益气升清。

手法：一指禅推、揉、摩、振、鸣天鼓、抹等。

选穴：翳风、听宫、听会、风池、耳门、风府、华佗夹脊、神阙、关元、气海、上脘、中脘、下脘等。

操作：

（1）推拿头面：操作同实证。

（2）腹部推拿：以神阙为中心，单掌施以摩腹法，自内向外、自右向左逐渐扩大至上中下脘及气海、关元等穴，往复5~10遍；以指振法施于关元、气海穴各半分钟，以温热透入少腹为佳。

体位：以上患者仰卧位；医者站在患者身侧。

（3）辨证施治：①脾胃虚弱者，加指揉足三里，弹拨足三里、阴陵泉。②肝肾亏虚者，加揉阴陵泉、三阴交、涌泉，以小鱼际擦肝俞至肾俞。

方法二

治则：滋补肝肾，滋阴降火，化痰通络。

手法：掐、揉、擦、颤、拿等。

选穴：耳门、听宫、听会、翳风、中渚、支沟、肾俞、三阴交、太溪、涌泉、曲池、丰隆、行间等。

操作：

（1）推拿患部：用示、中指同时掐耳根部10余次，以患者可以耐受为度；用拇指点揉百会、四神聪等穴，治疗约2分钟；以点揉法在耳门、听宫、听会、翳风等穴各操作1分钟，以患者产生酸麻、重胀感为度；用揉捏法在两耳由上而下操作3~5遍，以两耳潮红发热为度；将手掌一紧一松挤压患者耳部，先慢后快，再用快速颤压法在耳部反复施治 3 分钟。

（2）推拿头颈：用拿法在颈项部两侧肌肉，自风池、天柱至大椎，施治 3~5 遍；以五指自前发际摩擦头皮至后发际，由慢渐快，先做一侧，再做另一侧。

体位：以上患者仰卧位；医者坐在患者头端。

（3）点按腧穴：以点按法在中渚、支沟、肾俞穴各操作 1 分钟。

体位：患者俯卧位；医者站在患者右侧。

（4）辨证施治：①虚证者，按揉三阴交、太溪穴 1 分钟，擦涌泉穴 2 分钟。②实证者，按揉曲池、丰隆、行间各 1 分钟，结束治疗。

注意事项

（1）避免在声音嘈杂的环境中久留，以免加重病情。

（2）忌食辛辣、油、燥烈之食品。

（3）保持情绪稳定，避免过怒、过急的情绪波动。

第二节　鼻渊

鼻渊是指以鼻流浊涕，量多不止为主要特征，并常伴头痛、发热、鼻塞及嗅觉减退等症状的疾病。相当于西医学的急慢性鼻窦炎。

病因病机

鼻渊起病急骤，实证居多，多因外感风热、内冷化热或身存肝胆湿热引起，日久迁延不愈或失治，引起全身脏器功能虚弱，则变为慢性虚证。

1. 实证

（1）外感风热：外感风热或外感风寒，阳经不利，肺气蕴积于鼻则津液壅塞，郁久化热，蒸腐鼻窦肌膜，浊涕内生，发为鼻渊。《仁斋直指附遗方论》中明确指出："鼻齆者，肺为风冷所伤。"《奇效良方》中也有："鼻之为病不过风热而已。"

（2）肝胆湿热：身有肝胆湿热，留恋未去，外有风寒束表，邪热不去，肝胆移热于脑，则精津不固，脑液下渗，化为浊涕不已，发为鼻渊。早在两千多年前的中医经典《内经·素问气厥论篇》中即有："胆热移于脑则辛频鼻渊。"《圣济总录·鼻门》中详细论述《内经》中胆热移于脑造成鼻渊的成因时说："胆移邪热上入于脑，则阴气不固，而藏者泻矣。""故脑液下渗于鼻，其证浊涕不已，若水之有渊源也。"

2. 虚证

（1）肺脾气虚：肺脾气虚，卫外不固，生化无源，一旦外邪侵袭，正难胜邪，则发生余邪不去，日久正气虚损，肺失宣降，脾失运化，清气不升，浊阴难降，壅塞孔窍，发为鼻渊。《灵枢·本神》中说："肺气虚则鼻塞不利，少气。"说明了虚证鼻渊与肺的关系。《东垣十书·外科精义》中又有："若因饥饱劳役，损脾胃，生发之气既弱，其营运之气不能上升，邪塞此窍，故鼻不利而不闻香臭矣。"说明了虚证鼻渊与脾胃的关系。

（2）肾虚邪毒：实证鼻渊失治或迁延日久，损耗人身精津，或有房欲过度、肾精虚损之人，外感风热邪毒，表证与虚火相加，上炎肺道腐蒸鼻窦肌膜，邪塞孔窍，浊阴外渗，发为鼻渊。《医学入门·卷四》中说："凡鼻涕衄渊，久甚不愈者，非心血亏，则肾水少。"说明了虚证鼻渊与肾精亏虚的关系。

虚证鼻渊虽与肺、脾、肾三脏精气亏损密切相关，但总有外邪侵袭才能发病，是此证的又一特点。正如《医学正传》中所言："触冒风寒，始则伤于皮毛，而成鼻塞不通之候……久而不已，名曰鼻渊，此为外寒束内热之症也。"

临床证候

1. 实证

鼻塞流涕，初起清稀，后色黄黏稠，自觉腥臭，呼吸不利，眉间、眶上内壁、上颌面、上列磨牙、颞侧、头顶、后枕等处叩击痛。多伴发热头痛，恶寒，口苦咽干不欲饮，夜寐欠安，大便干结或秽臭灼热，小便黄赤臊臭等，舌红，苔薄黄，脉浮数或弦数。

2. 虚证

有反复发作之急性鼻渊史，鼻溢脓浊臭涕，持续不断。头昏胀痛，鼻咽不适，伴身倦乏力，少气懒言，或有咽干不欲饮，腰膝酸软，盗汗，齿松等，舌淡，苔薄，脉濡缓或细数。

鉴别诊断

（1）鼻炎：鼻炎亦有急性、慢性鼻炎之分，为鼻部黏膜的急、慢性炎症，多为感冒之先兆。初起症状为鼻塞、鼻流少量清涕、全身不适等。检查可见鼻黏膜充血、肿胀，有少量分泌物，或兼体温升高。X光片多无变化。一般按感冒治疗后，1周内可消退。

（2）鼻窦炎：急慢性鼻炎若迁延失治，引发急性鼻窦炎，则此时鼻腔分泌物变多且多为脓性，鼻窦在体表投影点叩击痛，如眉间（额窦体表投影点）、眶上内壁（筛窦、蝶窦）处叩击痛，上列磨牙（上颌窦相关位置）处叩击痛。X光片可明确诊断。

推拿治疗

方法一

1. 实证

治则：疏风清热，排脓通窍。

手法：一指禅推、揉、运、擦、拿、点、按、弹拨等。

选穴：大椎、印堂、百会、风府、风池、阳白、鱼腰、目内眦、迎香、曲池、合谷、后溪、临泣、阳陵泉、肩井等。

操作：

（1）推拿颈肩：以右掌小鱼际自风府擦至大椎，往返5~7遍；搓双侧肩井7~10次，拿风池半分钟，再行拿肩井1次；指揉风府、风池各1分钟。

（2）指揉腧穴：指揉曲池、合谷、后溪，每穴1分钟。

体位：以上患者坐位；医者站在患者身后。

（3）推拿头面：一指禅推印堂至百会，往返5~7遍；指按鱼腰、印堂、阳白、迎香、目内眦、足临泣各1分钟；指运印堂过肩弓至太阳，往返5~7遍结束。

体位：患者仰卧位；医者坐在患者头端。

（4）弹拨阳陵泉：弹拨阳陵泉3次。

体位：患者仰卧位；医者站在患者身侧。

2. 虚证

治则：健脾益肾，通窍排脓。

手法：一指禅推、揉、运、擦、拿、点、按、弹拨等。

选穴：大椎、印堂、百会、风府、风池、足临泣、肩井、阳陵泉、曲池、合谷、迎香、阳白、鱼腰、目内眦、后溪、神阙、上中下脘、气海、关元、三阴交、阴陵泉、肺俞至肾俞等。

操作：

（1）推拿颈肩头面：操作见实证。

（2）腹部推拿：单掌以神阙为中心，自内向外施以摩腹，往复 7~10 遍，过上中下脘及气海、关元等穴。

（3）弹拨下肢：弹拨三阴交及阴陵泉各半分钟。

体位：以上患者仰卧位；医者站在患者身侧。

（4）揉背部：揉肺俞至肾俞往复 3~5 遍结束。

体位：患者俯卧位；医者站在患者身侧。

方法二

治则：虚证治以补益脾肾，祛邪排脓；实证治以清热散邪，排脓开窍。

手法：揉、擦、按、捏脊等。

选穴：印堂、迎香、肺俞、脾俞、胃俞、肾俞、膈俞、太冲、行间等。

操作：

（1）推拿头面：以拇指按揉法在印堂至迎香穴反复施治 5 分钟；点按迎香 1 分钟，以得气为度；用示指螺纹面沿鼻两侧施以擦法 2 分钟，以得气为度；用大鱼际轻揉法在鼻翼操作 2 分钟。

体位：患者坐位；医者站在患者对面。

（2）推拿背部：用掌横擦法在肺俞、脾俞、胃俞、肾俞穴反复施治 5 分钟，以使皮肤透热为度；施捏脊法在患者背部自上而下，反复操作 5 遍，以皮肤潮红、微有汗出为度，结束治疗。

体位：患者俯卧位；医者站在患者右侧。

（3）辨证施治：①虚证，施按揉法在脾俞、胃俞、膈俞各操作 1 分钟，以得气为度。②实证，用拇指按法在太冲、行间穴各施治 1 分钟，以得气为度。

注意事项

（1）注意口腔卫生，晨起睡前刷牙，防治口腔疾患。

（2）及时控制病情，以免细菌逆行感染引起上颌骨骨髓炎、化脓性额窦炎，并可扩展为鼻源性脑膜炎、脑脓肿等并发症，故应重视。

（3）加强体育锻炼，增强体质，抵抗外邪侵袭。

第三节　咽喉炎

咽喉炎是指咽部黏膜与黏膜下组织、喉黏膜及声带的急性病变，若单独发病则分别称为咽炎、喉炎。急性咽喉炎的发病原因主要是感染病毒和细菌所致，以冬、春季最为多见。慢性咽喉炎主要是急性咽喉炎治疗不彻底而反复发作，转为慢性，或是因为患各种鼻病，鼻窍阻塞，长期张口呼吸，以及物理、化学因素、颈部放射治疗等经常刺激咽喉部所致。

病因病机

正常鼻咽腔内常有甲型溶血性链球菌、葡萄球菌、肺炎双球菌存在，故咽喉炎多为上述细菌、流感杆菌或病毒所感染，传染途径多由飞沫或直接接触而得。咽喉炎其病因多为感冒受凉或过热，室温高而湿度不足，疲劳，烟酒过度，受空气污染的长期刺激，也是鼻窦炎继发或某些急性传染病如麻疹、百日咳、猩红热等的前驱症状。一旦身体抵抗力降低时，细菌及病毒皆可乘虚侵袭而致病。

临床证候

咽部干燥、灼热，随之咽部发痒，咳嗽，痰少而黏，吞咽不适，有的伴寒战、高热、喉部灼痛，舌红，苔薄，脉数。

鉴别诊断

（1）白喉：全身症状明显，咽喉部检查可见灰白色、不易拭落的假膜，分泌物涂片或细菌培养可找到白喉杆菌。

（2）**喉癌**：多发于喉的前部，声嘶发展迅速，可见一侧声带运动障碍或呼吸不畅。

（3）**癔病性失音**：突然声嘶，与情绪变化有关，但哭、笑、咳嗽声正常。

推拿治疗

方法一

1.急性咽炎

治则：疏风清热，解毒利咽。

手法：擦、一指禅推、点揉、拿、抖、拍、掐、揉拿。

选穴：少商、合谷、尺泽、关冲、外关、曲池。

操作：

（1）**推拿肩臂**：在肩部施以擦法 1 分钟；掐双侧少商、关冲各 1~2 分钟；点揉双侧外关、尺泽各 1 分钟；拿曲池、合谷各 1 分钟；揉拿手三阳和手太阴经，往返 20 次；抖双侧上肢。

（2）**推拿背部**：在上背部施以擦法 2 分钟；拍肩背部。

体位：以上患者坐位；医者站在患者身侧或身后。

（3）**辨证施治**：①兼见恶寒发热者，加点揉大椎 2 分钟，拿风池、拿肩井各 2 分钟。②兼见头痛者，加揉太阳，点头维、角孙各 1 分钟，扫散法、拿五经 1 分钟。

2.急性喉炎

治则：疏风解表，宣肺开音。

手法：一指禅推、按、揉、拿、擦。

选穴：人迎、水突、风池、哑门、膻中、大椎、大杼、风门、中府、云门、风府、肩井、合谷等。

操作：

（1）**禅推腧穴**：一指禅推大椎及双侧风池、大杼、风门、肺俞，每穴 2 分钟。

体位：患者坐位；医者站在患者身后。

（2）**禅推腧穴**：一指禅推双侧中府、云门、膻中、人迎、水突各 2 分钟。

（3）推拿肩臂：拿肩井、合谷、曲池各 1 分钟。

体位：以上患者仰卧位；医者站在患者身侧。

（4）辨证施治：①兼见恶寒、发热者，加肩背部用擦法，擦大椎，拿风池。②兼见咽痛者，加掐少商。

方法二

治则：疏风清热，宣肺利咽。

手法：一指禅推、点、掐、拨、揉等。

选穴：廉泉、天突、人迎、水突、哑门、曲池、合谷、三阴交等。

操作：

（1）禅推腧穴：以一指禅推天突、廉泉、人迎、水突各 3 分钟，以局部酸胀为度。

（2）推拿四肢：用拇指点揉曲池、合谷各 1 分钟；以中指拨三阴交 1 分钟。

（3）掐哑门：掐哑门穴 1 分钟结束。

体位：以上患者仰卧位；医者站在患者身侧。

注意事项

（1）避免高声喧哗。

（2）避免不良刺激，如过冷、过热、长期接触化学气体。

（3）避免接触传染源，如感冒、咽喉炎的患者。

（4）室温、湿度应适中。

第四节　失音

失音是指声音嘶哑，甚则不能发出声音的一种症候。西医学的急慢性咽喉炎、声带息肉、喉头结核、喉癌及癔病等均可致失音。

病因病机

失音之病因概括起来可分外感和内伤两大类。感受外邪，肺气壅滞，气道开合不畅而失音，故多为实证；久病体虚，精气虚耗，气道失于精气濡养，燥涩而失音，故多为虚证。

（1）实证：外感风寒，内郁于肺。肺主气，声音出于肺。肺气不宣，则声道开合不利。音出不畅，以致突然声哑为暴喑。感受风热燥邪或风寒郁久化热，肺金受灼，清肃不利或燥热灼津为痰，痰热交阻，壅塞肺气，致升降失司，声道失于宣畅，则出声嘶哑。

（2）虚证：肾藏精，肺主气，声出于肺而根于肾，肾虚日久而致肺虚气亏，精气不能上达，声道失于濡润而致病；或津液被灼，阴虚肺燥或酒色过度，素体虚弱，肺肾阴虚，虚火上炎，声道失于滋润而致病，为久喑。

临床证候

1. 实证

猝然音哑或无声，多伴咽痒，咽痛，咳嗽，鼻塞声重，寒热头痛，身痛等，舌淡苔薄白，脉浮。

2. 虚证

声音嘶哑，出声无力少气，逐渐加重，经久不愈，伴咽干口燥，干咳少痰，甚则高热，盗汗，耳鸣，腰膝酸软，舌红少津，脉细数。

鉴别诊断

中风不语：失音，《内经》称之为"喑"，《医学纲目》称之为"喉喑"，已清楚表明了其属于咽喉、声带的局部疾患，声虽嘶哑或出声不能而舌体运动自如。中风不语，语言謇涩，《医学纲目》称之为"舌喑"，其原因为中枢病变，舌体运转不利而咽喉发声如常，两者有本质区别。

推拿治疗

方法一

1. 实证

治则：疏风解表，宣肺利气。

手法：一指禅推、揉、抹、拿、擦等。

选穴：风池、哑门、风府、廉泉、天突、扶突、天鼎、人迎、水突、气舍、肩井、华佗夹脊、太阳等。

操作：

（1）推拿背部：以示中指揉两侧华佗夹脊及风池穴以做预备。

体位：患者俯卧位；医者站在患者身侧。

（2）推拿头颈：以大指鱼际自患者额中经攒竹过眉弓抹全太阳，往返3~5遍；以一指禅推廉泉至天突往返数次；用拿法轻拿两侧人迎、水突、气舍、扶突、天鼎诸穴，轻快柔和，时间约10分钟。

体位：患者仰卧位；医者站在患者头端及身侧。

（3）推拿颈肩：一指禅推风池、风府、哑门、大椎四穴；以小鱼际擦大椎5~7遍，以潮红、微汗出为度；以拿肩井结束。

体位：患者坐位；医者站在患者身后。

2.虚证

治则：滋阴润肺利咽。

手法：一指禅推、拿、擦、按、揉、摩等。

选穴：廉泉、天突、人迎、扶突、天鼎、水突、气舍、风池、风府、神阙、气海、关元、中脘、涌泉、气阴交等。

操作：

（1）推拿头颈：操作见实证。

（2）指揉下肢：指揉涌泉、三阴交，以温热、酸胀为度，时间2分钟。

（3）摩腹：单掌摩腹，以神阙为中心自内向外往复5~10遍。

体位：以上患者仰卧位；医者站在患者身侧。

（4）推拿背部：以小鱼际擦法直擦足太阳膀胱经第一侧线，以潮红、温热为佳结束。

体位：患者俯卧位；医者站在患者身侧。

方法二

1.实证

治则：利喉开音，疏风解表，宣肺利喉。

手法：一指禅推、拿、按、揉、擦、拔。

选穴：廉泉、天突、扶突、人迎、天鼎、水突、气舍、哑门、风池、肩井、太阳、神阙、气海、关元、中脘、三阴交、夹脊穴、肺俞、中府、云门、膏肓。

操作：

（1）按揉人迎：施拇指按揉法于人迎穴及其上下前后，操作10分钟，以患者感觉局部温热为度。

（2）推拿颈项：以右手拇指按揉风府及C_3~C_5的华佗夹脊穴40~60次；以左手扶住患者枕部，右手拇示两指轻轻地揉动喉结两旁的1分、1.5分和3分处，三处分别按揉40~60次；在喉结部施行有节奏地拨动，活动失灵的环甲关节，从而使声门达到较好的闭合状态，恢复发声，此步为治疗关键。

体位：以上患者坐位；医者站在患者右侧。

（3）推拿腧穴：施一指禅推法或按揉法于肺俞、中府、云门、肾俞及膏肓穴，每穴1分钟，以得气为度。

体位：患者俯卧位；医者站在患者右侧。

2.虚证

治则：利喉开音，增音润喉，滋阴润肺，利咽扬声。

手法：一指禅推、拿、按、揉。

选穴：廉泉、天突、人迎、水突、气舍、扶突、天鼎、肺俞、肾俞、鱼际、曲池、合谷、风府、风池、哑门。

操作：

（1）推拿颈部：施指揉法于喉结的两侧，重点在廉泉、天突、人迎、水突、气舍、扶突、天鼎，时间约10分钟；指揉两侧胸锁乳突肌，时间约5分钟。

（2）点按腧穴：点按鱼际、曲池、合谷穴，每穴约半分钟。

（3）推拿喉部：用双手在患者的喉结部位有节奏地推拿，通过颈喉部的拨动，活动患者失灵的环甲关节，使声门达到较好的闭合状态，而恢复发声。

体位：以上患者坐位；医者站在患者对面。

（4）推拿项背：施一指禅推法于风池、风府、哑门穴；点按肺俞、肾俞穴，每穴约半分钟。

体位：患者坐位；医者站在患者身后。

注意事项

（1）避风寒，防止重复外感，以免加重病情或迁延不愈。

（2）忌食辛辣、油腻、燥烈食品。

（3）避免高声讲话、喊叫或持久发言。

第五节　声门闭合不全

声门闭合不全是指声门裂隙超过 1mm，致发音时大量气体逃逸，声音嘶哑，音量减小或发音困难，甚至失音的病症。属于中医的"失暗"或"喉暗"范畴。

病因病机

声门闭合不全多为演员持续高声用力，伤及声门所致。中气不足及肺肾气虚，发音时气冲无力而竭力发音，日久终致声门受损，脉络气血瘀滞，是为外实内虚且虚实夹杂之证，与肺、脾、肾三脏气虚密切相关。

临床证候

1. 轻度

发高音费力，发声不持久，发音发暗，同时伴有咽喉异物感。

2. 重度

由于过度用嗓，出现破音，甚至声音嘶哑，时有喉痛，头晕身倦，乏力少气，舌淡，苔薄，脉沉细弱。

鉴别诊断

（1）上呼吸道感染：上呼吸道感染是咽喉部红肿，且多伴咳嗽、咽痛、喷嚏、鼻塞等相关症状。

（2）声带息肉：喉镜检查可见声带边缘前、中 1/3 交界处有交滑带蒂的新生物。而声门闭合不全，喉镜检查可见声门不同程度的闭合不全。

方法一

治则：化痰利喉，通络清咽。

手法：一指禅推、拿、掐、摩、揉等。

选穴：人迎、水突、风池、哑门、风府、肩井、神阙、关元、气海、中脘、天枢、脾俞、肺俞、肾俞、廉泉、天突等。

操作：

（1）推拿颈部：一指禅推人迎、水突各2分钟；揉上述两穴各1分钟；轻拿双侧人迎、水突各半分钟；一指禅推廉泉、天突各2分钟。

（2）腹部推拿：以神阙为中心行摩法，自内向外过中脘、天枢、关元、气海等。

体位：以上患者仰卧位；医者站在患者身侧。

（3）推拿背俞穴：先擦后揉肺俞、脾俞、肾俞周围各1分钟。

体位：患者俯卧位；医者站在患者身侧。

（4）推拿项背：一指禅推哑门、风府、风池每穴1~3分钟；以掐肩井结束。

体位：患者坐位；医者站在患者身后。

方法二

治则：舒筋通络，清咽利喉。

手法：一指禅推、拿、揉等。

选穴：人迎、水突、风池、哑门、风府，咽喉部三条侧线（第一侧线：喉结旁开一分处直下；第二侧线：咽喉部第一、三侧线中间直下；第三侧线：喉结旁开1.5寸直下）。

操作：

（1）推拿颈前部：用一指禅推法、拿法、揉法，作用于人迎、水突，局部敏感压痛点及咽喉部三条侧线，往返数次；揉人迎、水突及敏感压痛点，时间约为10分钟，手法操作要求轻快柔和，不可粗暴用力，治疗后患者自觉喉肌放松，喉黏膜有湿润感。

体位：患者仰卧位；医者站在患者身侧。

（2）推拿项部：用一指禅推法双手推风池，约2分钟；单手用一指禅推法治疗哑门、风府，每穴 1~2 分钟；拿风池及项部颈椎两侧，往返 4~5 遍；揉两侧胸锁乳突肌，时间约 4 分钟。治疗后患者自觉喉肌放松，喉部紧张感消失。

体位：患者坐位；医者站在患者身后。

注意事项

（1）治疗期间避免练声，禁吃辛辣之品，推拿后不宜饮过冷、过热饮料，以适中为佳。

（2）治疗期间禁忌喧哗、劳累，少量多次饮温开水。

第六节　视神经萎缩

视神经萎缩是指视网膜神经节细胞轴索广泛损害，出现萎缩变性，以视功能损害和视神经乳头苍白为主要特征的疾病。临床上视网膜视神经炎症、退变、缺血、外伤、遗传等因素，以及眶内或颅内占位性病变的压迫，以及其他原因所致视神经乳头水肿、青光眼等各种原因，均可能引起视神经萎缩。本病属于中医学的"青盲""视瞻昏渺"等病的范畴。

病因病机

视神经萎缩，病因从西医学上讲包括原发性和继发性两种。原发性包括先天性、遗传性原因。继发性是炎性或非炎性水肿后，血管性以及外伤、中毒及肿瘤压迫等。多见于视神经脊髓炎、恶性贫血及热病后，以及视神经炎、视神经挫伤、颅内或眶内肿瘤压迫、青光眼、视网膜中央动脉阻塞等疾病后。中医学认为本病分实证及虚证。

1. 实证

（1）邪毒侵袭：外感疫病或风、热、燥、火之邪，日久灼津炼液，经脉滞涩，精微不能上荣于目窍，目窍闭室。

（2）肝郁气结：七情郁结不舒，肝失条达疏泄，经脉痹阻，气血瘀滞，精血不能上荣肝窍，致其失明，或因七情郁结，久而成癥瘕积聚，压迫窍道，目系不得濡养而发病。

2.虚证

（1）肝肾不足：先天禀赋不足或久病年老后，肝肾亏虚，精血虚少，不能濡养目窍而致萎缩。

（2）气血亏虚：久病体弱，气血生化不足，血脉空虚，不能上荣目系，睛失所养而致失明。

临床证候

1.实证

发热或有恶寒，烦躁，口渴，大汗，或有性急易怒，头痛眩晕，两胁胀闷不舒，目涩，视物不清或失明，进展迅猛及眼底改变，舌红，苔黄，脉弦数。

2.虚证

眼球干涩不舒，视力逐渐下降，眼底改变，周身可见面色㿠白，身倦懒动，头晕心悸，耳鸣耳聋，气短失眠，腰膝酸软，舌淡，苔薄，脉细。

鉴别诊断

（1）球后视神经炎：通常为一侧视神经受累，表现为突然起病的视力减退或丧失，以1~2天内最严重，急性期有畏光、眼球疼痛，转动时疼痛加剧的症状。视力、视野检查可有视力急降、视力向心性缩小。眼底形态检查视神经乳头颜色及表面毛细血管数目变化，可以辨别。

（2）颅内鞍区肿瘤：多发于中年以后，压迫视交叉及附近视神经纤维，出现偏盲及视力下降，早期多无疼痛，常被误诊为球后视神经炎，后期出现视神经萎缩，以其诊断耽误了病因治疗，使患者不仅双目失明，甚至丧失生命，故应多加注意。

推拿治疗

1.实证

治则：清热解毒，疏肝明目。

手法：一指禅推、敲、捺、抹、按、揉、点、拨等。

选穴：百会至印堂诸穴、率谷、头维、攒竹、鱼腰、睛明、丝竹空、肝胆俞、太冲、行间等。

操作：

（1）推拿头面：以拇指偏峰分别点按头面部诸穴半分钟，并寻找阳性物点拨半分钟；以一指禅推印堂至百会，往复3遍；自攒竹过鱼腰至丝竹空、头维至率谷往复抹3遍。

体位：患者仰卧位；医者站在患者头端。

（2）点按下肢：点按太冲、行间各1分钟。

体位：患者仰卧位；医者站在患者身侧。

（3）推拿背俞穴：敲肝俞、胆俞3~5遍，继施擦法往复3~5遍。

体位：患者俯卧位；医者站在患者身侧。

2.虚证

治则：益气填精，开窍明目。

手法：一指禅推、点按、拨、运、擦等。

选穴：印堂至百会诸穴、睛明、攒竹、鱼腰、丝竹空、肝俞至肾俞、足三里、气海、关元、神阙、上中下脘、三阴交等。

操作：

（1）推拿头面：操作见实证。

体位：患者仰卧位；医者站在患者头端。

（2）点按腧穴：点按足三里、三阴交两穴各1分钟。

（3）腹部推拿：单掌以神阙为中心，自内向外往复摩腹5~7遍，经过上中下脘、关元、气海等穴。

体位：以上患者仰卧位；医者站在患者身侧。

（4）推拿背俞穴：自肝俞至肾俞施以揉法、擦法，各往复3~5遍。

体位：患者俯卧位；医者站在患者身侧。

注意事项

（1）避免情绪过激及用眼过度。

（2）积极治疗原发病、先期病，如高血压、球后视神经炎等。

（3）诸疗法共同使用，因本病视力恢复过程缓慢，患者切不可半途而废，丧失信心。

第七节　近视

近视是指少年儿童因使用视力不当，看书时光线不足或姿势不正，用眼过度疲劳等原因，出现视近物清晰而视远物模糊的视力障碍。

病因病机

本病多发生于青少年，除少数是遗传因素外，多数是因学习或工作时间长，光线不良，或体位不正，以致神气损伤，阴盛阳衰，经络涩滞，视物不能及远。《医宗金鉴》对怯远证的歌诀是："近视清明远视昏，阳气不足被阴侵。"

临床证候

视远物不清，视近物正常，书写或做其他近距离小物体工作时，眼睛与目标的距离越来越近，时间长久后可出现视力减退及双目发胀、头痛等症状。

鉴别诊断

颅内占位性病变引起的视力下降：颅内占位性病变引起的视力下降不能矫正。

推拿治疗

方法一

治则：舒经通络，解痉明目。

手法：推、揉、点、抹。

选穴：睛明、阴白、四白、瞳子髎、风池、曲池、合谷、肝俞、肾俞、心俞。

操作：

（1）推拿头面：用双手拇指在印堂穴处做交替性向上推法20次；以轻快的推揉法从睛明到攒竹，再沿眼眶作环形治疗，每侧约3分钟；用拇指或中指指腹按、揉睛明、承泣、四白、太阳、瞳子髎等穴，以酸胀为度，可舒经通络。

（2）点按上肢：用双手拇指点合谷和曲池穴，即一手点合谷穴，一手点曲池穴，一侧点后再点另一侧，每穴约1分钟，可达到疏通经络、解痉明目的作用。

体位：以上患者仰卧位；医者站在患者头端。

（3）点按背俞穴：用拇指点按肝俞、肾俞、心俞穴，可补肝益肾，益气明目；用双手拇指点风池穴。

体位：患者俯卧位；医者站在患者身侧。

方法二

治则：养血安神，益气定志，调节视力。

手法：按揉、抹、掌按、摩、拿、拇指按揉。

选穴：攒竹、睛明、四白、鱼腰、太阳、劳宫、中脘、关元、气海、风池、肩井、养老、光明、肝俞。

操作：

（1）推拿头面：施拇指按揉法于攒竹、睛明、四白、鱼腰、太阳穴，每穴操作1分钟，以得气为度；用两拇指指腹分别从内向外抹上、下眼眶各10遍；将两手擦热，以手掌劳宫穴处置于双目，以局部透热为度。

体位：患者仰卧位；医者坐在患者头端。

（2）腹部推拿：施掌按法于中脘、关元、气海穴，以腹部产生温热及畅快感为佳，继而施摩法于腹部，逆时针操作100次。

体位：患者仰卧位；医者站在患者身侧。

（3）推拿腧穴：施拿法于风池、肩井、养老、光明穴，每穴操作1分钟，以得气为度；施拇指按揉法于肝俞穴，操作2分钟，以得气为度。

体位：患者坐位；医者站在患者身侧。

注意事项

（1）防止视力疲劳，不宜连续长时间阅读，每次阅读1小时后，休息10分钟左右，坚持自我按摩。

（2）注意阅读姿势，不歪头、躺卧或乘车时阅读。阅读时光线要好，不在光线直射或暗处阅读。配戴眼镜要合适，可控制近视的发展。

（3）眼科检查无屈光不正或眼球前后径延长等病理改变的近视，推拿效佳。

第八节　夜盲

夜盲是指白天视力正常或尚可而夜晚或到暗处后视物不清的一种病症。属中医学"雀目"范畴。

病因病机

本病多因先天禀赋不足，或肝肾亏损，精血不足，或脾胃虚弱，运化失司，清气不升，目失濡养而致本病。

临床证候

本病患者每于入夜或黑暗处视物不清，至天明或光亮时视力恢复正常。先天不足者，兼见面色㿠白，畏寒怕冷，四肢不温，小便清长，舌淡少苔，脉沉弱。肝肾亏虚者，兼见头晕，耳鸣，腰酸盗汗，舌红少苔，脉细数。脾胃虚弱者，兼见神疲乏力，少食懒言，舌淡苔白，脉沉细。

鉴别诊断

继发性夜盲：该症屈光间质浑浊，角膜浑浊，有白内障，玻璃体积血，药物性瞳孔缩小。

推拿治疗

治则：补益肝肾，益气健脾，养血明目。

手法：推、揉、拿、点、按。

选穴：睛明、攒竹、承泣、四白、风池、合谷、肝俞、脾俞、肾俞、足三里、三阴交。

操作：

（1）以轻揉的推、揉法在睛明、攒竹、承泣、四白等穴治疗，每穴约1~2分钟，可达到疏通局部经络气血、明目的作用。

体位：患者仰卧位；医者站在患者头端。

（2）**拿腧穴**：拿风池，以酸胀感传至眼部为度；拿合谷，以酸胀为度。可起到明目之作用。

（3）**点按背俞穴**：点按肝俞、脾俞、肾俞穴，每穴约2分钟，按之可温补脾肾、明目。

体位：以上患者俯卧位；医者站在患者身侧。

（4）**按揉下肢**：按揉足三里、三阴交穴，每穴约1~2分钟。按之可补脾胃、升清阳。

体位：患者仰卧位；医者站在患者身侧。

注意事项

改善饮食，多吃富含维生素A的动物肝脏、蛋类食物等。

第九节　面神经麻痹

面神经麻痹又称贝尔麻痹或面神经炎，是指茎乳突孔内急性非化脓性神经炎所致的周围性面瘫，临床以一侧面神经功能丧失，面部运动失去平衡，出现面部不对称为特征。本病多发于任何年龄，以20~40岁者居多，男性多于女性，多为一侧发病。属于中医的"口歪""卒口僻""口眼歪斜"范畴。

病因病机

"风为百病之长"。本病主要由于正气不足，经脉空虚，营血亏损，卫外不固，复感风寒外邪，致风寒之邪乘虚侵入经络，气血闭阻，使经络不通，营卫失调，筋脉失养，以致筋缓不荣，口眼歪斜。《金匮要略·中风历节病脉证并治》谓："络脉空虚，贼邪不泻，或左或右，邪气反缓，正气即急，正气引邪，㖞僻不遂。"《诸病源候论》曰："风邪入于足阳明、手太阳之经，遇寒则筋急引颊，故使口㖞僻。"

临床证候

起病急骤，多于晨起洗漱或进食中，突然发现一侧额纹消失，闭眼、皱眉不能，鼻唇沟变浅，口角下垂，嘴歪向健侧，鼓气时患侧嘴角漏气，茎乳突区有自发性疼痛及压痛。

鉴别诊断

脑血管疾患、脑肿瘤引起的面神经麻痹：脑血管疾患、脑肿瘤引起的面神经麻痹主要表现为面下部瘫痪，面上部不受影响，患者鼻唇沟浅，不能鼓腮，露齿，但能皱额、蹙眉、闭眼受影响亦较少，且多伴有偏瘫、失语。

推拿治疗

方法一

治则：舒筋通络，活血化瘀。

手法：按、揉、擦、拿、一指禅推。

选穴：印堂、颊车、地仓、迎香、四白、下关、风池、合谷、颧髎穴。

操作：

（1）禅推头面：用一指禅推法自印堂、阳白、睛明、四白、迎香、下关、颊车、地仓作往返治疗。可达疏通局部经络、调和气血之功效。

体位：患者仰卧位；医者站在患者身侧。

（2）推拿患部：用揉、按法先患侧后健侧，并配合拿风池、合谷穴，结束治疗。可起到疏通面部经络之功效。

体位：患者仰卧位；医者站在患者身侧。

方法二

治则：祛风通络，活血散寒。

手法：拿、揉、点按、一指禅推、擦。

取穴：风池、合谷、印堂、阳白、睛明、四白、迎香、下关、颊车、地仓、翳风、口禾髎、鱼腰、肩井。

操作：

（1）拿揉颈项：于颈项部施以拿法、揉法，继而点按风池、合谷各1分钟。

体位：患者坐位；医者站在患者患侧。

（2）推拿头面：施拇指揉法于印堂、阳白、睛明、四白、迎香、下关、颊车、地仓、翳风各1分钟；施一指禅推法于以上各穴与口禾髎、鱼腰各半分钟；施擦法于患侧面部，注意勿擦伤面部皮肤，以皮肤潮红为度，最后于肩井施拿法半分钟，结束治疗。

体位：患者仰卧位；医者坐在患者头端。

注意事项

（1）避免面部吹风受寒，如值冬令，外出应戴口罩。

（2）嘱患者可在局部用手巾作温热敷，每次 10 分钟，每日 3 次，注意温度不要过高，以免烫伤。

（3）保护暴露的角膜及防止发生结膜炎，可采用眼罩，白天滴眼药水，临睡前涂金霉素眼药膏。

第十节　面肌痉挛

面肌痉挛是指一侧或双侧面部肌肉（眼轮匝肌、表情肌、口轮匝肌）反复发作的阵发性、不自主的抽搐，在情绪激动或紧张时加重，严重时可出现睁眼困难、口角歪斜以及耳内抽动样杂音。面肌痉挛好发于中老年，女性略多于男性，但发病年龄有年轻化的趋势。面肌痉挛虽然大多位于一侧，但双侧面肌痉挛也并非罕见。

病因病机

中医学认为，本病多因禀性素急，肝阳化火生风，扰于面部，或因劳伤过度，阴血受耗，无以上承以养面肌，肌肉失于濡养而蠕动。

临床证候

本病多在中年起病，女性较多。起病时多为患侧眼轮匝肌间歇性抽搐，逐渐缓慢地扩散到面部其他面肌。可因疲劳、精神紧张、自主运动而加剧，入睡后抽搐可停止。本病特点为阵发性、一侧性面肌抽搐，无其他神经系统阳性体征。

（1）局限性癫痫：局限性癫痫常伴有面部与上肢的抽搐，脑电图异常。

（2）癔病性眼睑痉挛：癔病性眼睑痉挛常见于中年以上女性患者，多系双侧性，症状仅仅局限于眼睑肌，其他面肌并不累及，脑电图正常。

推拿治疗

治则：祛风通络，解痉镇挛。

手法：点、按、揉、一指禅推、拿。

选穴：阳白、上关、下关、四白、颊车、地仓、风池、合谷、肝俞、肾俞等。

操作：

（1）推拿面部腧穴：以点、按和一指禅推法自患侧阳白、上关、下关、四白、颊车、地仓往返治疗 3~5 遍，每遍约 1~2 分钟。可达疏通局部经络气血、解痉镇挛之功效。

（2）推拿面肌：按、揉患侧面肌抽搐之部位，然后按、揉健侧穴位，各约 2 分钟。可疏通经脉，调和气血。

（3）推拿颈项部：以按、揉法施于风池及项部；拿风池、合谷穴，以酸胀为度，约 3 分钟。可达解痉镇挛之功效。

（4）推拿背部：双掌自上而下揉背部，并以拇指点、揉肝俞及肾俞穴，约 3~5 分钟。可达到补肝益肾、缓解面部痉挛之功效。

体位：以上患者正坐或仰卧位；医者站在患者对面或身后。

注意事项

（1）保持充足睡眠，避免情绪过于激动。

（2）忌冷水刺激，不要用冷水洗脸。

第十一节　三叉神经痛

三叉神经痛是指以三叉神经分布区内反复出现阵发性短暂剧烈疼痛为特征的疾病。本病多于 40 岁以后发病，男女患者比例为 2∶3。属中医"偏头痛"范畴。

病因病机

　　中医认为本病的病因与外邪侵袭有关。手足三阳上会于头部，风热或风寒之邪侵袭手足三阳之络，痹阻经络，气血阻滞，不通则痛，风为阳邪，善行数变，故疼痛乍发乍止，举发不时。其次，情志郁结，肝气郁而化火，肝火上犯，以致面部疼痛，如烧如灼，面痛缠绵反复，多年不愈，乃致气血亏损，病邪入血入络，脉络瘀滞而化痛。《证治准绳·杂病》谓："面痛……暴痛多实，久病多虚。"

临床证候

　　三叉神经痛分布区出现阵发性、放射性、电击样、刀割样或撕裂样剧痛，每次疼痛时间约十几秒至2分钟，突然发作，突然停止。疼痛以一侧一支多见，亦有两支或三支同时受累者。其中以第二支较多见，其次是第一支与第三支。疼痛往往呈周期性发作，一期重似一期，周期越来越短。

鉴别诊断

　　（1）小脑脑桥角肿瘤：少数患者早期可出现三叉神经痛。临床检查可发现三叉神经分布区感觉减退，或同时有运动功能障碍，面肌肌力减弱，听力减退及前庭功能障碍等。内听道X线检查示呈现扩大或有骨质破坏。

　　（2）三叉神经炎：疼痛呈持续性，疼痛区感觉过敏或减退，可伴运动障碍。

　　（3）三叉神经节肿瘤：三叉神经感觉、运动障碍明显，颅底X线检查示骨质可能有破坏。

推拿治疗

方法一

治则：疏通经络，活血止痛。

手法：按、揉、点、拿、一指禅推、摩。

选穴：风池、率谷、太阳、下关、颊车、后溪、合谷、阳陵泉、肝俞、肩井、阿是穴。

操作：

（1）**推拿颜面**：以点、按或一指禅推法用于患侧阳白、率谷、太阳、上关、下关、颊车、颧髎等穴操作各约 1 分钟，可疏通局部经气，达到"通则不痛"的目的；以拇指指腹按、揉患侧阿是、阳白、太阳、上关、下关、颊车等穴各约 1 分钟，可达疏通经络之目的。

（2）**拿风池合谷**：以拿法分别拿风池，合谷等穴各 2 分钟，可疏通经络，活血止痛。

体位：以上患者仰卧位；医者站在患者头端。

方法二

治则：疏通经络，活血散风。

手法：抹、指按、点按、五指抓、拿、揉。

选穴：印堂、两攒竹、太阳、下关、颊车、睛明、四白、鱼腰、水沟、承浆、足少阳胆经、足太阳膀胱经、风池、肩井、风府、大椎。

操作：

（1）**推拿颜面**：自印堂至前发际正中施抹法 5~7 遍，继而用三指按法于印堂、两攒竹穴各 1 分钟；点按太阳、下关、颊车、睛明、四百、鱼腰、水沟、承浆各 1 分钟。

（2）**抓五经**：自前发际至头顶部施以五指抓法于督脉和两侧的足少阳胆经、足太阳膀胱经，治疗 5~7 遍。

体位：以上患者仰卧位；医者坐在患者头端。

（3）**推拿颈肩**：分别自风池至肩井、自风府至大椎施以拿法、揉法治疗，最后点按风府 1 分钟，结束治疗。

体位：患者坐位；医者站在患者患侧。

注意事项

（1）治疗期间避免情绪冲动，不吃刺激性食物。

（2）继发性的三叉神经痛，首先进行病因治疗。

（3）保守治疗无效时，可考虑手术治疗。

（4）劳逸结合，避免风寒。

第十二节　牙痛

牙痛是指各种原因引起的牙齿疼痛，常见于西医学中的龋齿、牙龈炎、牙周围炎等。

病因病机

牙痛的病因很多，总结起来主要有胃火、风热、肾虚三类。

（1）胃火牙痛：手足阳明经脉分别入上、下齿，大肠胃腑有热，郁滞于阳明而化火，火热循经上扰，发为胃火牙痛。

（2）风热牙痛：风热邪毒侵袭阳明经脉，邪聚不散，气血凝滞，经脉痹阻，不通则痛，故牙痛。

（3）肾虚牙痛：肾主骨，齿为骨之余。肾阴不足，阴虚火盛，虚火上炎而致牙痛。

临床证候

1. 胃火牙痛

牙痛剧烈，甚至口臭，口苦干渴，便秘，苔黄，脉洪数。

2. 风热牙痛

牙龈红肿胀痛，喜凉恶热，兼有咽喉肿痛，身热头痛等。

3. 肾虚牙痛

隐隐作痛，时痛时止，口不臭，牙齿浮动，舌质红，脉细数。

鉴别诊断

口腔肿瘤引起的牙痛：口腔肿瘤引起的牙痛经过局部检查和实验室检查，可发现牙痛伴有口腔肿物及骨质发生病变。

推拿治疗

方法一

1. 胃火牙痛

治则：清泄胃热，消肿止痛。

手法：按、揉、点、一指禅推、拿。

选穴：合谷、颊车、下关、内庭。

操作：

（1）推拿颜面：用点按法重按下关穴，约1~3分钟；施一指禅推法于颊车穴，约1~3分钟，手法宜轻快舒展。

（2）揉患部：用大鱼际揉法在牙痛部位，轻轻揉动约3分钟。

体位：以上患者仰卧位；医生坐在患者头端。

（3）推拿腧穴：施按、揉、拿法于双侧或牙痛侧之合谷穴，每穴约1~3分钟；施点、按、揉法于内庭穴约1~2分钟。

体位：患者仰卧位；医生坐在患者身侧。

2. 风热牙痛

治则：疏风清热，消肿止痛。

手法：按、揉、点、一指禅推、拿。

选穴：合谷、风池、下关、颊车。

操作：

（1）推拿颜面：先用点、按法重按下关穴约1~3分钟；施一指禅推法于颊车穴，约1~3分钟，手法宜轻快舒展。

（2）揉患部：用大鱼际揉法在牙痛部位，轻轻揉动约3分钟。

体位：以上患者仰卧位；医生坐在患者头端。

（3）推拿腧穴：施按、揉、拿法于双侧或牙痛侧之合谷穴，每穴约1~3分钟；用按、揉法施于风池穴，约1~2分钟。

体位：患者仰卧位；医生坐在患者身侧。

3. 肾虚牙痛

治则：养阴滋肾，降火止痛。

手法：按、揉、点、一指禅推、拿法。

选穴：合谷、颊车、下关、太溪、然谷。

操作：

（1）推拿颜面：用点、按法重按下关穴，约1~3分钟；用一指禅推法于颊车穴，约1~3分钟，手法宜轻快舒展。

（2）揉患部：用大鱼际揉法在牙痛部位轻轻揉动约3分钟。

体位：以上患者仰卧位；医生坐在患者头端。

（3）推拿腧穴：施按、揉、拿法于双侧或牙痛侧之合谷穴，每穴约1~3分钟；用按、揉法施于太溪、然谷穴，每穴各1~3分钟。

体位：患者仰卧位；医生坐在患者身侧。

方法二

治则：祛风解表，调和经气，滋阴降火。

手法：运、揉、拿、掐、点按、按揉等。

选穴：太阳、风池、颊车、手三阴经、合谷、外关、内庭、丰隆、下关、合谷、足三阴经、太溪、涌泉、行间。

操作：

（1）推拿颜面：按上、下关，每穴半分钟；推颊车，治疗2分钟。

（2）推拿腧穴：揉风池，捏合谷，时间约3分钟。

体位：以上患者仰卧位；医生坐在患者头端。

（3）辨证施治：①风热牙痛，施用双运太阳；点按风池、颊车；揉拿手三阴经，点按合谷、外关、内庭，止痛可以掐点丰隆、下关、合谷。②肾虚牙痛，按揉颊车，点按下关；提拿足三阴经，点按太溪、涌泉、行间。③胃火牙痛掐内庭，掐按太溪。

注意事项

（1）注意节制饮食，注意口腔及牙齿卫生，养成早晚刷牙、饭前饭后漱口的卫生习惯。

（2）龋齿应到医院牙科作修补治疗。牙周炎、牙髓炎请牙科消炎治疗。

参考文献

［1］ 石学敏．中医纲目．北京：人民日报出版社，1993．

［2］ 陈祖瑞．实用临床经络解剖推拿手册．天津：天津科技翻译出版公司，1994．

［3］ 金义成，彭坚．中国推拿．湖南：湖南科学技术出版社，1997．

［4］ 于之虹，严隽陶．中国推拿大成．长春：长春出版社，1994．

［5］ 赵金铎．中医症状鉴别诊断学．北京：人民卫生出版社，1985．

［6］ 章逢润，耿俊英．中国灸疗学．北京：人民卫生出版社，1989．

［7］ 金义成．小儿推拿学．上海：上海中队学院出版社，1988．

［8］ 北京按摩医院．中国按摩全书．北京：华夏出版社，1993．

［9］ 北京儿童医院．实用儿科学．北京：人民卫生出版社，1973．

［10］王伯岳，江育红．中医儿科学．北京：人民卫生出版社，1984．

［11］上海中医学院．中医推拿学．北京：人民卫生出版社，1985．

［12］曹仁发．中医推拿学．北京：人民卫生出版社，1992．

［13］张雪军，府强．中外独特按摩技法大全．北京：北京科学技术出版社，1993．

［14］陈映辉，陈敏．实用临床按摩手册．北京：中国中医药出版社，1993．

［15］李全生．现代推拿法．北京：北京科学技术出版社，1990．

［16］赵五辈．推拿按摩治疗疾病集萃．北京：新时代出版社，1992．

［17］俞大方．推拿学．上海：上海科学技术出版社，1988．

［18］张安祯，武春发．中医骨伤科学．北京：人民卫生出版社，1988．

［19］张密彬，张世明．中国骨伤科学．四川：四川科学技术出版社，1988．

［20］于天源．按摩推拿学．第2版．北京：中国协和医科大学出版社，2005．

［21］范炳华．推拿学．北京：中国中医药出版社．2008．

［22］严金林．推拿临证指南．北京：中国古籍出版社．2003．

［23］张素芳．中国小儿推拿学．上海：上海中医学院出版社，1992．

［24］王之虹，严隽陶，韩永和．中国推拿．吉林：长春出版社，2000．

［25］俞大方．推拿学．上海：上海科学技术出版社，1985．

［26］夏治平．中国推拿全书．上海：上海中医药大学出版社，2000．

［27］邵铭熙．实用推拿手册．北京：人民军医出版社，2000．

［28］李传课．中医眼科学．北京：人民卫生出版社，1999．

［29］丁季峰．中国医学百科全书．北京：人民卫生出版社，1947．

［30］李业甫．中国推拿治疗学．北京：人民卫生出版社，2011．

［31］马宝璋，中医妇科学．上海：上海科学技术出版社，2006．

［32］王士贞．中医耳鼻咽喉科学．第2版．北京：中国中医药出版社，2007．

［33］罗才贵．推拿治疗学．北京：人民卫生出版社，2001．

［34］郭长青，杨淑娟，刘乃刚．图说中医·按摩卷一·四肢常见病卷．西安：西安交通大学出版社，2013．

［35］王金贵．常见内科疾病推拿治疗图解．天津：天津科技翻译出版公司，2005．

［36］石学敏．针灸学．北京：中国中医药出版社，2007．

［37］刘艳，谭曾德，刘琳，等．肌肉骨骼系统推拿病谱文献学研究．中医药信息，2011，02：133-134．

［38］王军，刘艳，谭曾德，等．中国现代推拿病谱的文献研究概述．中医药信息，2011，04：151-153．

［39］张巍巍，陈金双．推拿加针刺治疗强直性脊柱炎120例．中国中医药现代远程教育，2014，12（12）：66-67．

［40］宋鸿权．推拿治疗臀上皮神经损伤100例临床观察．按摩与导引，2003，19（4）：7-9．

［41］上海交通大学颅神经疾病诊治中心．面肌痉挛诊疗中国专家共识．中国微侵袭外科杂志，2014，19（11）：528-532．

［42］卜祥伟，王颖．从络病理论论治无脉症．世界中医药，2014，08：1099-1101．

［43］王永炎．中医内科学．北京：上海科学技术出版社，2003．